Ernst Herhaus:
Der zerbrochene Schlaf

Deutscher
Taschenbuch
Verlag

dtv

Von Ernst Herhaus
ist im Deutschen Taschenbuch Verlag erschienen:
Kapitulation (1560)

Ungekürzte Ausgabe
Juni 1981
Deutscher Taschenbuch Verlag GmbH & Co. KG,
München

ISBN 3-446-12600-7
Umschlaggestaltung: Celestino Piatti
Gesamtherstellung: C. H. Beck'sche Buchdruckerei,
Nördlingen
Printed in Germany · ISBN 3-423-01666-3

Das Buch

»Vor elf Tagen und Nächten habe ich die Flasche hart hingesetzt. Bis jetzt nicht mehr getrunken. Elf Tage und elf Nächte trocken. Der Entzug dauerte vier Tage und drei Nächte, dann waren Gliederzittern, Kotzen, Schwitzen, Hosenscheißen, Ameisenlaufen vorbei. Ich habe den Entzug von Alkohol und Tabletten gleichzeitig durchgezogen. Es ist zu machen. Es geht eigentlich nicht, aber es geht.« Ein Alkoholiker versucht, den »Schlaf« seiner Sucht, seiner Illusionen über sich selbst zu zerbrechen. Das Tagebuch, das er schreibt, ist nüchterner, hilfreicher als seine früheren wilden Visionen. Es legt Zeugnis davon ab, wie ein Mensch zu seiner Sprache zurückfindet. »Herhaus' Tagebuch will nichts anderes sein als ein Erfahrungsbericht: ein Kranker, der ein Meister der Sprache ist, zeichnet, sich selbst und seinesgleichen nicht schonend, die Phasen, die erkenn- und dann weitgehend beherrschbaren Gesetze des Vorgangs ›Genesung‹ auf... Schreibkunst, die sich freiwillig auf eine der nobelsten Aufgaben der Literatur beschränkt.« (Süddeutsche Zeitung)

Der Autor

Ernst Herhaus, geboren am 6. Februar 1932 in Ründeroth im Bergischen Land. Abbruch der Schulbildung, abgebrochene Verwaltungslaufbahn. Lebt heute in Frankfurt. Er veröffentlichte neben Hörspielen und Rundfunkessays die Romane: ›Die homburgische Hochzeit‹ (1967), ›Roman eines Bürgers‹ (1968), ›Die Eiszeit‹ (1970) und ›Siegfried‹ (1972, gemeinsam mit Jörg Schröder). Seine ›Notizen während der Abschaffung des Denkens‹ und das ›Kinderbuch für kommende Revolutionäre‹ erschienen 1970. ›Der zerbrochene Schlaf‹ gehört ebenso zur Lebensbeichte von Herhaus wie die Bände ›Kapitulation‹ (1977) und ›Gebete in die Gottesferne‹ (1979).

Juliana von Norwich

von 1373 bis 1416 auf eigenen Wunsch
eingemauert bis zum Tod,
dieser ersten und innigsten Schreiberin Englands
gewidmet:

Mit einer frischen See aus Liebe
zu uns Eingemauerten heute
hat deine Angst
meine Sorge gereinigt, diesen Hochmut,
hat dein Schmerz mir Staunen erhalten bis heute,
ist dein Harren Geduld mir aus ernsterer Freude.
Vielen, die ohne Sprache verzagen,
schenkst du Sprache zu Gebeten,
Schwermut und Überfreude ernüchterst du
Holdselige unter uns Harrenden.

Vorwort 1978

Mein langer bleierner Schlaf aus Flucht und Sucht, dieser erst zuallerletzt erkennbare Schlaf durch einen langen Lebenstod (unkontrollierbarem Hin und Her aus eisigen Besäufnissen, Unterwürfigkeit und Größenwahn und zwanghafter Suche nach fremden Schuldigen) zerbrach nicht, weil ich endlich die Flasche hinstellte, nein, mit dem Trinkstop und Pharmastop war das nicht getan. Unter dem Regime brandheißen Suchtdrucks, lange Zeit zunehmender Trockenkrankheit, eines jede Euphorie auslöschenden schrittweisen Erkennens, was ich in der Saufhölle mit anderen angestellt hatte – und was ich mit mir hatte anstellen lassen, zerbrach dieser bleierne Schlaf.

In kleinen, lange sinnlos scheinenden Schritten zerbrach dieser Schlaf und ich erlebte, in Scham und Schuldgefühlen, ein inneres Erwachen. Jeder Schritt, der schließlich gelang, tat vorher scheußlich weh. Und immer fühlbarer wurde mir in diesem Zumirkommen mein lebensgefährliches grobes Herumstolpern auf dem dünnen Eis des Überlebens durch »Heute das erste Glas stehen lassen«, »pünktlich und regelmäßig zur Truppe«, »jede nur mögliche Arbeit willig machen und Schulden abbezahlen, daß es dir weh tut« und »mich bei den von mir bewußt Gekränkten entschuldigen« – und zwar zuerst beim am meisten gekränkten Menschen in meiner Nähe (Schneeflocke). Ich habe das, Schritt um Schritt, getan. Ich habe gezaudert, gegrübelt, gehadert, geflucht und gebrüllt – und habe gewußt, daß es fällig war und habe es getan. Dann erst ging mir langsam auf, daß meine Krankheit nicht die Funktion hat, Straftaten oder schwere und belastende Verfehlungen zu entschuldigen, sondern daß Nutzen und Sinn meiner Krankheit darin liegen, daß sie fähig macht zur Selbsthilfe. Dann, wiederum in neuen längeren Perioden der Selbsthilfe in der Truppe (und durch die Truppe außerhalb der Truppe), konnte ich endlich begreifen, daß Selbsthilfe keine

Welthilfe ist, daß sie ungeeignet ist, Massen von Unzufriedenen zu einem noch bequemeren Trott zu verhelfen, daß Selbsthilfe nur bei denen funktioniert, die sie freiwillig, regelmäßig und auf Dauer praktizieren. Heute weiß ich, daß sie ein primitiver Akt ist, konsequent nach trivialen Einsichten zu handeln; ich weiß es, weil ich so handle.

Auch heute, im fünften Jahr ohne Rückfall dank meiner nach wie vor regelmäßigen Mitarbeit in meiner Selbsthilfegruppe, betrachte ich meine Scheißangst vor dem Rückfall als die größte Hilfe Gottes. Denn ich mußte, im Unterschied zu Leuten, die rechtzeitiger akzeptierten, daß sie nicht normal trinken können, bis zum Nordpol, um zu erkennen, daß es dort kalt ist; Grönland reichte nicht. Jetzt bin ich Friedhofslaub: zwei Mal wird Friedhofslaub trocken, beim dritten nassen Guß geht es in alsbaldige Verwesung über. Ich bin, wer ich war und ich bleibe, wer ich bin: Alkoholiker. Der Rest ist für den Hühnerhof, in dem ich gern der stärkste Hahn gewesen wäre. Leider sind die Fakten anders. Der stärkste Hahn heißt »Heute« und ich kann, bestenfalls, noch einige trockene Wochen mitkrähen. Ich kann nur staunen, daß ich das endlich zugebe. Aber ich habe, mit meinen Schuppenaugen, ziemlich lange die Strecke der geköpften Prachtshähne auf der Bank der Verlierer betrachtet; da bin ich dann merkwürdig helle doch rüber auf die Bank der Gewinner geflattert, rüber zu der Bank mit den wenigen, hart gerupften Viechern, bei denen noch viel Platz ist.

Mein Tagebuch, in turbulenten Jahren der Angst, der Truppenwelt und der lange irreparabel scheinenden inneren Einöde, in denen lastende Nichtereignisse noch den Charakter von Rettung in abermals letzter Minute bekamen, zu etwa zweitausend Seiten einer laufenden, kranken Selbstbeschwörung angewachsen, mein Tagebuch ist ein Rest, ein Rest Wirklichkeit durch sehnende Arbeit im Hörsel ungehobener Alltagssprache. Der Henker hole meine Gier nach Supraproblematik, mein Heil bleibt der Alltag, ich Schrott beim fremden Menschenschrott, der mir den Kopf trocken brachte und bei dem ich jetzt bleibe. Ich habe rüde gekürzt, um etwas Zumutbares zu geben, ich bin kein Meister, ich bin ein banger Mittler. Daten und erzählte Begebenheiten stimmen, der Sprachklang ist Geschenk aus gemeinsam verifizierten Minderungen dank der Truppe; ich baue auf fremde Freude an spirituellem Realismus. Mir weiterhelfen und anderen dabei nicht schaden, das ist mein Traum, der nicht zerfällt.

Mein geistiger Wunsch bei den Erstschriften dieses Nebenbeiwerks war es, die zwei einzigen Phasen im Genesungsverlauf, die über Rückfall oder Nüchternwerden entscheiden, zu vermitteln: von geistiger Fremdhilfe zur Gruppenselbsthilfe. Ohne nichtsüchtige geistige Fremdhelfer, die keine materielle Hilfe brachten, keine Subventionen für neues Einbrechen in den Sumpf fremdfinanzierter Unfreiheit, sondern die geistige Hilfe brachten, hat, das erkläre ich eindringlich, noch nie ein Süchtiger das rettende Ufer der Selbsthilfe erreicht. Es brauchte einen drakonischen Tiefpunkt, um es endlich zu bejahen. Die nichtsüchtigen geistigen Helfer zur Selbsthilfe zu *erkennen* und sie zu *benennen*, ist aber der gelingende innere Weg, fest bei der Truppe zu bleiben, dort also Neuen und Nassen auf Dauer die Stange zu halten. Die nichtsüchtigen geistigen Fremdhelfer außerhalb der Truppe und vor dem Zeitpunkt des Erreichens solcher Selbsthilfe repräsentieren nämlich die Welt der Nichtsüchtigen »draußen«. Mit ihnen fragender und sehr entschieden demütiger sich erstmals unbetrunken zu befreunden, bleibt Sinn und Nutzen der Truppe, des Nadelöhrs zur Welt. Wer diesen einen Punkt nicht versteht oder wer nicht die strenge Ehrlichkeit gegen sich selber aufbringt, um ihn zu erforschen, verdorrt erlebnislos im Truppensand. Wenige halten dieses Dasein als Trockenleichen auf Dauer aus, ihre mit neuer Anmaßung künstlich konstruierte heile Welt unter der Käseglocke; die meisten trinken, früher oder später, wieder. Möge mein Tagebuch einigen zur Anregung dienen, ihre geistigen Fremdhelfer zu identifizieren und sie offen zu benennen, um machtloser zu genesen und anderen damit Mut zum auch ihnen Möglichen zu schenken.

Das dritte Buch, »Schatten des Mondes«, berichtet schließlich von einem ersten Abenteuer in der Welt der Nichtsüchtigen. Was dort auf mich wartete, konnte ich vorher nicht einmal phantasieren.

Die Arbeits- und Genesungsbereitschaft, die mein Buch vermittelt, beruht auf Intuition durch Bejahung der Krankheit und auf der Gewißheit einer kommenden, ganz anderen Wissenschaft.

Frankfurt am Main,
im März 1978 E. H.

Erstes Buch
Geistige Fremdhilfe

»Alkoholismus ist eine Krankheit.«
Anonym

Frankfurt/M., den 27. November 1973 Vor elf Tagen und Nächten habe ich die Flasche hart hingesetzt. Bis jetzt nicht mehr getrunken. Elf Tage und elf Nächte trocken. Der Entzug dauerte vier Tage und drei Nächte, dann waren Gliederzittern, Kotzen, Schwitzen, Hosenscheißen, Ameisenlaufen vorbei. Ich habe den Entzug von Alkohol und Tabletten gleichzeitig durchgezogen. Es ist zu machen. Es geht eigentlich nicht, aber es geht.

Frankfurt/M., den 28. November 1973 Heute trocken (12. Tag). Ich kenne jetzt fünf Friedhofsgestalten: Gott, Liebreich, Kettenernst, Beilrudi und ich. Gott ist unser Schutz, Liebreich der äsende Tod, Kettenernst (11 Jahre raus), Beilrudi (6 Jahre raus) und ich (12 Tage und Nächte raus), wir sind Mundraub vom Friedhof. Kettenernst und Beilrudi gaben mir Dreckhaufen die Hand, dafür gab ich denen diese holden Namen. Im Entzug habe ich mein Nichtschöpfersein für dieses Mal begriffen. Das ist der letzte Zahn in meiner auf der Hauptwache zerschlagenen Schnauze gewesen, Liebreich hat ihn mir hart gezogen, ohne Betäubung. Ich habe nicht geheult im Entzug, ich hab gewimmert. Aber Liebreich sagte: »Junge, wimmere, macht nichts, wenn du trocken bleibst, klärt's den Stil.« Da habe ich nicht mehr gewimmert, da habe ich laut gekrischen.

Frankfurt/M., den 29. November 1973 Heute trocken (13. Tag). In mir schreit alles nach Schnaps. Du brauchst Eier aus Granit, um die Flossen bei dir zu halten. Man möchte Kirchenvater werden. Schneeflocke fährt mich in einer Stunde in eine Therapiemühle. Sie kann nicht mehr.

Kullenmühle, den 30. November 1973 Heute trocken (14. Tag). Habe mir von Ernst Jünger die ›Strahlungen‹ mitgebracht. Jünger war damals auch im Druck. Kam durch. Schneeflocke ist zurück nach Frankfurt gefahren. Ich habe Suchtdruck, schlimmer als beim Entzug in meiner Frankfurter Wohnung. Aber ich habe auf stur geschaltet. Mit Mach 4 westfalo fahre ich rein in die Pontinischen Sümpfe. Ich habe mich in einen T 34 gesetzt. Und der heißt ›Heute‹. Soviel für jetzt.

Kullenmühle, den 1. Dezember 1973 Heute trocken (15. Tag). Suchtdruck. Habe mir vorgenommen, zu diesem Laden jetzt keinen Kommentar zu geben. Die Augen und die Ohren aufmachen und eisern die Schnauze zu, das für mindestens ein halbes Jahr. Hier organisiere ich *meine* Sorte Genesung. Um den Sprachdruck freizulassen, will ich versuchen, einige Notizen zu meiner Jünger-Lektüre zu machen. Mich darauf beschränken. Hundekalt. Habe angefangen mit Band I: ›Das erste Pariser Tagebuch‹. Alles verschwimmt mir vor den Augen. Habe nicht einmal das Vorwort Jüngers geschafft. Mindestens den halben Lappen habe ich mir weggesoffen. Das kann bitter werden.

Kullenmühle, den 3. Dezember 1973 Heute trocken (17. Tag). Habe die Hälfte des Vorworts, irgendwie, durchwandert. Diese erste Hälfte hätte Jünger sich sparen können.

Kullenmühle, den 4. Dezember 1973 Heute trocken (18. Tag). Das Vorwort ist nunmehr ganz gelesen. Die zweite Hälfte hätte Jünger sich auch sparen können. Interessant aber der Hinweis, daß seine Autorschaft im Kriege sich auf diese Tagebücher beschränkt hat. Möglicherweise hat diese Selbstbeschränkung ihm zu seinem besten Buch verholfen.

Kullenmühle, den 5. Dezember 1973 Heute trocken (19. Tag). Hier läuft ja ein Fulltime-Programm an Therapie. Ich bin therapieunwillig und dabei bleibt's. Ich brauche Genesung. Das mache ich schon selber, in Selbsthilfe. Begonnen mit den ersten Eintragungen Jüngers vom Februar 1941, unterwegs nach Paris. Ich begreife überhaupt nichts, sehe immer nur die Daten, die Jahreszahlen. Selbst die Namen der Ortschaften bleiben mir nicht im Gedächtnis. Aber eines begreife ich (mal wieder): daß Ernst Jünger ein Typ ist. Das freut mich wirklich in meinem alten Unrechtsherzen. Das macht mir klar, warum es sich für mich lohnt, auch heute nicht zu saufen.

Kullenmühle, den 6. Dezember 1973 Heute trocken (20. Tag). Horror. Das Schreien im Keller, auf der ehemaligen Kegelbahn des Hotels, verursacht mir Horror und heiligen Haß gegen die Inszenatoren dieser letzten vom Fitmacherfriedhof zusammengeklauten Managementmethoden der Anpassung, die ein Geldgeschäft mit der besonderen Schutzlosigkeit kranker Menschen zum Zweck haben und nichts sonst. Das Schreien bewirkt völlige Sprachzerstörung. Es ist Nachmittag. Schlägerpeter hat mir ein Päckchen Rothändle geschenkt. Ich habe kein Geld mehr. Es ist aus. Neuer Versuch mit der Lektüre. Habe heute geübt, einzelne Sätze aus Jüngers Aufzeichnungen zu behalten. Es ist mir nicht gelungen. Ich lese die ersten Aufzeichnungen nun schon zum wiederholten Mal, komme nicht in das Klima der fremden berichtenden Sprache hinein, stelle nur fest, daß sie unprätentiöser ist, als ich sie in Erinnerung zu haben meinte. Meine inwendige Verkommenheit widert mich deshalb so an, weil ich, nun meinerseits ein Notierender, dem Ganzen durch Schreiben noch eine nach außen hin stoische und alles hier im Haus eisig ablehnende Fasson zu geben versuche. Das Schlimme ist, es gelingt. Mein Haß gegen diese verkappte Weißkittelkriminalität ist so definitiv, daß er sogar meinen Suchtdruck überwältigt und ich, zumindest an diesem Schreitag, aus lauter Haß trocken geblieben bin. Ich werde meinen Absichten untreu; das gefällt mir nicht. Wenn ich den Dingen um mich herum gestatte, stärker zu werden als mein Vorsatz, mich in Jüngers Sprachwerk zu orientieren, statt diesen totalitären Medizinerstall durch Kritik aufzuwerten, dann diene ich mir schlecht. Ich habe mir vorgenommen, der Sprache zu dienen, nicht der um mich herum grassierenden Sprachlosigkeit. Sie kann ich nicht ändern.

Kullenmühle, den 7. Dezember 1973 Heute trocken (21. Tag). Mithin bereits drei Wochen unbetrunken. Es war mir also möglich. Ich sage mir schon den ganzen Tag, immer wieder: »Heute stehe, Bursche, nur für heute, das reicht für dich.« Vierter Anlauf. Da ich mit den Inhalten der Jüngerschen Aufzeichnungen überhaupt nicht zurechtkomme, muß ich meine Ambitionen niedriger hängen und mir einige Daten noch einmal verdeutlichen, indem ich sie buchstäblich aus dem editorischen Beiwerk der ›Strahlungen‹ abschreibe: Das ›Erste Pariser Tagebuch‹ behandelt die Zeit von Februar 1941 bis Oktober 1942, als Jünger dem Stab des Militäroberbefehlshabers in Paris angehörte. Geboren 1895, war Jünger damals also 46 Jahre alt. Er kannte Paris, das geht aus dem bisher Gelesenen hervor. Er sah Paris wieder. 1914 ging er als Freiwilliger in den Ersten Weltkrieg, wurde vierzehnmal verwundet und erhielt den selten verliehenen Orden pour le mérite, eine Auszeichnung für persönliche Tapferkeit. 1920 erscheint sein erstes Buch ›In Stahlgewittern‹; 1932 folgt das Buch ›Der Arbeiter. Herrschaft und Gestalt‹; 1939 ›Auf den Marmorklippen‹, mit kritischen Anspielungen auf die Nazidiktatur.

Ich entsinne mich meiner staunenden Entdeckung vor zehn Jahren, beim ersten Lesen der ›Strahlungen‹ (1941–1948), daß Ernst Jünger das fundamentale Recht des Menschen, umzudenken und weiterzudenken, nachweislich für sich in Anspruch nahm und es schreibend vorführt, ohne im mindesten daran zu denken, sich bei irgend jemand dafür zu entschuldigen, daß er früher anders empfunden und anders gedacht hat. Keine Spur von Liebedienerei ist bei ihm zu finden. Es fällt mir jetzt doch auf, daß mir das vor zehn Jahren klar wurde. Ich habe erst wenige Jahre in kalter Distanz zum Literatenbetrieb verbracht, aus Gründen des Ekels und aus Interesse am Arbeiten, soweit mein Trinken es zuließ. Sollte ich je zu mir kommen, so ist mein Interesse, die Distanz zum Betrieb noch zu verstärken, schon heute eindeutig. Ich achte den Leser und bin daher eifersüchtig auf meine Einsamkeit bedacht, denn nur in ihr kann ich für bestimmte Leser etwas zustandebringen und damit mein inneres Überleben mit Anstand bewerkstelligen. Nur Einsamsein und Alleinsein dazu, das ist die Hölle. Ich war zwanzig Jahre fast ununterbrochen in dieser Hölle. Sie soll enden. Zwanzig Jahre im langen Lebenstod, das reicht selbst für einen gottesfürchtigen wilden Westfalen. Jünger möge mir meine aufgeregte Bewunderung für seinen Verzicht auf jedwede Purzelbäume verzeihen. Für ihn ist das selbstverständlich. Er würde, läse er das jemals, bestenfalls die Augenbraue hochziehen. Für mich ist der Verzicht auf Purzelbäume nicht so selbstverständlich, für mich Schnapshure nicht. Ich war zuletzt zu allem benutzbar.

Kullenmühle, den 8. Dezember 1973 Heute trocken (22. Tag). Langsam vermag ich mich nun doch einzulesen. Dieser umständliche Anmarschweg nach Paris fällt mir auf. Am 18. Februar 1941 kommt Jünger in Sars-Poteries an; am 27. Februar ist er endlich in Saint Michel. Es wird marschiert. Erst am 6. April die erste Notiz in Paris; der Offizier Jünger wird noch einmal nach Vincennes kommandiert. Dort hält er sich auf, wohnt dort, scheint aber bereits im Stab des Generals v. Stülpnagel im Hôtel Raphael Dienst zu tun. Er notiert einstweilen, wie unterwegs, alles über Pflanzen und Tiere. Wenig über Menschen. Schönes über einige Frauen. Jünger scheint Frauen für Menschen zu halten. Ich werde darin von ihm in der lakonischsten Weise bestätigt. Er notiert auch Träume. Meine seelische Versteinerung wird mir klarer: ich träume fast nie, mir bleibt nur selten ein Traumfetzen im Gedächtnis. Am Abend des 24. Mai trifft er im ›Ritz‹ den Oberst Speidel, den Generalstabschef des Oberbefehlshabers. Im ›Ritz‹ pflegte Marcel Proust zu speisen, solange er noch ausging. Es beginnt Jüngers Umgang mit dem Maler Höll. Er notiert, der Umgang sei wohltätig, entreiße ihn dem Sinnen. Oh, nein, so geht es nicht, ich will zitieren: »Der Umgang mit Höll ist wohltätig und hat mich dem gefährlichen Sinnen entrissen, in das ich seit Beginn des Jahres versunken war.« Ich nehme mir heute vor, das Wichtigste zuerst zu tun: nicht zu trinken. Nun denke ich daran, mir hier in der Klinik einen Umgang zu suchen. Es ist besser für mich. Die Ansprüche, die ich an Menschen stelle, damit sie mich interessieren, sind meistens nur Augenkappen meiner Angst, auf fremde Menschen zuzugehen. Wenn ich trank, konnte ich das. Unbetrunken muß ich es lernen und will heute damit anfangen.

Kullenmühle, den 9. Dezember 1973 Heute trocken (23. Tag). Habe hier die Schießerin Christiane und Ludwig, den Menschenscheuen, gefunden. Mit ihnen will ich den Rest der Zeit in diesem Laden zusammensein. Die Menschenfunde geben mir nun Zuversicht, auf jeden weiteren Kommentar zu diesem Belehrungsstall zu verzichten und beim Studium der Jüngerschen Aufzeichnungen geistige Funde zu riskieren. Das sind Vorsätze, die ich verwirklichen kann, wenn ich nicht trinke.

Kullenmühle, den 10. Dezember 1973 Heute trocken (24. Tag). Jünger beschreibt die Hinrichtung eines Deserteurs durch Erschießen, im Wald bei Robinson (29. Mai 1941), mit einer Sympathie für den Delinquenten, die vom Einverständnis mit dem Urteil, zu dessen Vollstreckung Jünger als Zeuge abgeordnet wurde, stimuliert ist. Der Vorgang ist grausam, aber ernüchternd. Erst im Einverständnis mit der brutalen Lage, in die ich mich durch jahrelanges Weitertrinken brachte, obschon ich begriff, daß ich nicht normal trinken kann, im Akzeptieren des über mir nun bleibenden Urteils, inzwischen unheilbar trunksüchtig zu sein, kann ich mir wieder das Minimum an Sympathie zuwenden, dessen ich bedarf, um nicht wieder anzufangen mit diesem verdammten anormalen Saufen.

Kullenmühle, den 11. Dezember 1973 Heute trocken (25. Tag). Man wird in diesem Enthaltsamkeitsdrama entweder blödsinnig oder inspiriert, und ich bin sicher manchmal beides zugleich. So bin ich heute beispielsweise ganz sicher, daß der Fund bei Jünger und meine notierende Anwendung des Gelesenen auf meine Lage mir den Rest Widerstandskraft für den Tag bis eben in diese Stunde, in Fremdhilfe, geschenkt haben. Und jetzt, in Blödigkeit erschöpft und aufgerüttelt, lese ich in diesem Journal weiter. – Kaum etwas ist vom Gelesenen bis in mein Gedächtnis vorgedrungen; der fremde Reichtum ist zu groß. Aber mein Wunsch nach mehr innerer Ordnung reicht zum Zitieren. Am 17. Juni 1941 notiert Jünger von einem Jüngling, der einen Eremiten um eine Regel bat, nach der das Leben zu führen sei. Der Eremit beschied ihn: »Trachte nach dem Erreichbaren.« Der Jüngling bedankte sich und bat, falls es nicht unbescheiden sei, noch um eine zusätzliche Regel. Jünger: »Darauf fügte der Eremit dem ersten Rat den weiteren hinzu: ›Trachte nach dem Unerreichbaren‹.« Dem habe ich nichts hinzuzufügen.

Heute habe ich gespürt, warum es sich für mich lohnt, hier nicht zu kippen. Heute trocken bleiben und wenn mir der weggesäbelte Restarsch zu Zunder verdorrt, das kann sich wieder ändern, aber mit dem ersten neuen Glas ist Schluß mit der postmortalen Lebendigkeit. Aber ich muß dem Gedanken nähertreten, daß eine furchtbare sorgsame Art, mich in meiner Katastrophe zu informieren und meinen Willen durchzusetzen, zu den niederen Zügen meines Charakters gehört. Welches sind die anderen niederen Züge? Welches sind heller nach oben gerichtete Züge? Mein Wunsch nach Sprache? Mir ist alles sehr unsicher geworden. Heute legte Christiane ganz unvermutet ihren Arm in einer wilden keuschen Gebärde um meinen Nacken. Es hat mich ergriffen und aufgerichtet. Ich wünschte mir in diesem Augenblick ganz stark, daß ich nicht nur für mich schreibe.

Kullenmühle, den 12. Dezember 1973 Heute trocken (26. Tag). Am 19. Oktober 1941 besucht Jünger mit Carl Schmitt Port Royal und pflückt dort ein Blatt von dem Nußbaum Pascals, der im Absterben ist. Unfaßbar und ganz lakonisch wirklich. Ich denke, es sollte mir aus Gründen gebotener geistiger Dankbarkeit ohne Aufwand möglich bleiben, heute nicht zu trinken. Meine Sucht ist totalitär, immer ist sie da, lauert nur darauf, aus dem Hinterhalt zuzuschlagen. Wenn das so ist, dann ist meine Lage so aussichtslos auf Dauer, daß ich heute mit Ruhe Wirklichkeit und ganz andere Wirklichkeit erfasse. Der Alkoholiker, der auf seinen Tiefpunkt hinab muß, um zu sich selber zu kommen, er gleicht einem Feldherrn, der wie Kutusow die Front zurücknimmt, bis sich der Gegner in Sicherheit wiegt. Erst völlig am Boden schlägt ein Kranker unbarmherzig genau zu. Mit eingebildeten falschen Kraftreserven hätte kein Trunksüchtiger je eine Chance gegen die Flasche gehabt. Ich halte mich förmlich durch Lesen und Notieren trocken. Dieser Klinik zum Trotz. Ich bin auch vollends sicher, daß Worte, gewählt in einem bestimmten sprachlichen Zusammenhang, in Verbindung mit Zeit Nichtenergie freisetzen können. Die Triftigkeit dieser Feststellung könnte ich noch zu meinen Lebzeiten erfahren, falls ich nicht wieder vor der Flasche kusche. Vielleicht erfahre ich diese Triftigkeit in meiner Todesstunde. Neben Gott und Schneeflocke, die ich, als Ehemann eine Zumutung, vollkommen gelassen liebe, bleibt Liebreich, mein äsender Tod in mir, mein geachteter und geliebter Verbündeter.

Kullenmühle, den 13. Dezember 1973 Heute trocken (27. Tag). Ich komme langsam so ins Lesen und Weiterlesen, daß das seelische Einleben in die Strahlungen der ›Strahlungen‹ alles sonst sanft bezwingt. Der Rang der Jüngerschen Notizen beginnt schon mit dem Titel; er stimmt.

Kullenmühle, den 14. Dezember 1973 Heute trocken (28. Tag). Vier Wochen. Bin in den fremden Aufzeichnungen tief ins Jahr 1941 vorgedrungen. Jünger erwähnt einen Beter, der stets genau fühlt, wenn seine Gebete durchdringen. Beim Lesen wird mir immer deutlicher, daß Kommentare das im Lesen Erlebte unerlaubt einschränken. Aber ich habe einen

Fund gemacht: Wie jener Ernst Jünger in Paris, so empfinde auch ich höchste Steigerung der Dankbarkeit, wenn ich Menschen treffe. Und einen sinnlichen Eindruck vom Gelesenen will ich mitteilen: Die Prosa des anderen wird zusehends malachitgrün. Dann einen geistigen Eindruck: Dieses fremde Journal ist mein Märchen von der Messingstadt, von Jünger neu erschaffen im 20. Jahrhundert und mitten in der aufgebrochenen Barbarei und mit den echten Insignien der 1001 Nächte: Phantasie überlebt Herrschaft, Sinnlichkeit erstrahlt als Weisheit: im Erzählen. Ich fühle mit Gewißheit, in einem Text zu Gast zu sein, der Dauer gewinnt. Unendlich freue ich mich in meiner tiefen Bedrücktheit, den Eisentopf der Verzweiflung auf dem Schädel, über eine Entdeckung: Jüngers Bereitschaft, mitten im Unannehmbaren nicht gemeinsame Sache mit den Lemuren zu machen; umstellt von allen Seiten zeigt Jünger seine wahre Flagge. Denn der Druck von allen Seiten hat diesen Schreiber zum notierenden Erzähler gemacht. Das ist nun mein dritter Eindruck, der auf dem sinnlichen und dem geistigen Eindruck wächst, mein gesellschaftlicher Eindruck. Ich widerstehe einem fahlen Trieb: Beschreibung des Inhalts zu geben.

In jenem höheren Schutz, den ich meine, fragt Jünger sich (30. Januar 1942): »– wie denn der Prosa ein neuer Schritt, neue Bewegung zu verleihen sei?« Er fragt sich das und tut es schon die ganze Zeit, denn sein notierendes Erzählen ist jener neue Schritt in der Prosa des damals schon fast sprachlosen Deutschland: Jünger hängt die Lampe Aladins niedriger – seine Prosa strahlt heller und weiter. Wie rührend ernst die Frage des schöpferischen Gefangenen im Gehäuse seiner Sorge, aber wie wunderbar erst der über kommende Zeiten fortwirkende Ernst jenes höheren Schutzes, der antwortet, wann es ihm beliebt und durch wen es ihm beliebt. Gott verstehe ich nicht, Gott will es so, das verstehe ich.

Kullenmühle, den 15. Dezember 1973 Heute trocken (29. Tag). Ludwig, der Menschenscheue, fragte mich heute: »Ernst, wenn du tun könntest, was du willst, was würdest du dann jetzt tun?« Ich sagte: »Dann würde ich jetzt mit den Berliner Philharmonikern die Siebte von Beethoven proben und das Werk dann aufführen.« Ja, das würde ich tun, und zwar heute, denn heute habe ich nicht getrunken. Ludwig fragte: »Würdest du auch vor einem großen Publikum proben?« Ich gehorchte sofort dem Phantasieren in mir und sagte: »Ja, Ludwig, vor dem größten und schwierigsten Publikum würde ich mit den Berlinern proben und für dieses Publikum würde ich die Siebte dann auch aufführen – für Kinder von Alkoholikern. Um ihnen einen sinnlichen und geistigen und gesellschaftlichen Eindruck davon zu vermitteln, was Krankheit auch ist. Damit sie wissen, aus welchem Geisteshunger ihre Eltern sich krank trinken.«

Ich lese, unter Hieben der Schnapsgier, verkrampft im Journal Jüngers weiter. – Ich habe zwei Stunden in Immermehr-Verlangsamung gelesen und die Gier weicht langsam zurück. Quodlibet: Hunde, wollt ihr ewig sterben? Krankheitszeit ist nie verlorene Zeit, denn in den Anfällen von tiefer Schwermut, die die Schnapsgier vorankündigte, konnte ich zumindest Ludwigs Frage für voll nehmen. Jetzt lese ich inzwischen ruhiger weiter. Das Notieren in diesem Schuppen hier zeigt mir noch einmal deutlich, daß es für mich unerheblich ist, falls ich schreibe, ob ich in einem Klosett oder in einer Villa meiner Spur folge. Der Schreibhergang selber ist es, der alles, wie es auch wäre, in seinem Charakter, anregend zu sein, bestimmt. Das ist eine Grundlage tiefer Heiterkeit mitten im kaum Erträglichen, welches wiederum nur die Quittung ist für mein langes Weitertrinken. Was hätte es mir geholfen, nicht so krank geworden zu sein? Ich hätte Ludwigs Frage nie vernommen, Ernst Jüngers Journal nie als Fremdhilfe identifizieren können, meinen Abstieg aus eingebildeten Höhen und mein Aufstehen aus diesem mitverschuldeten Sumpf nie probieren dürfen.

Am Abend des 28. März 1942 trifft Jünger Marcel Jouhandeau, dessen ›Chroniques Maritales‹ er vor Jahren las, bei

Madame Gould im ›Bristol‹. Als Grundsatz jedes richtigen politischen Verhaltens erwähnt Madame Gould: »Keine Furcht haben.« Für Krankheit, falls sie unheilbar ist, lautet meine Devise: Alle Angst annehmen, um der Furcht zu widerstehen. Im übrigen gedenke ich, auch weiterhin über die Jüngersche Messingstadt, was ich in ihr entdecke, immer nachdenklicher zu schweigen. Oder zu zitieren.

Kullenmühle, den 16. Dezember 1973 Heute trocken (30. Tag). Jünger teilt mit mir die Achtung vor dem wüsten Léon Bloy. Er liest Bloys ›Journal‹, erfaßt freilich nicht Bloys tiefsten Schrecken, sein Trinken, das er nie als Krankheit erkannte. Am 25. Juli 1942 notiert Jünger: »Bloy, auf dem eigenen Sterbelager gefragt, was er im Angesicht des Todes empfinde: ›Une immense curiosité‹.« Das ist nüchtern krank. Es ist jetzt 6 Uhr in der Frühe. Bin in der Lektüre bis zum Oktober 1942 gekommen. Der Therapierummel, reines Theater für die Abrechnungen, beginnt. Gute Nacht.

Kullenmühle, den 17. Dezember 1973 Heute trocken (31. Tag). Ich habe mir heute Bettruhe verordnet. Bin jetzt krank. Damit sollen sich die Therapienachtigallen in dieser Schinderhütte von mir aus geistig mal befassen. Oder auch nicht. Léon Bloy erwartete die Kosaken und den Heiligen Geist; ich erwarte die Weißkittel und einen Kutusow für diese wohlinformierte Bande – und ich sage voraus, daß das Stalingrad der Weißen Armee in Europa Frankfurt heißt. Guten Tag. Und jetzt wird ausführlich geschlafen. La maladie oblige. Ich bin wieder erwacht, schätze ich. Ich geruhe zu genesen. Denn ich weiß, Dank sei Gott, daß ich nie ein Kutusow werde. Aber ich sage ihn voraus. Heute. Was, ich notiere wieder?

Am 9. Oktober 1942 notiert Jünger: »Wie Oberst Koßmann mir sagte, scheint es mit meinem Kommando nach Rußland ernst zu werden; die vorbereitenden Befehle trafen ein. Nachdem mein Leben hier eine neue Form gewann, ist dieser Einschnitt vielleicht begrüßenswert.« Mir ist zumute, als ob ich durch meine Bereitschaft, Schneeflockes Wunsch nach etwas Ruhe zu respektieren und in diese Klinik zu gehen, obschon mich das entschieden abgestoßen hat, als ob ich dafür zeitweise in ein Gelände exterritorialer Unruhe versetzt wurde, wo ich mich, mitten in der weißen Hölle des Geldgeschäfts mit bestimmter Krankheit, sammeln konnte. Jünger hatte sich, zur Pönitenz, vom damaligen Oberbefehlshaber, dem General Heinrich von Stülpnagel, zu einem Frontkommando in den Kaukasus versetzen lassen. Am 23. Oktober 1942 schließt er sein ›Erstes Pariser Tagebuch‹ mit einer eigenartigen Bemerkung: »Seltsam, wie oft mir nun bei meinen Gängen das Bild der Schildkröte erscheint, nachdem ich von ihr geträumt habe. Alle Zeichen umgeben uns, doch das Auge wählt immer nur wenige aus.« Er reist in den Kaukasus ab und ich beende heute die Lektüre des ersten Bandes seiner ›Strahlungen‹. Hier in diesem Nacht- und Nebelladen gibt es keinen Oberbefehlshaber, von dem ich mir zur Pönitenz irgend etwas verschreiben ließe. Jünger erwähnt immerhin Stülpnagels vollen Namen und er beschreibt sein Gesicht. So freundlich bin ich nicht. Der Schreiführer hier hat zwar einen Doktortitel, aber kein Gesicht. Er ist der Belehrungs- und Schmuseangestellte einer Krankenhaus-AG, ein pseudowissenschaftlicher Überzeugungsfriseur, der die Frechheit besaß, mir in der von ihm beherrschten Patientengruppe zu empfehlen, ich solle »hier keine Literatur produzieren«. Sprache ist hier verpönt. Aber sie entsteht, wo Angst es will, und sie richtet sich nicht nach Anschnauzern eines Oberstrolchs, der tagaus, tagein von der »Kapitulation der Wissenschaft vor der Selbsthilfe von trocken bleibenden Alkoholikern« faselt, um hier die Kasematten mit Nachschub zu füllen. Eines Tages, falls ich nicht mehr kippe, werde ich mir diesen Jungen bei einem Treffen der Alkoholiker, wo er seine Kongreßkoloraturen singt, beinruhig vornehmen und werde seinen Singsang hart unterbrechen. Dann fließt das kalte Wasser aus der Leitung. Dann lernt er einen Alkoholiker kennen, mit einem selbsterlebten kurzgefaßten Bericht aus seinem Schindergeschäft. Dann hört dieser Herr eine Einschränkung, die sich gewaschen hat: »Ich spreche hier nur von Selbsterlebtem und nur in meinem Namen, was ich sage, ist nur meine persönliche Auffassung, nicht mehr und nicht weniger.« Und dann ist dieser Alkoholikerkongreß für ihn zu Ende, in sieben Jahren, falls ich nüchtern werde. Es gibt in diesem Laden nur zwei Leute vom Personal, die ich akzeptiere. Ulla, eine Therapeutin. Sie ist, wie ich, abhängig. Sie hat geschossen. Ulla ist clean. Und 's Klärle. Eine Putzfrau, von Gott geschickt. Die hat Herz. Sie ist nüchtern. Der Obermotz hier ist nicht ganz gescheit, das ist ein Gescheitle. Und ich werde bald nach Frankfurt gehen. In die Alkoholikertruppe. An die Front. Die schönen Tage von Aranjuez sind nun vorüber. Frankfurt, das wird wohl mein Kaukasus heute.

Ich habe mit Schneeflocke telefoniert und habe sie gefragt, wie es ist. »Hast du dich schon etwas erholt? Kann ich bald kommen?« – »Um Gottes willen, bleibe noch – wenn es möglich ist«, hat Schneeflocke gesagt. »Es ist rückfallintensiv hier, aber es ist möglich«, habe ich gesagt. Ich bleibe also noch. Aber nur, weil ich hier noch eine Sorte Fremdhilfeprosa auf dem Tisch liegen habe, die mir jetzt in den Kram paßt. Wenn die wüßten, daß sie Ernst Jünger mein Schweigen zu verdanken haben, das so lange meisterhafte Formen einübt, bis ich Alkoholiker, schwatzkrank, nüchtern werde. Wenn sie das wüßten, käme ihnen, bei ihren verblasenen Vorstellungen von Literatur, schon heute die heiße Kotze ihrer cleveren Abstraktionen hoch. Aber diese Kotze kommt hoch, wenn sie es nicht erwarten. So wahr ich Anonymität nicht für Namenlosigkeit halte, sondern für eine Art zu leben.

Kullenmühle, den 18. Dezember 1973 Heute trocken (32. Tag). Welche Wandlung, welche Sprache: Ernst Jünger notiert auf der Reise in den Krieg im Osten, im winterlichen Ostpreußen: »Lötzen, 19. November 1942. Vormittags am Flugplatz, doch fielen des Wetters wegen wieder eine Reihe von Plätzen aus. Auch morgen werde ich noch hierbleiben.

Vorm Essen tat ich einen kurzen Gang durch die Felder, währenddessen ich vor einer verlassenen Scheune zwei Haubenlerchen betrachtete. Gedanke: Man müßte auf Reisen warm abgedichtet sein wie diese Vögel durch ihr Federkleid. Wie oft beneidete ich sie schon, wenn ich sie im verschneiten Walde einsam, doch nicht verlassen auf ihren Zweigen sitzen sah. Wie ihnen das Gefieder, so ist uns die seelische Aura verliehen, die uns vor dem Verlust der Wärme schützt. Sie festigt und erhält der Mensch sich durch Gebete, die schon aus diesem Grunde unschätzbar für ihn sind.«

Kullenmühle, den 19. Dezember 1973 Heute trocken (33. Tag). Christiane ist gekippt, sie war in Karlsruhe, hat sich den Dreck besorgt und hat gedrückt. Sie wurde fertiggemacht, von den Termiten mit Doktortitel und von ihren Leidensgenossen. Unbarmherzig haben sie auf sie draufgeschlagen in der Gruppe. Daß sie eine Kranke ist, ist für diese Leute wirklich nur zweckbestimmtes Geschwätz. Ich habe Christiane in der Gruppe gesagt: »Sag denen, was du denkst über ihr dummes Geschrei, diesen Fitmacherdreck! Du bist krank, genau wie ich. Vorwärts, Christiane, sag's diesen Narren, denn sie wissen es nicht, daß sie ihr Grab schaufeln, wenn sie dich in deiner Krankheit mißachten!« Nach der Gruppe sagte Christiane zu mir: »Wenn ich hier rauskomme, mache ich den shot. Dieser Heilandladen hier ist die letzte Station.« Wenn sie sich umbringt, kann ich es nicht verhindern. Ich habe sie eingeladen, Schneeflocke und mich in Frankfurt zu besuchen. Ich habe zu ihr gesagt: »Ich gehe hier bald raus, Christiane. Wenn du diesen verbrecherischen Versorgungs- und Belehrungsstall hier verläßt, dann komme nach Frankfurt. Sprich mit Schneeflocke. Das ist eine Realistin mit Erfahrung am Boden. Und sie ist heiter. Und dir Frau ins Gedächtnis, Christiane: Eleonora ist auch eine Frau. Wohne ein paar Tage bei uns. Wenn du dann immer noch den shot machen willst, dann wirst du es auch wohl tun. Aber komme vorher zu uns nach Frankfurt.« Sie hat auf einmal furchtbar geweint. Da habe ich den Arm um Christiane gelegt, wie sie es tat, als ich vor ein paar Tagen am Boden war. Wenn ich überhaupt ohne Hintersinn lieben kann, dann liebe ich Christiane. Heute. Nicht für immer und ewig, aber dafür heute intensiv, genau wie ich mich darauf beschränke, nur für heute trocken zu bleiben. Heute trocken – ist die sinnvollste Stufe des daraus sich aufrichtenden Lebens Heuteliebe? Liebe im Heute?

Kullenmühle, den 20. Dezember 1973 Heute trocken (34. Tag). Bei Jünger finde ich die düstere Meinung des Parmenides zitiert, der den Leichnamen Wahrnehmungen zuerkennt. Das Schweigen, die Kälte und die Dunkelheit, so Parmenides, sollen von Leichnamen noch wahrgenommen werden. Jünger fand den Hinweis in Henri Bons Buch »La Mort et ses Problèmes«. Er notiert dies am Vorabend seines Abflugs nach Kiew (Lötzen, 20. November 1942). Ich habe zweimal dicht vor dem Selbstmord gestanden; im Unterschied zu vielen anderen verzweifelten Absichten war es beide Male darum ernst, weil ich bei diesen Gelegenheiten nicht verzweifelt, sondern ruhig und aufnahmefähig war. In diesen beiden Situationen nahm ich wahr, daß mein Selbstmord keine Lösung für mich wäre: ich fühlte, daß die Wirrnis, die mich zu Tode quälte, durch meinen Selbstmord nur ad infinitum in mir weiterleben und das geistige Umfeld meiner anmaßenden Verfügung über Leben und Tod verunreinigen würde. Außerdem fühlte ich, den Tod schon am Hals, daß mein Selbstmord ein verdeckter Mordversuch an irgend jemand anderem sei. So ließ ich jedesmal ab von dem Unterfangen. Daher halte ich die Wanderung des Gedankens von einer gewissen Wahrnehmungskraft in Leichnamen, schriftliche Wanderung von Parmenides über Henri Bon und Ernst Jünger zu mir in diese Einöde, für triftig.

Kullenmühle, den 21. Dezember 1973 Heute trocken (35. Tag). Jünger wandert in Kiew und Rostow durch eine Schuttwelt und beschreibt sie genau: Nur das Militärische mit seinen Zerstörungszwecken funktioniert; die Todeswelt als niedere Ebene ist bestens organisiert. Bereits die darüberliegende Ebene (Nahrung, Kleidung, Wärme, Licht) hat erschreckende Ausfallerscheinungen. Jünger: »Noch ausgesprochener gilt das für die höheren Stufen des Lebens, für Freude, Glück und Heiterkeit und für die spendende, wohlwollende, musische Kraft. Und dies auf einem der reichsten Böden, den die Erde trägt ... Es heißt, daß die Russen nördlich von Stalingrad durchgebrochen sind« (Rostow, 23. November 1942). Dreißig Jahre später und fünfundzwanzig Jahre nach der militärischen Kapitulation, nach Wiederaufbau, Wirtschaftswunder und Außerparlamentarischer Opposition und deren Zerfall durch den Mangel an einer Idee, die die Alltagsmenschen aus ihrer Niedergeschlagenheit hätte aufrütteln können, und nach dem Beginn der nun langsam sichtbar werdenden ›Weltwirtschaftskrise‹, die in Wahrheit eine Weltgemütskrise ist, dreißig Jahre also nach Jüngers Gang durch jene Schuttwelt gehe ich heute durch den Schutt der jetzigen Welt. Profitindustrie, Psychoindustrie, Ausbildungsindustrie und geistige Ratlosigkeit haben ein Klima der Sprachlosigkeit zustande gebracht, in dem aus Denken Kalauer, aus Gefühlen bösartiger Gehorsamsschutt, aus Handeln schamlose Anpassungsakrobatik geworden ist.

War mit Christiane und Ludwig spazieren in der näheren Umgebung. Schnee, Regen. Der Wald weint. Raben hocken auf den Schneeresten über dem Feld. Ich war sicher: ›Du bist schon tot, du bist schon in der Hölle ...‹ Ich kam zurück in die Klinik, in dieses frühere Hotel, dem ich den Namen ›Hotel zur Weißen Pest‹ gegeben habe. Zermürbt starrte ich auf meine Notizblätter und fand die Eintragung vom 18. Dezember. Vor drei Tagen zitierte ich Jüngers Feststellung über das Gebet, das uns vor dem Verlust der Wärme schützt. Ich habe meine Eintragung auf die Probe gestellt und habe gebetet. Jetzt, eine Stunde später, bin ich ruhiger. An dem schauerlichen Zustand meiner Zerbrochenheit inmitten dieser zerbrochenen Welt hat sich nichts geändert, aber ich entdeckte, daß ich noch ein letztes Mittel von ferne in die Hand bekam, mich meiner entseelten Lage tätig zu vergewissern, im Gebet zu Gott, den ich nicht verstehe. Daß ich Literatur anwende, ist mein Glück im Unglück. Daß ich aber geistige Linien in einer zeitlichen Abfolge, in der sich fremde zersplitterte geistige Fragmente unversehens zusammenfügen, in neuer Koinzidenz erlebe, das ist ein Wunder. Es heißt Fremdhilfe.

Kullenmühle, den 22. Dezember 1973 Heute trocken (36. Tag). Am 6. November 1942 notiert Jünger in Woroschilowsk die Einschließung der 6. Armee in Stalingrad. Ein Durchbruch der Roten Armee zertrümmerte die benachbarte Heeresgruppe und hat die Armee des Generaloberst Paulus in den Kessel getrieben. Am 6. Dezember 1942 notiert Jünger etwas zum Propheten Jeremia. Ich verstehe es jetzt nicht. Aber später, falls ich hier unbetrunken entrinne, will ich den Jeremia lesen – und dann Jüngers Eintragung wirklich genau studieren, halte deshalb das wichtige Datum seiner mir noch fremden Einsicht jetzt fest. Wer geistig auf die Füße will, muß vorsorgen.

Noch einmal: Ich habe zu viel getrunken und zu wenig gelesen. Aber ich lese heute um so langsamer und um so rücksichtsloser gegen diese verdammte hygienische Umgebung hier, um mir klarzumachen, daß ich zu wenig gelesen habe. Und das mache ich westfälisch-barbarisch, ich hole es mir, notierend, schwarz auf weiß vor meine kalten Schnapsaugen. Lieber meine Barbarei als dieser gottverdammte funktionale Nihilismus um mich herum. Wenn es sein muß, gehe ich mit dem Kopf durch die Wand. Und wenn die Wand zwanzig Jahre nicht nachgibt, dann gehe ich trotzdem mit meinem Trümmerkopf durch die Wand – dann gehe ich eben träumend, betend und schreibend mit meinem Kopf durch die Wand. Ich habe diesem Chefweißkittel hier gesagt, und zwar in der Gruppe (die Gruppe ist nun für mich anonyme hochkonzentrierte Öffentlichkeit), daß er meinen Alkoholismus tunlichst nicht mit Schwachsinn oder mit irgendeiner Form von Unempfindlichkeit gegen das, was hier mit Kranken getrieben wird, verwechseln möge, und daß ich mir gefälligst einen anderen Ton von ihm ausbitte. Dieser Honorarkonsul des weißen Elends hat mich angebrüllt, ich könne gehen. Ich habe ihm gesagt, daß ich gehe, wann es mir paßt, weil ich zufälligerweise ein Alkoholiker sei, der seine Krankheit und seine Produktivität bis heute ausschließlich mit vorab geleisteter Arbeit selber finanziere. Und was dabei herauskommt, das wollen wir doch mal sehen. Sollte ich unbesoffen zu den Fischen gehen, dann geht jemand ad patres, der nicht verschlafen hat.

Am 10. Dezember 1942 kommt Jünger auf dem verschlammten Bahnsteig von Beloretschenskaja an. Frost, Schlamm, Eis abwechselnd. In diesem Abschnitt der Front wirkt die Nässe noch zermürbender als die Folgen der Kälte. Mittags trifft Jünger den dortigen Oberbefehlshaber, Generaloberst Ruoff, der ihm die Lage in den Stellungen erklärt. »Die Truppen liegen in den feuchten Wäldern, zum größten Teil in Erdlöchern . . . die Zeltbahn dient dabei als einziger Schutz. Hochwässer haben die Brücken der Bäche und Flüsse fortgerissen, so daß der Nachschub stockt. Selbst Flieger können über den nebligen Wäldern nichts abwerfen. So erreichen die Anstrengungen ihre äußerste Grenze, bei der man vor Erschöpfung stirbt.« Jüngers Weg führt jetzt über Maikop und Kurinskij nach Nawaginskij, wo er am 19. Dezember im Gefechtsstand der 97. Division anlangt. In den Wäldern Partisanen und die Schreckensstätten der fabrikmäßigen Ausrottung von Menschen. Nur durch Schreiben überlebt der Zeuge sein Einsinken in diese Wirklichkeit. Über die Generäle, die er antrifft in diesem gigantischen inhumanen Irrsinn: »Sie sind Spezialisten auf dem Gebiet der Befehlstechnik und, wie der nächste beste an der Maschine, ersetzbar und auswechselbar.« NATO-Generäle heute, was sind wohl das erst für Spezialisten? Spezialisten für Euphorietechnik? Vor einigen Jahren sah ich eines dieser Exemplare auf dem Bonner Hauptbahnhof. Da stand er nun in seinem Zustand, eine sauber gefaltete ›Bild am Sonntag‹ in der Seitentasche des Generalsmantels. Ich vergesse es nie, daß ich beim Anblick dieser trostlosen Gestalt dachte: ›Um Gottes willen, Ernst, verallgemeinere diesen Depressionsfasan nie – merke ihn dir immer als Spitze eines Eisbergs von Mediokrität.‹ Besoffen gedacht, unbesoffen hiermit getan.

Kullenmühle, den 23. Dezember 1973 Heute trocken (37. Tag). Jünger beschreibt in Nawanginskij die Apathie in der großen Knochenmühle (»Die Soldaten schimpfen nicht mehr ...«) dieses Krieges (21. Dezember 1942): »Die Technik, die Welt der Automaten, muß mit der Erdkraft und ihrer Leidensfähigkeit zusammentreffen, damit derartiges entsteht. Verdun, die Somme und Flandern sind demgegenüber episodisch; und es ist unmöglich, daß diese Bildwelt in anderen Elementen, etwa als See- und Luftschlacht, spielt. Ideengeschichtlich ist dieser zweite Weltkrieg vom ersten völlig unterschieden; er ist wahrscheinlich die größte Auseinandersetzung über die Willensfreiheit, die es seit den Perserkriegen gegeben hat.«

Die Kontinuität meiner Aufzeichnungen täuscht mich erheblich über meinen wahren schwachen Zustand. Drei Sätze genau abschreiben ist unendlich mühsam. Aber das Zitierte gibt Kraft, das Selbsterlebte anzufügen. Es sieht dann später so eindrucksvoll aus, aber wie bitter ist das Wirkliche hier, diese stündliche Angst, wieder zu kippen, wieder weiterzutrinken. Sucht ist auch ein wahrscheinlich letztes gemeinschaftliches Drama der Willensfreiheit zum Sterben und zum Leben und beides auch gleichzeitig, gemeinschaftlich insofern, als zum Sterben der Mangel an Problemgemeinschaft den letzten Anstoß gibt, zum Überleben im gemeinsamen Turm aus Angst, Mitschuld und langsamer Krankheitsentdeckung indessen Gemeinschaft von Leuten, die sich zu wehren lernen, gehört. Das wird mir in diesem Haus der Isolierung eines jeden von jedem erschreckend klar. Dafür kann später keiner der hier operierenden Abrechnungskünstler das Verdienst sich an die Brust ziehen; diese Einsicht verdanke ich ausschließlich der Tatsache, daß ich allein das Glas hingestellt habe, daß Schneeflocke da war, als ich mich streckte, daß die Alkoholikerin Anita kam und mir Mut machte, daß ich unbetrunkene Alkoholiker im Dominikanerkloster in Frankfurt traf und daß ich hier Jüngers Tagebuch las, Christiane und Ludwig traf und daß ich gebetet habe. Diese geballte Fremdhilfe und nichts sonst ermöglicht mir meine derzeitige Selbsthilfe. Das wird festgehalten.

Zum Kriege: Schon der Vietnamkrieg war zuletzt mit Sicherheit keine Auseinandersetzung mehr über die Willensfreiheit, sondern ein reiner Geldkrieg, verlagert nach Südostasien, weil in diesem Teil der Welt die Verschleierung öffentlicher Tatsachen noch aussichtsreich schien. Das ist mißlungen. Die Welt ist als Schauplatz für Kriege an jedem Punkt heute einsehbar, mit dem Scherenfernrohr der bis heute gesammelten geschichtlichen Erfahrung aller Kontinente. Aber die Geschäftswelt weiß Auswege. Einige Tage nach dem letzten Glas hatte ich, im Sturm des Entzugs, in dem du dein Nichtschöpfersein endlich bedingungslos vor die Stirn geschlagen bekommst, eine Wachvision: Ich sah Bilder aus einem nicht erklärten ganz anderen Weltkrieg, Vernichtungsbilder aus einem Krieg der organisierten Weißen Industrie (fossiles Medizinertum, Psychoanalyse und Pharmaindustrie, unterstützt von feigen Regierungen und vom Abstimmungslärm der Parlamente, die nicht vorzugehen wagen gegen diese Interessenklüngel mit dem Schutzschirm sogenannter Wissenschaftlichkeit) gegen die nichtorganisierten Kranken aller Schattierungen. Was ich aber auch sah in diesem Wachgesicht: einzelne Beschneite, die aufeinander zugingen. Es ist nicht die Frage, welche Sorte von Krieg kommt oder schon unter uns tobt, das sind nur Schleckereien für Wahnsinnige, die noch hoffen, verschont zu bleiben – die Frage ist ernster: Ob in diesem Kontinent Europa, der alt genug geworden ist, um erwachsener zu werden in einem unausbleiblichen schrittweisen Tiefpunkt, die Idee von Selbsthilfe durch Fremdhilfe eine politische Dimension finden kann, die die Alltagsmenschen aus dem bleiernen Schlaf der verordneten Depressivität aufrüttelt. Nicht Machtpolitik, sondern bedingungslose Kapitulation vor der erreichten Übermacht der Krankheit aller, das Stehenlernen in nüchtern zur Kenntnis genommener Machtlosigkeit als Ende der Ohnmacht aller ist die Voraussetzung. Bemächtigen sich noch einmal Demagogen, Gesellschaftserretter und Krieginteressenten der Schätze Europas, dann ist hier Feierabend. Der Gedanke, daß die Welt darum nicht zu Ende wäre, wird mir vertrauter. Ich bin darüber auf das äußerste gedemütigt, aber wenn ich schon das Glas stehen lasse, dann will ich lernen, wirklich zu denken, was in mir vorgeht. Die Denkangst ist ungeheuer und säße ich nicht hier in diesem Bottich der Entwürdigung, ich hätte mich woanders wahrscheinlich mit jener rein rezeptiven Somatik abgefunden, die sich als vernichtender denn Atombomben erweisen wird.

Kullenmühle, den 24. Dezember 1973 Heute trocken (38. Tag). Am Mittag ist Schneeflocke eingetroffen. Sie fuhr gleich weiter in die Schweiz, wo sie ihre Eltern besucht. Wir tranken Kaffee und sie konnte mir 20 Mark geben, jetzt hat sie noch das Benzingeld. Unser materielles Desaster (ich habe 32000 Mark Schulden, keinen Groschen Einkommen, 4000 Seiten Apathie-Notizen, kein Blatt, das ich einem Verleger anbieten würde) bringt die Dinge unzensiert auf den Teppich: Trokkenbleiben, erzählerisch schreiben, es wieder lernen, oder Kopfschuß. Ich sagte zu Schneeflocke: »Komm bitte auf dem Rückweg aus der Schweiz hierher, wahrscheinlich fahre ich dann mit nach Frankfurt.« Sie fragte irritiert: »Kannst du nicht noch ein paar Wochen bleiben?« Ich sagte: »Auf keinen Fall, ich will mich in Frankfurt um die Besichtigung meines Trümmerfeldes kümmern und in die Gruppe dort gehen.« Schneeflocke sagte zu, Silvester wieder hierherzukommen. Dann können wir weiter beraten, was am besten geschehen soll. Die Tatsache, daß sie in die Schweiz fährt, färbt als Genesung auch auf mich ein wenig ab.

Heiliger Abend. Ich bin gespannt auf das falsche feierliche Geplärre hier. Immerhin habe ich heute nicht getrunken. Das ist mein Einstand zum Fest der Liebe, welches nicht entwertet ist in meiner Niedergeschlagenheit, weil ich heute gebetet habe. »Danke, lieber Gott«, habe ich gebetet. Kurzum. Und auch hier betrachte ich einen Vorgang in meinem Gedächtnis, der mir in Erinnerung bringt, daß Thomas von Aquin einen Tag ohne Dankgebet für eine Lebensgefährdung hielt, als Hilfe.

Ich habe mich aus dem Raucherzimmer entfernt und bin in meinem Zimmer, will jetzt weiterlesen. Rauchen auf den Zimmern geht nicht, sagen sie. Doch, es geht. Wie sie denken, so reden sie wirklich, wie einer spricht, so lebt er. Ich lebe nicht erstklassig und nicht so einfach, wie ich es zeitweise zustande bringe mit Schneeflocke. Ich lebe zornig. Zorn, der sich umsetzt in Aktivität, hält aufrecht. Ich lebe geduckt, aber es geht.

Kullenmühle, den 25. Dezember 1973 Heute trocken (39. Tag). Meine Notizen sind die Fragmente meiner auch hier aufrechterhaltenen willensfreien Welt. Sie können auch von einem womöglichen Rückfall nicht mehr entschärft werden. Ich kann wieder betrunken werden, meine Notizen können nicht betrunken werden. Das ist mein Weihnachten hier, daß ich das weiß.

Jünger verbrachte den Weihnachtsabend 1942 in einer Kosakenhütte in Kurinskij, Briefe lesend. Die Einschließung der 6. Armee ist vollkommen. Er notiert (24. Dezember 1942): »Zwei Briefe von Unbekannten weisen auf Autoren hin, und zwar der eine auf Sir Thomas Browne, der von 1605 bis 1681 lebte, der andere auf Justus Mackord und seine ›Gebete eines Ungläubigen‹.« Das elektrisiert mich, denn exakt das ist meine Lage als Betender. Um diesen Justus Mackord will ich mich kümmern, sobald ich wieder in Frankfurt bin.

Der Enzyklopädie der Psychotherapie werde ich mit einem ganz ordinären Nachschlagewerk über ehrlichere Information, Fakten aus Daten und Funde aus freieren Werken, noch ganz schön vor den Bug fahren. Die Verkommenheit der medizinischen Meinungswelt kann sich eines Tages nur noch retten, indem sie auf die Hoffnung baut, daß nirgends mehr ein simpler Brockhaus aufzutreiben ist. Den werde ich mir aber von einem Butler noch hinterhertragen lassen, wie Harun Al Raschid einst den Topf Wasser samt Fächer.

Kullenmühle, den 26. Dezember 1973 Heute trocken (40. Tag). Die ersten vierzig Tage und Nächte im freiesten Jahr meines bisherigen Lebens sind bestanden. Es ist schwieriger, auch nur einen Anhauch von Freiheit zu bestehen, als alle sonstigen Entbehrungen zu ertragen. Aber die Erfahrung der Entbehrungen ist erforderlich, um die Minima der möglichen persönlichen Freiheit zu entdecken und sie auszubauen. Ohne Überlieferungen fremder geistiger Freiheit bleibt die Entdeckung von den Spuren persönlicher Freiheit dunkle Illusion.

Mit Christiane und Ludwig und mit Antabus-Erich eine Lesung aus dem Hohen Lied gemacht. Dann sprachen wir über unsere unterschiedlichen Eindrücke von dem Gehörten. So war der Tag festlich. Für mich ist das Hohe Lied Salomos für seine Freundin Sulamith wahrhaft königlich konzipiert, denn Salomo schreibt seine Preisung der Liebe als Dialog, einmal läßt er Sulamith sprechen und dann wiederum spricht er, und so sprechen die Liebenden von ihrer Liebe. Es gibt keine vollkommenere Form, Liebe sprachlich zu gestalten, als den Dialog. Hier ist die Frau ebenso mündig wie der schreibende Mann und darum ist die im Hohen Lied gestaltete Sinnenpracht im Liebesgenuß beider übrigens auch vollkommen glaubwürdig. Es ist nicht nur Dialog, es ist Weltdichtung, unzerstörbar wie Nizamis ›Leilah und Madschnun‹ und Gottfried von Straßburgs ›Tristan und Isolde‹, Saint-John Perses Zyklus ›See-Marken‹. Ich werde wohl nie mehr als hoffentlich lesbare Erzählprosa zustande bringen. Zur Dichtkunst fehlen mir Reinheit, Welterfahrung und Denkkraft; meine Kraft liegt in den Fesseln meiner Gier und in meinen Händen. Es erleichtert mich, daß ich das einsehen kann, weil ich nicht trinke.

Kullenmühle, den 27. Dezember 1973 Heute trocken (41. Tag). Jünger notiert am 30. Dezember 1942 in Kutais: »Der Ort gleicht einem Schlammloch ... Auch in das Innere der Gebäude dringt die Schlammflut ein ... Das Reich des Todes wird zum Abstellraum; man steckt, was unbequem, was schwierig scheint, dorthin auf Nimmerwiedersehen. Doch darin irrt man sich vielleicht.« Darin irrt man sich inzwischen sicher. Die staatlichen Aufbewahrungshäuser für Süchtige und Gemütskranke aller Arten, diese versteckten großen Kaschemmen der gewaltsamen Ruhigstellung von Menschen, die aus richtigen Motiven so wahnsinnskonform leiden, der geflissentlich beschwiegene langsame Massenmord per Chemie kann noch wüstere und umfassendere Formen annehmen, aber das Unrecht kehrt wieder. Denn in diesen Massengräbern des Hygienetreibens und im Gerangel der Verbände um die fettesten Brocken des Profits schaffen immer ruhigere Stimmen das Bessere, die Nachrichten von Selbsthilfe. Sie können nicht zum Schweigen gebracht werden. Mein Journal könnte von fremden Händen geraubt, verheimlicht, ja vernichtet werden; seine Impulse würden dennoch, unabhängig von meiner Person, ihre Fühler nach Wirklichkeit heimlich ausstrecken. Schlagt Hände ab und es erwachsen euch Klauen, beseitigt geistige Fühler und ihr werdet einen Orkan der Sprache erleben. Der Urheber fällt weit hinter die durch Anfechtung lebenden Werke zurück, er ist nur im Arbeitshergang wirklich komplett.

Das Erlebnis des Nichtschöpferseins ist eine Prüfung, die jedermann nützlich ist; sie gibt einen erlösenden Begriff von der Wirklichkeit aller geistigen Leistung als Antwort auf unverdient erfahrenes fremdes Geschenk. Die Hände Gottes arbeiten nicht nur am Berg.

Kullenmühle, den 28. Dezember 1973 Heute trocken (42. Tag). Ich habe die Lektüre des ›Kaukasischen Tagebuchs‹ heute beendet. Jünger notiert in Maikop am 2. Januar 1943: »Die Schläge auf die 6. Armee erschüttern den ganzen Südflügel.« Am 21. Januar trifft Jünger in Kirchhorst wieder ein und notiert am folgenden Tag einen Satz aus den »Histoires désobligantes« von Léon Bloy: »Ich hegte bereits die Ahnung, daß diese Welt nach dem niederträchtigen Vorbild der Schinderhütte gebildet sei.« Jünger fügt dem hinzu: »Das bedeutet aber auch eine Aufgabe.« Dixit, Soldatenherz.

Diese Aufgabe für heute ist klarer: Die Schläge der Selbsthilfe von Kranken sollen die Weißen Armeen so zermürben, bis sie ihr Stalingrad erleben. Ich hocke hier in diesem Loch, ein Hiob, der böse geworden ist. Ich hoffe nichts, sondern will tun, was mir möglich ist zu meinem Teil, um das mögliche zu meinen Lebzeiten zu verwirklichen: Heute das erste Glas stehen lassen, Selbsthilfe in einer Gruppe beginnen und fortsetzen, erzählerisch vom Selbsterlebten schreiben. Die Pest, die die Nutznießer der Krankheit produzieren, wird sie selber fressen, langsam und unerbittlich und dann, auf einen Schlag, wenn die Zeit gekommen ist.

Kullenmühle, den 29. Dezember 1973 Heute trocken (43. Tag). Beginn meiner Selbsthilfe im moralischen Bereich. Wiederum war auch das nur möglich durch Fremdhilfe. Am frühen Abend kamen einige amerikanische Alkoholiker vom US-Luftstützpunkt Lahr und machten mit uns Alkoholikern in der Klinik ein Meeting. Ron erzählte seine Geschichte. Ich war so betroffen, daß ich später meine Geschichte erzählte. Dabei sprach ich zum erstenmal über einen Punkt, den ich zwanzig Jahre lang immer furchtsam umgangen und, wenn etwas aus mir herausbrach, bewußt falsch dargestellt habe: Die Sache mit den Unterschlagungen. Heute habe ich, ermutigt durch Rons Bericht, zum erstenmal die Wahrheit gesagt: Daß ich das Geld damals im Büro unterschlagen und versoffen und dabei genau gewußt habe, daß ich es keineswegs aus Protest gegen Familie und gegen die Bürokratie unterschlagen habe. Nach dem Meeting sagte Ron zu mir: »Ernst, es war ein gutes Meeting. Du wirst mit Sicherheit nüchtern, du wirst ein Hund für die Nassen.« Ich weiß jetzt, wo es lang geht. Ab nach Frankfurt, in die Truppe, regelmäßig ins Dominikanerkloster zu den dortigen Alkoholikern. Und zwar feldmarschmäßig: Liebreich zur Linken und Sterns Christian, den Halbbruder Gottes, zur Rechten und ich zwischen denen, immer im Heute, und trocken.

Kullenmühle, den 30. Dezember 1973 Heute trocken (44. Tag). Ich kann nicht mehr lesen, erwarte dringend Schneeflocke. Wenn sie aus der Schweiz kommt, fahre ich mit ihr nach Frankfurt.

Kullenmühle, den 31. Dezember 1973 Heute trocken (45. Tag). Schneeflocke ist gekommen. Wir gingen ins Bett. Ich bin impotent.

Zweites Buch
Selbsthilfe

»Gott, gebe mir die Gelassenheit, Dinge hinzunehmen,
die ich nicht ändern kann;
den Mut, Dinge zu ändern, die ich ändern kann,
und die Weisheit,
das eine vom anderen zu unterscheiden.«
Friedrich Christoph Oetinger
(1702–1782)

Kullenmühle, den 1. Januar 1974 Heute trocken (46. Tag). Furchtbarer Suchtdruck. Ein grauenvoller Jahresanfang. Was hier in der Klinik vorgeht, nehme ich nicht mehr zur Kenntnis. Wenn ich den Laden nicht sofort verlasse, kippe ich. Schneeflocke spricht mit Ludwig, mit Christiane, mit Schlägerpeter, dem ich den Namen ›der stählerne Floh‹ gegeben habe, weil Gott und ein paar nüchterne Alkoholiker seine Nüchternheit geschmiedet haben. Zu mir sagte Eleonora: »Ernst, das geht vorüber.« Nein, es ist anders. Früher den Flachmann an der Gurgel, jetzt den Flachmann in der Hose. Ich bin trocken, umfassend trocken. Diese Krankheit kuriert wirklich jeden, ob er nun säuft und dann zwanghaft weitersäuft – oder ob er aufhört mit dem Saufen. Ich kann mit Schneeflocke nicht mehr über mich sprechen. Wenn du zu Bruch gehst und wenn dein Schreiben zu Schutt wird, das ist eine Niederlage. Aber wenn er dir nicht mehr steht, das ist ganz anders. Was das ist, dafür habe ich kein Wort. Vielleicht bin ich nur deshalb ein gewissenhafter Schriftsteller, weil ich kein Ersatzwort dafür setze, wenn ich weiß, daß ich das Wort dafür nicht habe. Die geistige Entspanntheit und Konzentration, die ich in meinen Notizen bei der Jünger-Lektüre auslebte – zerbrochen. Ich wußte nicht, was mich so produktiv machte. Jetzt wird es mir böse ergehen. Der Malachit der ersten Euphorie ist verschwunden. Jetzt kommt die Sucht mir anders.

Frankfurt/M., den 2. Januar 1974 Heute trocken (47. Tag). Die Autofahrt nach Frankfurt verlief schweigend. Verschneite Autobahn. Als wir vor dem Haus den Wagen verließen, sagte Eleonora: »Du hast seit dem Tag im November nicht mehr getrunken. Weißt du, daß allein das entscheidend ist?« Ich versuche, das zu glauben. Die Wohnung, Eleonora, die Katzen, mein Schreibzimmer, die wenigen gesammelten Bücher, diese hochmütige strenge Auswahl, alles ist mir fremd. Ich habe in meinen Notizen »Fremdhilfe« gelesen. Das soll ich geschrieben haben?

Frankfurt/M., den 3. Januar 1974 Heute trocken (48. Tag). Am Nachmittag wurde ich fertig mit einer Aufstellung meiner Schulden. Es sind mehr Schulden, als ich dachte: 34200 DM. Wenn ich bedenke, daß ich an der Jahreswende 1972 ohne einen Pfennig Schulden dastand, sagt die Zahl einiges. Obschon seit Jahren ziemlich erledigt, hatte ich doch immer noch Kredit. Versoffen habe ich den kleinsten Teil des Geldes, das meiste ging drauf, weil ich mir Gesellschaft kaufen mußte, Angstkumpanei. Von meinen Büchern sind keine Einnahmen mehr zu erhoffen, andere Einnahmen habe ich nicht. Das mit Jörg Schröder gemeinsam hergestellte Produkt ›Siegfried‹ hat uns nur Gerichtsunkosten und Pfändungen eingebracht. Schon recht. Darüber wäre auch noch etwas zu sagen, aber im Moment habe ich andere Sorgen. Schneeflocke geht ins Büro, ernährt mich mit derzeit. Ich weiß noch nicht, wie ich aus diesem Schlamassel herauskomme. Aber daß ich heute nicht saufen muß, das weiß ich, denn ich bin dabei, das Nichtmehrmüssen zu praktizieren. Die Schulden machen mich krank. Was mich aber aufrichtet darin, ist die Tatsache, daß ich kein subventionierter Schreiber bin. Ich bin keine geförderte Talentprobe. Diese Feststellung hilft mir mehr, als meine Schulden mich kränken. Da es jetzt hart auf hart geht, stelle ich fest, daß ich zwar erledigt bin, mir aber unbetrunken und nichtsubventioniert noch kalt in die Augen sehen kann. Es gibt einen Haufen Talente und ein paar Begabungen. Talent bleibt käuflich, Begabung bleibt machtlos. Ich bin kein Talent, ich bin eine Begabung. Ich argumentiere nicht, ich erzähle. Und bei mir kommt Erzählen nicht vom Reden, sondern vom Schreiben. Soviel zum Schuldenstand.

Ich habe mir einen Überblick über das verschafft, was ich seit dem letzten Glas, nebenbei, von der begonnenen Erzählung ›Kapitulation‹ aufs Papier gebracht habe. Die Blätter feixen mich an. Aber, immerhin, das habe ich neben den täglichen Aufzeichnungen auch noch zustande gebracht. Ich habe einen Überblick, der mir zeigt, wie es (noch) nicht geht. Aber ich habe eine Geschichte im Rohr, das steht fest: Wie es in der Saufzeit war; wie ich es schaffte, auszusteigen; warum sich das lohnt. Diese Geschichte bleibt keine Privatangelegenheit. Dieses Faktum steht auf der anderen Seite des Schuldenberges. Ich würde das nicht notieren, wenn ich nicht wüßte, daß ich ein verdammt hartgesottener Jedentagarbeiter bin. Ich bin zwar verrückt, aber nicht bescheuert. Natürlich wird meine Geldmangel-Hysterie mich noch einige Zeit zwingen, halb verrückt vor Sorge zu sein, aber das macht mich produktiv. Ich stelle fest, daß ich nicht gesonnen bin, meine Mehrtausendblattsammlung der »Apathie-Notizen« irgendwo anzubieten, bloß weil ich Schulden habe – mithin habe ich als Schriftsteller noch einen Rest von Gewissen. Das tut mir gut in meinem jetzigen Desaster. Mein Wissen, daß ich die Nerven habe, vor allem in bedrängter Lage ganz allein zu bestimmen, was publikabel ist und was nicht, das ist mein Gewissen. Das ist meine katastrophale Rettung.

Das menschliche Trümmerfeld ist ärger. Dem ist mit Arbeiten nicht beizukommen. Schneeflocke, Beatrietsche, Holunder. Eine böse Strecke. Daß ich impotent bin, kann mich zum Rückfall treiben. Aber wenn ich nun erst recht nicht trinke? Was dann? Welche ›richtigen‹ Momente liegen dann in meiner Impotenz? Ich glaube, wenn du völlig am Ende bist, dann hilft kein Wissen mehr, dann helfen nur noch selbstbestimmte Fragen. Das ist kein Trost, das ist eine Erfahrung.

Als ich diese Eintragung heute begonnen habe, war ich ganz entmutigt. Jetzt fühle ich mich eher noch erledigter, aber ich erfahre durch die Tätigkeit des Schreibens, daß ich nur so meinen Konflikt mit mir selber aufdecken kann. Ich suche nicht mehr nach fremden Schuldigen. Das ist die wichtigste Selbsthilfe heute. Die Seuche Selbstmitleid in mir kommt auch daher, daß ich mich sprachlos damit abgefunden hatte, mein Vegetieren in der herrschenden organisierten Gottesleere immer feiger hinzunehmen. Seit meiner Kindheit ist mein Phantasieren und meine Sprache von Gott, wie ich ihn verstehe, immer deutlicher abgestorben und ich habe es tatenlos hingenommen. Da, in meinem ersten Buch, dieser seltsamen ›Homburgischen Hochzeit‹, erscheint Gott in den verzweifelten Fragen der Vätergestalten wieder. Und in meinem Buch ›Eiszeit‹ erscheint sein heiliger Name, als Frage des Erzählers, im Motto. Der Druck nahm zu und ich versteckte Gott nicht mehr in den Fragen der Vätergestalten, sondern fragte selber nach ihm. Das ist ein äußerst winziger Schritt, eine meiner Minima theologica.

Frankfurt/M., den 4. Januar 1974 Heute trocken (49. Tag). Mittags stand die erste Kulturheulboje hier auf der Matte. Du bist noch keine drei Tage zurück aus der Klapsmühle, schon singen sie wieder. Die Ratten betreten das auftauchende Schiff. Von wegen. Ich habe diesen Jungen sofort verabschiedet: »Heilige Nüchternheit« (Hölderlin).

War heute im ersten richtigen Alkoholikermeeting in Frankfurt. Keine Feier dieses Mal, ein normales Meeting. Habe Kettenernst, Anita, Beilrudi wiedergesehen. Werner und Doris und Elisabeth und Walter kennengelernt. Am Tisch saßen etwa dreißig Leute. Erstklassige Friedhofsoirée, nur Alkoholiker, kein einziger Antialkoholiker. Nasse und Trockene und Nüchterne. Habe wohl ziemlichen Stuß geredet. Aber sie unterbrachen mich nicht. Ich durfte mich ausmähren, ohne hinterher belehrt zu werden. Das gibt es? Das gibt es. Beilrudi meldete sich, bekam das Wort, fragte mich: »Ernst, wie lange hast du jetzt nicht gesoffen?« Ich sagte: »49 Tage und Nächte nicht.« Beilrudi sagte: »Ich weiß, aus was für einem Sauladen du kommst. Daß du nicht mehr gekippt bist, alle Achtung. Mache weiter so.«

Frankfurt/M., den 12. Januar 1974 Heute trocken (57. Tag). Beilrudi war zu Besuch. Nun kam Karl Michael. Hat die 800 Mark Beihilfe vorgestern und gestern versoffen. Will bei mir schlafen. Ich habe zu ihm gesagt: »Karl Michael, kein Geld, kein Obdach. Wenn du schlafen willst, nimm das Hotel zur Linde.« Beilrudi mischte sich nicht ein. Machte ein unbewegtes Gesicht. Karl Michael sagte: »Wenn du mich nicht aufnimmst, muß ich heute weitersaufen.« Ich, steinruhig: »Junge, saufe weiter. Du hast noch nicht genug gesoffen. Und wenn du nicht mehr saufen willst und es ehrlich meinst, dann gehe zur Truppe. Dort warst du. Du hast erlebt, was dort läuft und was dort nicht läuft.« Ich bin aufgestanden und habe Karl Michael verabschiedet. Freundlich und karg. Als ich zurück vom Tor kam, sagte Beilrudi: »Du bist konsequent. Die Linie bei dir stimmt. Den Brüdern sagen, wo das nächste Meeting ist. Wer das nicht will, der wird seine Gründe haben.« Sich sputen oder bluten, so heißt meine Devise. Hab's in der Klinik für mich festgestellt.

Frankfurt/M., den 13. Januar 1974 Heute trocken (58. Tag). War gestern abend zum erstenmal in der amerikanischen Truppe auf dem US Army-Gelände.

Frankfurt/M., den 14. Januar 1974 Heute trocken (59). Montag. Kein Meeting. Geschmack nach toten Fröschen im Maul. Sonst recht ordentliche Laune. Denn morgen abend bin ich im Dominikanerkloster bei der Truppe. Es gibt nur eine Sicherheit für den Alkoholiker: daß die Meetings, die in der Kontaktliste stehen, stattfinden.

Frankfurt/M., den 15. Januar 1974 Heute trocken (60). Bei der Truppe einen Ausbruch gekriegt. Habe gebrüllt, bis mir der Schaum vor dem Maul wegflog. Es kam über mich. Buchstäblich keine Ahnung, was los war. Bin ziemlich erschöpft. Die haben ruhig gewartet, bis ich fertig war mit meinem Schreien.

Frankfurt/M., den 16. Januar 1974 Heute trocken (61). Mittwoch. Habe versucht, zu arbeiten. Ging nicht. Bei der amerikanischen Truppe.

Frankfurt/M., den 17. Januar 1974 Heute trocken (62). Zum erstenmal in Sachsenhausen bei der Truppe. Schön. Edith ist ausgeglichen. Seit Jahren raus. Im Dominikanerkloster hat Meister Ekkehart, um 1360, als Prior der Frankfurter Dominikanermönche gelebt und geschrieben und gepredigt. In dem Kloster, in dem ich jetzt versuche, als Alkoholiker trocken zu bleiben. Schade, daß es bei unserer Truppe keine Äbte gibt. Wäre gern Abt der Frankfurter Alkoholiker geworden. Aber bei uns gibt's keine Obersäufer und keine Untersäufer. Daß ich das ertragen soll, fällt mir verflucht schwer.

Susann war heute zum erstenmal im Meeting. Bildschön, leider naß. Setzt sich neben mich. Schaut verlangend. Susann: Très gaga. Ich notiere mir beim Zuhören etwas. Susann haucht: »Komm, laß mal sehen ...« Sie liest mein Gekrakel. Haucht: »Du ... hör mal, Ernst ... das verstehe ich nicht.« Ich sage: »Macht nichts, Susann, saufe weiter, bis du lesen lernst.« Susann, verzückt: »Ach, du hast vielleicht einen Geist ...« Dann, wieder hauchend: »Treibt ihr denn hier nun aber auch gar keine Ursachenforschung?« Ich, hinter flacher Hand: »Wir sind zu primitiv für so was. Hier kann es dir passieren, daß einer glatt Teddy Staufer mit Teddy Adorno verwechselt, oder Acapulco mit Akupunktur. So primitiv ist das hier.« Susann flüstert zurück: »Mein Gott, Ernst, in was für einen Highbrow-Klub bin ich denn hier geraten? Ich dachte, ihr seid wirklich primitiv.« Wir hörten weiter im Rundgespräch zu. Susann haucht: »Hör mal, gehst du nachher mit mir schlafen, ja?« Ich hauche zurück: »Nix drin, Eier taub, Flöte verstimmt.« Susann fragt ganz laut und erschrocken: »Was denn, Ernst, du auch ...?«

Frankfurt/M., den 18. Januar 1974 Heute trocken (63). Freitag. Den ganzen Tag deprimiert. Abends bei der Truppe. Ich komme nicht mehr weiter. Die grellen Schrecken, die noch einmal die Sprache aufschreckten, sind vorüber. Jetzt kommt die Ochsentour. Die Eintönigkeit. Ob ich, ein geborener Ausbrecher, sie durchstehe, ohne aus der Truppe zu flüchten?

Frankfurt/M., den 19. Januar 1974 Heute trocken (64). Bei der amerikanischen Truppe. Deprimiert, schlimmer noch als gestern. Wenigstens kann ich hier, im Journal, meine ganze Nichtigkeit eintragen.

Frankfurt/M., den 20. Januar 1974 Heute trocken (65). Sonntag, der Schrecken aller Schrecken. Die Wände des Hauses sind die sichtbaren Geschwister der Wände in meinem Inneren.

Frankfurt/M., den 21. Januar 1974 Heute trocken (66). Kein Meeting heute. Habe Beilrudi angerufen. Habe ihn gefragt, ob er mein Sponsor werden wolle? »Ohne Sponsor renne ich aus der Gruppe weg«, sagte ich. Das Wort habe ich bei den Amerikanern aufgeschnappt. Wir besprechen die Einzelheiten.

Frankfurt/M., den 22. Januar 1974 Heute trocken (67). Rapport bei Rudi. Täglicher Telefonrapport um dieselbe Zeit. Pünktlich. Keine telefonischen Zungenküsse, kurze Lageschilderung, kein Meetingsersatz. Das ist jetzt abgemacht. Abends bei der Truppe im Kloster. Kriege etwas Luft.

Frankfurt/M., den 28. Januar 1974 Heute trocken (73). Rapport. Ich: »Oh, verdammter Montag!« Beilrudi: »Hast du heute nicht gesoffen?« Ich: »Bin trocken. Oh, verfluchte Familiengeisteskrankheit!« Rudi: »Willst heut saufen?« Ich: »Nein.« Rudi: »Lügst du nicht?« Ich: »Nein, ich meine es ehrlich.« Rudi: »Hast du dir schon den Kopf gewaschen heute?« Ich: »Noch nicht.« Rudi, beilruhig: »Was? Du machst deinen Rapport, ohne dir vorher den Kopf gewaschen zu haben? Paß mal auf. Du wäschst dir jetzt den Kopf und dann rufst du mich an und setzt deinen Rapport fort. Ist das klar?«

– »In Ordnung«, sage ich, hänge auf und wasche mir den Kopf. Es tat gut. Ich würde, falls mein Sponsor es mir sagte, bedenkenlos und nackt und mit einer Kette Blutwurst am Hintern durch Frankfurt gehen, falls ich damit trocken bliebe. Ich würde nicht fackeln und meinem Sponsor gehorchen. Er verlangt nichts dergleichen. Ich rief wieder an, sagte: »Kopf ist gewaschen, hat gut getan.« Rudi: »Hast du ein sauberes Hemd am Leib?« Ich: »Habe ich.« »Frische Socken an den Füßen?« Ich: »Habe ich.« Rudi: »Geputzte Schuhe?« Ich: »Jawohl.« Rudi: »Sind die gut besohlt?« Ich: »Sind frisch besohlt.« Rudi: »In Ordnung. Und das machst du jetzt täglich. Du kannst pfuschen, ich kontrolliere dich nicht, aber mich bescheißt du nicht, du bescheißt nur dich. Ist dir das klar?« Ich: »Ja, klar.« Rudi: »Hast du heute ein Meeting?« Ich: »Gibt keins heute.« Rudi: »Kommst du heute ohne Meeting klar?« Ich: »Ich komme klar.« Rudi, lachend: »Du bist jetzt das Arschloch und ich bin das Oberarschloch. Wenn du denken kannst, dann denke drüber nach. Wenn du nicht denken kannst, dann saufe nicht, damit du später darüber nachdenken kannst.« Ich, mau: »Und was ist mit heute denken?« Rudi: »Ich habe Respekt vor dir, weil du immer noch nicht wieder gesoffen hast, du kannst stolz darauf sein. Schluß jetzt, bis morgen.«

Frankfurt/M., den 31. Januar 1974 Heute trocken (76). Rapport, wie jeden Tag, pünktlich um 11 Uhr. Meeting in Sachsenhausen. Schneeflocke: »Herr Fischkopf, es geht Ihnen langsam wieder besser.« Ich sage: »Ach, Schneeflocke, ich trinke jetzt mal nicht.« Schneeflocke und Schneemiene kukken sich an. Ich sage kleinlaut: »Ach, ich bin noch lange kein Fischkopf. Bill und Dr. Bob, die Begründer unseres Heutevereins, das waren Fischköpfe. Johann Sebastian war ein Fischkopf. Und Juliana von Norwich, Helena von Troja, Simone Weil, Schwester Anna Dreibholz, Hohe Fischköpfinnen. Und Joseph Fischkopf Haydn und der taube Ludwig, stocksauer und ewig am Schimpfen, das sind Fischköpfe. Ich bin bloß eine Zecke, eine Zecke im Ginster.« Eleonora lacht hell. Ich lache nicht. Ich kann nicht lachen über meine ernsten Befunde. Eleonora fragt: »Ernst, was meinst du eigentlich damit, mit Fischkopf?« Betreten und schwer verärgert sage ich: »Schneeflocke, im Namen der Liebe, ein Fischkopf ist keine Strauchfliege, ein Fischkopf ist ein Fischkopf zu Lebzeiten.« – »Oder!« sagt Eleonora befriedigt.

Frankfurt/M., den 1. Februar 1974 Heute trocken (77). Ich habe jetzt siebzig Seiten für das Buch ›Kapitulation‹ geschrieben. Sie sind noch taub. Das Schreiben eines einfachen Hergangs ohne abschwächende Interpretation ist das Schwierigste, was ich kenne. Es gibt für mich nur ein beständiges Stilproblem: mangelnde Ehrlichkeit zu mir selber. Andere Sprachschwierigkeiten kenne ich nicht. Ich habe täglich zwischen acht und vierzehn Stunden geschrieben. Ich sehe langsam, wie es nicht geht. Ich muß noch sehr viel schreiben, um überhaupt wieder mit Erzählen anfangen zu können. Die Phase der Euphorie ist vorbei. Aber in den Meetings habe ich erfahren, daß es Genesungsphasen gibt und daß es mit Euphorie nach dem letzten Glas losgeht und daß dann die Phase der Löcher kommt. So weiß ich nun, daß meine derzeitige tiefe Niedergeschlagenheit phasenrichtig und somit in Ordnung ist. Wo wäre ich ohne diese Gruppe? Unwissend würde ich das wieder für etwas halten, was mir und nur mir aufgeladen wäre. Der schlimmste Aggressor heißt Unwissenheit. War im Dominikanerkloster. Später noch zum Nachmeeting im ›Wienerwald‹. Rudi lud mich zum Kaffee ein. Ich gehe ohne einen Groschen in der Tasche durch diesen Winter, aber ich trinke heute nicht.

Frankfurt/M., den 7. Februar 1974 Heute trocken (83). Besuch von Bleigurgel. Das hat mich gefreut. Als ich niederging, war er einer derjenigen, die noch standen. Er sah meinen Schreibtisch und sagte: »Es heißt, daß du wieder arbeitest.« – »Wieder?« fragte ich erstaunt. »Wenn du die Brechstange an die Suchtkiste bringst, schreibst du einen Welterfolg, das wird gebraucht«, sagte er. Ich genoß jedes dieser Worte einzeln. Jetzt, da er wieder gegangen ist, kommt die Ernüchterung. Literatur, wie ich sie mache, ist keine Lokomotive für Soziales, sondern Anregung zu Erfahrung. Keine Explosion von Wissen kann jemals Erfahrung auslösen, Erfahrung muß man erleben. Das ist eine individuelle Aufgabe. Sie findet nie ein Massenpublikum, bestenfalls einen Haufen Käufer. Der wirkliche Erfolg für mich ist die Tatsache, daß ich schreibe. Und durch Weiterschreiben kann ich mich weiterentwickeln. Die Chance zu verspäteter Individuation wahrnehmen und davon berichten, das ist mein Lohn der Sorge. War bei der Truppe in Sachsenhausen. Aus jedem Meeting bin ich noch besser rausgegangen, als ich reingekommen bin. So auch heute. Der Heißhunger, mit dem ich auf Bleigurgels ermutigende Worte reagierte, hat mich erschreckt.

Frankfurt/M., den 8. Februar 1974 Heute trocken (84). Auf der Freßgaß traf ich Beatrietsche. Erstes Wiedersehen seit meiner Rückkehr aus der Klapsmühle. Sie sah befriedigt aus, gut befriedigt sah sie aus. Schreckliches Begehren. Ich brachte es nicht fertig, ihr zu sagen, wie ich mich fühle. Habe vorhin versucht, zu onanieren. Es hat nicht funktioniert. Selbst das ist aus. Gehe jetzt zur Truppe ins Dominikanerkloster. Ohne diesen Verhau dort wäre ich reif für das nächste erste Glas.

Frankfurt/M., den 9. Februar 1974 Heute trocken (85). Als Werner gestern das Meeting eröffnete und fragte: »Hat jemand ein Problem?«, da habe ich mich nicht gemeldet. Ich habe mich nicht getraut.

Frankfurt/M., den 14. Februar 1974 Heute trocken (90). Beilrudi macht schreckliche Andeutungen, daß die Zeit der Rapporte bald vorbei sein müsse. »Bist du wahnsinnig?« habe ich ihn angefahren. »Ruhig Blut, ich gebe dir heute nur eine

Vorankündigung, daß bald abgenabelt wird«, sagte er. »Wie geht das?« fragte ich. »Das warte nur ab, du wirst schon sehen«, sagte er und hing mit seinem kurzen und harten Auflachen auf. Noch etwas sagte er: »Deine Soldatenschnauze ist richtig.« Stimmt. Mein Soldatendeutsch beruht nicht auf Willkür; es hat sich aus den Bedingungen meines Überlebens in der Truppe langsam geklärt, denn ich hatte schon früher den stillen Ruck dazu. Ich liebe den Soldaten und verabscheue Militaristen. Es sind die soldatischen Tugenden der Freunde und meine eigenen soldatischen Tugenden, denen ich mein Leben im Heute verdanke: Zugeben meiner Machtlosigkeit vor dem Glas als das Ende meiner Ohnmacht, Bereitschaft, die Sache unter je schwierigeren Bedingungen um so entschiedener durchzustehen und Zusammenbleiben mit der Truppe. Im Brennpunkt dieser drei staunend erfaßten Fähigkeiten: Ehrfurcht vor höherer Macht, die ich nicht verstehe und darum dankbar konstatiere.

Frankfurt/M., den 15. Februar 1974 Heute trocken (91). Komme aus dem Dominikanerkloster. Albert trinkt wieder. Nach 14 Monaten ohne Unfall ist er jetzt gekippt. Er sieht schrecklich aus. Er sagte im Meeting: »Ich bin zu selbstsicher geworden.« Es hat mich mittschiffs getroffen. Mit Albert hatte ich mich entschieden identifiziert. Auf was für einem hauchdünnen Eis des Heute bin ich krakeelend und weithin ahnungslos bis in diese Stunde herumgestolpert. Albert kam regelmäßig durch die Tür und ist dennoch gekippt. Wir haben ein Rundgespräch gemacht: »Wie segelte ich rein in den Rückfall, wie kam ich raus?« Erfahrung, Kraft und Hoffnung miteinander teilen – einziger Weg. Was ich erst langsam aufdecke, ist die Tatsache, daß ich offenbar fähig geworden bin, fremden Leuten etwas zu glauben. Ich, der skeptischste Hund, der hier noch einstweilen frei herumläuft, beginne mich zu ändern? Albert sah wieder aus wie ein akut Geisteskranker. Ein Glas trennt mich davon. Ich kenne nicht die dünne fließende Linie zwischen potentieller Nüchternheit und potentieller Geisteskrankheit in mir. Ich weiß nur eines: ein einziger Schluck Alkohol und diese Linie bricht wieder. Und ich fühle, daß sie beim nächsten Mal für immer zerbricht.

Frankfurt/M., den 16. Februar 1974 Heute trocken (92). Schneeflocke fragte mich heute beim Frühstück, warum ich so verstört sei. Ich sagte müde: »Lore, das ist der Samstaghorror.« Was für ein Unsinn, es ist die Angst vor einem Rückfall, trotz meiner regelmäßigen Mitarbeit in der Gruppe.

Frankfurt/M., den 17. Februar 1974 Heute trocken (93). Das erste Vierteljahr ist geschafft. Ich habe bisher jede Woche einzeln gezählt. Rosi aus Großbergham rief an, lud Lore und mich für ein paar Tage ein. Schneeflocke am Telefon: »Rosi, der Ernst hält sich düster am Arbeiten, da ist kaum Aussicht, ihn aus seinem Zimmer wegzukriegen, ich glaube es jedenfalls nicht.« Ich rief hinüber: »Ist das Rosi Löwenhaupt? Sage, daß wir kommen!« Lore sagt es Rosi und ich kann es nicht fassen, daß wir fahren werden.

Großbergham (Chiemgau), den 23. Februar 1974 Heute trocken (99). Rosi hat die Lore und mich im Fürstenzimmer einquartiert. Fand in der kleinen Handbibliothek in Bogdans leerem Zimmer, dem ich einen ziemlich ratlosen Besuch abstattete, ein Werk von Walter Nigg über Mystiker des 16. bis 19. Jahrhunderts (›Heimliche Weisheit‹, Zürich 1959). Der Band enthält auch einen biographischen Aufsatz über Friedrich Christoph Oetinger (1702–1782), mit dessen Gebet über Gelassenheit, Mut und Weisheit die Meetings meiner Truppe in zwanzig Ländern regelmäßig geschlossen werden. Es hat mir schon oft geholfen, ein Gebet zu sprechen, wenn ich unfähig war, eigene Worte zu finden. Ich weiß so gut wie nichts über Oetinger und bin heute betroffen, daß mir in dem von Bogdan verlassenen Zimmer ausgerechnet dieser Band in die Hand kommt.

Großbergham (Chiemgau), den 24. Februar 1974 Heute trocken (100). Besuch beim grundgütigen Wastl und seiner Gudrun, der feschen. Als der Wastl mich unbetrunken sah, stellte er seine Lefzen fast waagerecht vor Genugtuung. Als er von der Lor hörte, daß ich heute den 100. Tag trocken sei, sagte er: »Ah, schau her, a Napoleoon dera Askesn bist derweil scho, du irra Ritta!« Es gab eine Gans mit Kartoffelknödeln. Wastl wollte mich unbedingt mitnehmen nach Sankt Anton, zum Eisstockschiabm. Ich erschrak. Er sagte gnädig: »Und i hob zur Gudrun vor zehn Jahrn gsagt, daß du kaum noch einen Somma erlebn tust, so schiach hast ausgschaut vor zehn Jahrn. Und jetzt frißt des Ganserl wie ein Hochwürdn.« Sebastian, der Sohn, ein gefräßiges und heiteres Chiemgauer Gotteskind, fragte verblüfft: »Derns denn jetzt glei goanix mehr saffa?« Der Wastl gab die Antwort: »Schau, Sebastian, mein Freund Ernst, des ist kein Saufvetta, des ist ein Algoholiga, ein woschechta, wenn der sagt, a Ruh ist, dann ist Schluß mit die sieben Todsünden, goi?« Daß ich den Wunsch habe, heute nicht zu trinken, kann als gesicherte wissenschaftliche Erkenntnis gelten.

Großbergham (Chiemgau), den 25. Februar 1974 Heute trocken (101). War in Traunstein im Meeting. Kam daher und war gleich zu Hause. Ich bin nirgendwo Gast unter Alkoholikern, überall bin ich sofort zu Hause. Wir waren zu dritt und zogen das Meeting wie üblich durch. Sepp saß ein halbes Jahr allein im Raum, pro Woche einmal. Keiner kam. Aber der Sepp blieb trocken. Er sagte nach dem Meeting: »Weißt du, Ernst, ich bin zur festgesetzten Stunde pünktlich im Raum erschienen und habe gewartet. Ein halbes Jahr. Ich dachte jedesmal: ›Heute könnte einer kommen.‹ Ich blieb trocken. Und früher? Totschlagen hättest du mich können, aber nicht trocken hättest du mich gebracht. Da sitze ich also dann eines Tages da und warte auf einen anderen Alkoholiker und blieb dabei trocken. Nach einem halben Jahr kam Albert. Seither sind wir zu zweit. Und heute kamst du aus Frankfurt durch die Tür und heute waren wir zu dritt.« Ich hatte die Anschrift in der Kontaktliste gefunden. Ich sagte zu Sepp: »Wenn ich demnächst mal wiederkomme, seid ihr schon eine Wunderkorona.« – »Was ist das?« fragte Sepp. »Mundraub vom Friedhof, siebenmal gelungen«, sagte ich, es war mir gerade so eingefallen, und wir lachten. »Das muß man sich gut merken, das ist branchenfähig«, sagte Sepp. Auf der Heimfahrt mit Eleonora ging mir Sepps Feststellung der Branchenfähigkeit auf: Die Genesung kommt aus dem Mund, vom Erzählen. Wo wir unser Gift einfüllten, von dorther kommt die Genesung, denn redend bleiben wir trocken, erzählend werden wir nüchtern.

Großbergham (Chiemgau), den 26. Februar 1974 Heute trocken (102). Ich schreibe auch hier am Buch. Die Fortentwicklung der erzählerischen Sprache verlangt mir den unbefangensten Ausdruck meines Gefühls ab. Dank intimster Betrachtung meiner Niederlage die größte Einfachheit des Hergangs zu schaffen, das ist mein Wunsch.

Großbergham (Chiemgau), den 27. Februar 1974 Heute trocken (103). Aschermittwoch. Rosi besucht mich in meinem Zimmer. Sie interessiert sich seit Jahren für alles, was ich schreibe. »Lies mir etwas vor von deine Bladl«, sagt sie. Ich lese ihr die Eintragung vom gestrigen Tag vor. Es arbeitet in ihrem Löwinnenhaupt. Dann fragt sie: »Des Rohstofflaga, des tät mi schon interessirn. Du – moanst du, mir tätn ein Bodn unter 'd Füeß kriagn, wenns des Rohstofflaga entdeckten, die Hanswurschtln?« Ich sagte: »Rosi, die Welt kriegt deshalb keinen Boden unter die Füße und die Hanswurschtln bleiben die Hanswurschtln, wer aber lernt, ohne Haß und ohne Belehrungssucht gegen Andersdenkende und Andershandelnde die Voraussetzung zu einem selbständigeren Fragen nach Gott in sich selber zu schaffen, nämlich minimale Selbstachtung, und wer dann lernt, Gott durch das Gebet in eigener Sprache um mehr geistige Freude zu bitten, anstatt Geschäftsabschlüsse mit ihm zu probieren, der bekommt Boden unter die Füße. Ich bin darin bestimmt ein sehr angstvoller und auch feiger Mann mit vielen selbstverschuldeten inneren Defekten, aber mit um so mehr Dankbarkeit kann ich feststellen, daß ich das selber erlebe.« Rosi sagte: »Du bist ein wundabara Mo, ein scheena Defekt bist du, ein Meista der Sprache.« Schneeflocke kam ins Zimmer und Rosi sagte zu ihr: »Mei, Lore, hast du ein Glück mit deim Mo, daß der nit mehr saffat. Die anderen gehn nach Kloster Seeon und spendirn dem Herrgott eine Kerzn, aber i ladt dich und dein Mo als meine Gäste ein, damit ihr aufschnauffat, des ist halt die Gotteskerzn der Rosi vom Chiemgau, goi?« Schneeflocke schaute sehr geniert, aber Rosi sagte: »Du brauchst net schaugn, Madl, denn dei Mo hat ein Hirn für den Herrgott. Und mir hat er vorhin erzoit von seinem Aschamittwochfantasirn.« Jetzt schaute Schneeflocke heiterer und Rosi stand auf und sagte: »Schee ists allerweil mit eich beidn, schee is scho.« Nun brach die Tür auf und Boyka und Arco, Riesenhunde, Rosis Kinder, standen im Zimmer. Schneeflocke fürchtet sie und besticht sie mit Schokolade. Rosi faltet dazu ihre Löwinnenmiene in gerührte Falten und Schneeflocke sagt zu den Hündchen: »Wir drei haben nur eine Schokoladenliebe, gell? Aber besser bloß eine Schokoladenliebe als Krieg, oder!«

Großbergham (Chiemgau), den 28. Februar 1974 Heute trocken (104). Es ist 5 Uhr in der Frühe, draußen ist es schon hell. Ich konnte nicht schlafen und stand auf. Eleonora schläft den Schlaf der bewußten Tochter Calvins, die an den Wert strenger Werke glaubt; ihr Schnarchen noch bleibt zuchtvoll. Dieser Erschöpfungsgeräusche großen Zorns brachte meine Tante Ida, das schnurrbärtige grellkluge Ungeheuer im Dorf, früher mit bloßem Atem zustande. Ich öffnete die grünen Fenstervorhänge und die Tür zum Balkon, stand in meinem bodentiefen breiten Nachthemd auf dem Balkon und betrachtete draußen die Landschaft im frischen Schnee. Es schneite noch. Dann, wie von Geisterhand beendet, hörte der Schneefall auf und in überwältigender Reinheit traten die Alpen hervor. Ich ließ diesen Anblick in mich einsinken und beendete dann, wieder im Bett, die Lektüre von Walter Niggs Bericht über Friedrich Christoph Oetinger.

Seinem Bericht über Christof Friedrich Oetinger gab Walter Nigg den Titel ›Von der heiligen Theosophie‹. Er zitiert in der Einleitung ein Wort Jeanne d'Arcs an ihre Richter, die vor Jeannes Augen beständig in ihren theologischen Büchern blätterten, um die Angeklagte mit theologischen Finessen zu quälen. »Gott hat mehr Bücher als ihr«, sagte Jeanne d'Arc.

In seiner Zeit als Prälat der Kirche verirrte Oetinger sich im Waldgebirge bei Murrhardt und bat in der hereinbrechenden Nacht in einem Bauernhof um Unterkunft. Die Hausfrau hielt ihn für einen Vagabunden, so wenig feierlich sah dieser Mann aus. Sie beschied ihn, ihr Mann habe böse Erfahrungen mit Strolchen gemacht und beherberge keine mehr. Oetinger klärte den Irrtum nicht auf und wiederholte seine Bitte; die Frau gab ihm schließlich ein Nachtlager auf der Bank. Im späteren Gespräch mit dem Bauern erkundigte Oetinger sich nach den Predigten des Dorfpfarrers – ob man seine Sonntagsverkündigungen begreife? An den staunenswerten Äußerungen des Fremden, der wie ein Bettler aussah, erkannte der Bauer schließlich zu seinem Schrecken den eigenen Prälaten.

C. F. D. Schubart gesteht: »Ich wollte schon lange sein Leben aufschreiben, aber wenn ich an des Mannes Größe hinaufsah, so entsank mir die Feder. Tief und scharf müßte sein Biograph blicken ins Ganze, über das sich nur eine, aber ungeheure Riesen-Idee hinstreckt.« Schubart war ein Zeitgenosse Oetingers. Er umreißt klar die Aufgabe einer Oetinger-Biographie, die bis heute ungeschrieben ist. Oetinger schrieb im Alter selbst eine kurze Lebensdarstellung. In ihr findet sich ein Erlebnis, das ihn nah an Gott heranführte: Das siebenjährige Kind mußte jeden Abend vor dem Einschlafen ganze Litaneien von Liedern aufsagen und hörte, dieses Aufsagen sei Beten. Das Kind litt unter diesen langweiligen Übungen und dachte bei sich: ›Wenn ich nur wüßte, was ich bete . . .‹ Oetinger fährt in seiner Selbstbiographie fort: »Ich kam an das Lied ›Schwing dich auf zu deinem Gott, du betrübte Seele‹. Nichts von Betrübnis wissend, wurde ich heftig angetrieben, zu erfahren, was es sei, ›sich zu Gott aufschwingen‹. Ich bemühte mich inwendig darum vor Gott, und siehe: da empfand ich mich aufgeschwungen in Gott. Ich betete mein Lied ganz aus; da war kein Wort, welches nicht ein distinktes Licht in meiner Seele zurückließ. In meinem Leben habe ich nichts Fröhlicheres empfunden.« Walter Nigg fährt hier fort: »Mit intuitivem Gefühl hatte der Knabe begriffen, daß Beten nicht einem gedankenlosen Aufsagen von Versen gleichkommt, sondern daß es in einem furchtlosen Sichaufschwingen zu Gott besteht.« Oetinger schreibt dann in seinem Bericht über sein Leben: »Ich fürchte mich nicht, weil ich weiß, wie man zu Gott betet.«

Intensiv setzte Oetinger sich mit Philosophie auseinander. Von Leibniz wandte er sich ab. Den die Vernunft demütigenden und das bisherige Denken sprengenden philosophischen Grundbegriffen des Mathematikers und Physikers Sir Isaac Newton wandte er sich zu. Oetingers Hauptleistung als Philosoph bleibt es, nie dem eingebildeten Schutz durch mystisches Leben zu verfallen, sondern die denkende Anerkennung der Wirklichkeit Gottes und die ihm daraus zufließende geistige Energie zu einer grundlegenden Kritik des philosophischen Idealismus genutzt zu haben. Er nannte diesen »einen pferdescheuen Schrecken vor dem Materialismus«. Nach Oetingers tiefsinniger Schau der Wirklichkeit dürfen Idealismus und Materialismus nicht auseinandergerissen und in einen absoluten Gegensatz gerückt werden, weil erst beide miteinander die ganze Wahrheit ausmachen. Schließlich aber verband Oetinger sein Interesse an Philosophie mit einer denkerischen Auseinandersetzung mit der Heiligen Schrift. So bekam er Einsicht und keine ›Maikäfervorstellungen‹, wie er sich einmal sarkastisch ausdrückte. Schließlich gelang ihm als Schriftsteller sein ›Biblisches Wörterbuch‹. Dieses Buch hat einen bezeichnenden Untertitel: ›Etwas Ganzes vom Evangelium‹. Es steht deutlich gegen die seit Descartes' mechanistischer Theorie einsetzende Aufklärung. Das Denken ist für Oetinger kein Mechanismus, er entdeckt vielmehr einen »Parallelismus von Natur und Gnade, die in einem geheimen Rapport der Ähnlichkeit und Unähnlichkeit stehen, eine Überzeugung, die er seine Religion nennt« (Walter Nigg).

. Die Auseinandersetzung mit der Philosophie und das gleichzeitige vertiefte Eindringen Oetingers in das Ganze der Bibel ergeben Oetingers Theosophie, jene »nur eine, aber ungeheure Riesen-Idee«, von der Schubart schrieb.

Gott hat, grundwundersam, die verborgene Ewigkeit machtlosen Fragens nach Gott dem Menschen direkt ins Gefühl gesenkt. Darum sprechen Oetinger und Pascal, in verschiedenen Kirchen, einmütig von den unausdenklichen Fähigkeiten des Herzens. Walter Nigg: »Wenn auch der lautere Brunnen der Wahrheit mit Kot zugedeckt ist, lebt doch im Herzen eine unbestechliche Vorempfindung für das Richtige, und das ist der sensus communis, der einer modifizierten Sophienlehre nicht unähnlich ist. Was Oetinger so eindringlich als die rufende Weisheit auf der Gasse rühmte, das ist tatsächlich Wahrheit, unermeßlich tiefe Wahrheit. Die heilige Theosophie stößt mit ihrem inneren Sinn für Gott überall ins mystische Leben vor.«

An dieser Stelle werde ich einer zeitgemäßen Form der »rufenden Weisheit auf der Gasse« inne: Jeder gewaltlosen Demonstration von freiwillig zusammentretenden Bürgern wohnt eine tiefe Wahrheit inne. Der Verzicht auf Gewaltanwendung gibt dem, was die Demonstrierenden gemeinsam rufen, eine machtlose Kraft, der ich mich nie entziehen kann, selbst wenn bestimmte Inhalte des Ausgerufenen mir ganz fremd, ja unverständlich bleiben sollten. Der Geist gewaltloser Demonstrationen enthält aber genau jenen sensus communis, der jeden Machthaber entmachtet, der sich der Gewalt gegen gewaltlose »rufende Weisheit auf der Gasse« verschreibt. Ich habe den Fall solcher Leute immer prompt miterlebt. Diese Innewerdung ist wohl das Ende meiner Maikäfervorstellung von unfertiger Demokratie. Ja, Oetinger, du machst selbst einen Alkoholiker zuletzt noch langsam demokratischer.

Als der Schwabe seine Arbeit getan hatte, wurde er dann im Alter immer schweigsamer. Das Nicht-mehr-Reden war auch eine Sprache seiner mystischen Erdenwanderung geworden. Walter Nigg: »Von seiner Frau mehrfach befragt, warum er so geworden sei, gab er endlich die Antwort: ›Ich habe Gott lange genug darum gebeten.‹ Gibt es etwas Wunderbareres als das geheimnisvolle Eingehen in das Schweigen? Jedenfalls ist es das genaue Gegenteil von jenem Lechzen nach Ruhm, das so viele Menschen verzehrt hat.« Nur noch Kindern lächelte der Alte von hinter seinem Fenster her zu, wenn sie auf der Straße spielten. Er ging sogar hinunter auf die Gasse und spielte mit ihnen. Oetingers früher Wunsch war gewesen, als ein Kind, doch nicht ohne Verständnis der Geheimnisse Gottes und Christi, in die seligen Wohnungen einzutreten. Er starb achtzigjährig, im Jahr 1782. Als geistmächtiger Mitgestalter seiner Epoche und als Helfer zum Leben im Heute zuletzt schweigsam, als sprachmächtiger Mann mit Demut vor Kindern, die ihm sogar die Zunge wieder lösten, wurde er wieder zum Kind mit dem von ihm gewünschten und fleißig erwirkten Verständnis. Die Wünsche mancher Menschen sind klug, aber die Liebe Gottes ist wunderbar.

Großbergham (Chiemgau), den 1. März 1974 Ankunft von Hans Jörg Weyhmüller aus München. Wir besprechen einen Fernsehfilm für das Stuttgarter Fernsehen (III. Programm).

Großbergham (Chiemgau), den 2. März 1974 Den ganzen Tag weiter in der Exploration des Films. Ich habe Hans Jörg vorgeschlagen, in die Kamera zu erzählen, wie ich soff, wie ich rauskam, wie das in der Truppe funktioniert, warum sich das lohnt. Ich habe meine Bedingung klargemacht: kein Blatt Drehbuch. Jörg: »So kriege ich das nicht durch. Die wollen in Stuttgart was sehen, etwas Schriftliches.« Jörg ist selbst Stuttgarter, seine Querulatorik ist sehr gescheit, aber meine Sturheit ist härter. Ich habe ihm gesagt: »Jörg, bei mir kriegst du es nur ohne Geschriebenes durch.« Jetzt schreibt Jörg ein Blatt Konzept, von unserer Idee, nichts sonst.

Ich habe es gelesen und habe zu ihm gesagt: »Das ist trokkene Sucht-Theopragmasie, so kriegst du es bei mir und bei den Stuttgartern durch.« Hans Jörg ist sehr skeptisch, aber Schneeflocke sagt: »Glauben Sie es ihm nur. Er sagt so etwas Positives selten, aber wenn er es sagt, dann kommt es auch so, das kenne ich schon.« Schneeflocke hat meine Schlußnotiz über den schweigenden Oetinger gelesen. Das mit den Kindern hat sie sehr betroffen gemacht. »Du hast es ja auch mit Tieren und mit Kindern, die laufen dir ja nach bis in die Wohnung«, sagt sie. Dann, verblüfft: »Oh, du! Das mit dem penetranten Schweigen, das hast du mir auch schon früher dauernd angedroht!« Ich sagte: »Lor, Trunksucht heißt auch eine den Himmel ersteigende Geschwätzigkeit, naß oder trocken oder nüchtern. Wir sind doch in der Truppe nicht zufällig nur um den Preis des regelmäßigen freien Redenkönnens trocken. Da wäre ein Schweigen, falls man seine Arbeit getan hat, schon angebracht.« Jetzt ist der Spaß für Schneeflocke vorbei. Sie sagt zu Rosi Löwenhaupt: »Mein Gott, Rosi, das mit dem sturen Maulhalten, damit macht der Ernst eines Tages Ernst, und zwar genau dann, wenn wir es nicht erwarten. Mit dem haben wir noch nicht das Ende unserer Tage in übermäßigem Frohsinn gesehen.«

Hans Jörg ist nach Stuttgart gefahren. Geld gibt es nicht viel für den Film. 4000 DM. Es ist kein Honorar, es ist Beraubung von begabten Habenichtsen. Aber diese 4000 DM jetzt auf meine Schulden bezahlen können, das nützt mir.

Großbergham (Chiemgau), den 5. März 1974 Wastl und Gudrun aus Irlach waren hier in der Pension Griessee zu Besuch. Wastl trat ins Zimmer und sagte: »Wann I di siach, schreibst wie ein Hirnvealetzta, den wo eine phantastische

Xundheit in Zorn bringt, goi?« – »Gesundheit ist ein Phantom, ein Geschäftsunternehmen. Es gibt keine Gesundheit, es gibt Abstufungen des Krankseins«, sagte ich, noch im Weiterschreiben. »Und ein Gesundheitsminister, du Hirnkranka, weiß der des schon?« erkundigte sich der Wastl. Wir gingen hinunter, tranken Kaffee und aßen von den Kuchen der Gottestheres. Hier übernahmen Gudrun und Schneeflocke die Gesprächsführung, der Wastl und ich durften zuhören. Wastl lachte mehr als einmal lange und herzlich bei den Eröterungen der beiden Frauen. Ich lachte nicht. Mein unaufhörliches Sauersein ist die Rüstung meines schwer angefochtenen Gleichmuts.

Großbergham, den 7. März 1974 Besuch des Michl Rothfischer, dem Lüftlmaler vom Chiemsee. Ich erzählte ihm von Fritz von der heiligen Apathie, meinem anderen Großvater. »Schreibe es auf«, sagte der Michl. Ich habe immer gezögert. Das Hohe Vieh war herrlich fremd, aber Fritz von der heiligen Apathie ist mir zum Fürchten verwandt gewesen.

Frankfurt/M., den 9. März 1974 Wohlbehalten zurückgekommen. War im amerikanischen Meeting.

Habe vorhin auf meinem kleinen scholdernden Sony-Taschentonbandgerät eine Aufnahme der Sinfonie Nr. 83 in g-moll von Joseph Haydn gehört (La Poule). Den Einstieg, das Allegro spirituoso, habe ich mitdirigiert. Antal Dorati mit den Marler Esterhazyhusaren musizierten so furios, daß ich im Mitdirigieren aufhörte und erst lange später merkte, wie bewegt ich zuhörte. Meine inwendige Wissenschaft einigte sich mit Monteverdi, Bach, Haydn, Mozart, Beethoven, Brahms, Schumann, Schönberg, Bartók, Stravinskij, Ligeti, Messiën, Penderecki.

Wie gern lasse ich mich, von Haydns kraftvoller Wehmut und vom Klang seiner soldatisch genauen Taktsprache durchflutet, auf dieses Mitdirigieren ein. Bei aufrecht unbewegtem Oberkörper mache ich mit der rechten Hand dabei wenig, mit der Linken bin ich wohl ebenso sparsam wie der alte Kna auf seinem Reitersattel in der Münchner Residenz. Aber wenn es dann links von unten nach oben aufholt, wenn das kommt, dann kommt die große Haydnsche Fischkopfmusik mit hochwogendem Sturm.

Frankfurt/M., den 10. März 1974 Abnabelung vom Sponsor. Beilrudi sagte: »Du liegst jetzt gut im Mittelfeld der Truppe. Du mußt jetzt sehen, daß du allein weiterkommst, du kannst es. Ich danke dir für die Zeit, in der ich dich sponsern durfte. Ich bin trocken geblieben dabei.« Ich habe mich, wenn auch geschockt, bei Rudi bedankt. Er hat nur gelacht. Die Erleichterung der Rapporte ist vorbei. »Aber ich werde dich doch wohl noch anrufen dürfen?« habe ich den Sponsor gefragt. »Jederzeit, aber es sind nun abgenabelte Gespräche«, sagte Beilrudi. Schneeflocke sagte mir, als er gegangen war: »Rudi hat zu mir gesagt, ich solle mit Ruhe in die Zukunft sehen, du wärest der sturste Hund, den man sich in der Truppe nur wünschen könne. An dir würden sie noch zu kauen kriegen.« – »Und wie ist es nun, schaust du mit Ruhe in unsere Zukunft?« fragte ich mit ungerührter Skepsis. »Ich bin ziemlich sicher, daß du nicht mehr trinkst«, sagte sie. Mir wurde anders im Bauch. »Schneeflocke, ich bleibe für heute dabei, heute das erste Glas stehen zu lassen. Das ist mir allerdings ernst«, sagte ich.

Der Rest des Tages: furchtbarer Sonntag, weil es kein Meeting gibt. Und morgen, am Montag, gibt es auch keins. Eine Stadt ohne Meeting ist Beihilfe zum Mord. Habe längst daran gedacht, montags eine Gruppe aufzumachen. Aber ich bin noch zu trockenkrank.

Köln, den 17. März 1974 Heute bin ich vier Monate trokken. Frei vom Glas und frei von allen Tabletten. Wir sind zu Besuch bei Gisèle und Erik. Morgen mache ich in Leverkusen eine Lesung. Ich habe das seit Jahren nicht mehr gemacht. Aber sie zahlen 450 DM. Falk hat Lor erlaubt, auf seine Kosten den Benzintank zu füllen. Sonst wären wir nicht nach Leverkusen gekommen. Beide besitzen wir keinen Groschen mehr für den Rest des Monats. Ich habe mich auch gefragt, wieso Leute in Leverkusen plötzlich auf die Idee kommen, mich Verscharrten zu einer Lesung einzuladen.

Gisèle ist wieder tief in ihrem schubweisen Phlegma. Erik therapiert sie weiter. Das macht der nun seit zehn Jahren. Gisèle sagte zu mir, als wir einen Moment allein waren: »Mit dir würde ich das nicht machen, du trittst einen ja in den Hintern.« – »Gisèle, zu deinem Hintern sind mir schon bessere Sachen eingefallen«, sagte ich und dachte an meinen Flachmann in der Hose. »Davon hat der Erik keine Ahnung, er verkehrt mit mir seit Jahren nur noch in psychoanalytischen Finessen«, sagte Gisèle in ihrem tiefen Phlegma. »Siehst du, und ich spucke auf alles das und habe auch die taube Flöte«, sagte ich. »Ja, aber du hast wenigstens scharf gesoffen, du bist ja wenigstens richtig verlebt, du Hanake!« fuhr Gisèle leichthin auf. Dann kamen Erik und Schneeflocke ins Zimmer und Gisèle sagte rotzruhig: »Laß uns wieder die gekonnten Totenstellungen einnehmen.«

Frankfurt/M., den 19. März 1974 Die Lesung, gestern in Leverkusen, war stark besucht, ich hatte sieben Leute erwartet, es waren etwa dreißig. Aber dreißig, die kommen, sind dreißig einzelne. Das durchfuhr mich. Ich habe dieses Publikum gemocht und sagte: »Wir sind hier heute ziemlich unter uns, nun wollen wir uns auch einen schönen Abend machen.« Ich nahm mein Notizbuch und las aus meinen Bleistiftnotizen vor. Sofort gingen die Zuhörer mit, voll gingen sie mit. Ich lese langsam, deutlich. Und nie zu lange.

Frankfurt/M., den 21. März 1974 Am Rundfunk heute eine Aufnahme der Sinfonie Nr. 86 D-Dur von Haydn. Bruno Walter musizierte mit dem Philharmonia Orchester London. Eine alte Aufnahme, sehr feurig und streng. Sir Bruno in Hochform. Dirigieren mit Monokel.

Frankfurt/M., den 23. März 1974 Persönliche Regeln für mein Schreiben im Heute: (1) Ich schreibe heute. (2) Ich schreibe heute von mir selber. (3) Ich schreibe vom Heute. (4) Ich versuche, Hergänge zu erzählen. (5) Ich gestalte meine Empfindungen. (6) Ich übe mich heute in Gebet, Nichttrinken, Gemeinschaft. (7) Ich freue mich, heute.

Frankfurt/M., den 25. März 1974 Wiederum kein Meeting. Aber der Besuch Susanns gestern und das, was wir gesprochen haben, hat mir so genützt, daß ich versuchen will, es hier festzuhalten. Das Schreiben vom gemeinsamen Problem war schon oft mein Notmeeting. Susann, eine Weinschnepfe, kommt nicht aus dem Suff heraus. Sie kommt in die Meetings, ist einige Tage trocken, beherrscht schon eine perfekte Latte aller möglichen Truppenkalauer und bringt das alles auch sehr zerknirscht-kühl zu Gehör, aber sie trinkt dann weiter. Susann sagte gestern, als sie kam: »Ach, weißt du, Ernst, ich bin noch zu jung. Du weißt ja, das junge Gemüse . . . du bist ja Spitzenfriedhofklasse, du bist ja wirklich bedient, aber ich? Ich fürchte, ich muß in eine Klinik. Zur Entgiftung . . . mein Gott, wenn ich daran denke, wird mir ganz schlecht.« Susann ist ein Know-how-Snob. Vatis Liebling. Ihr Vater hat für sie eine Tagegeldversicherung bei stationärer Behandlung abgeschlossen. Von Zeit zu Zeit legt Susann sich in Sanatorien, Krankenhäusern, sogar in ordinären Entzugskliniken zu Bett, in tiefer Reue, ein Skepsis-Starlet in den einschlägigen Klinikgesprächsgruppen. Es ist nur so eigenartig, daß ihr Wille zur inneren Umkehr immer dann die Entlassung rechtfertigt, wenn der Tagegeldbetrag jene Summe erreicht hat, wo man besser mal einhält, damit man die Versicherung in gemessener Zeit wieder melken kann. Susann würde eine Kuh, die man melken kann, niemals schlachten. Der Glücksfall ihres Lebens war der Tag, da ein Bundessozialgericht, nach den Wirtschaftswunderprimitivitäten, die Krankheit Alkoholismus als Krankheit anerkannte. Damals fortschrittlich, ist diese Entscheidung inzwischen tief rückschrittlich geworden. Sie wurde getroffen, als noch nicht so klar war, daß Alkoholismus nicht durch Ärzte und Psychoanalytiker und staatliche Aufbewahrungsfürsorge geheilt werden kann, sondern nur in Gruppenselbsthilfe. Die gesetzliche Verpflichtung der Kassen, im Fall von Alkoholismus zu zahlen, war und bleibt richtig. Aber man hat das Kind gleich mit dem Bad ausgeschüttet und zahlt laufend alles, auch das, was erkennbar nicht funktioniert. Medizinische Versorgung im akuten Krankheitsfall, wie bei jeder anderen Art Krankheit auch – dann aber Hinweis auf die Selbsthilfegruppen anstatt Weiterversorgung, kalte Entlassung und hoppla: Ehrliche Selbsthilfe oder Weitersaufen bis zum Tiefpunkt. Aber daran ist bei Demokraten mit schlechtem Gewissen, bei Ministern, die vor Ärztevereinigungen kuschen, und bei dem katastrophalen Zustand der öffentlichen Unwissenheit derzeit nicht zu denken. Und solange wird meine Freundin Susann alle Phasen dieser Krankheit durchlaufen, finanziert von Vatis Versicherung und von sämtlichen Institutionen ärztlicher und staatlicher Pseudotherapie. Bis Susanns Tiefpunkt Klarheit schafft und Susann entweder schmutzig krepiert oder davonkommt. Was da passiert, irgendwann, weiß keiner. Das habe ich Susann deutlich erklärt. Sie hört mir zu und ist »intellektuell ganz begeistert«, wie sie sagt. Haucht mit ihrem trotzigen Charme: »Ernst, du müßtest der erste Selbsthilfeminister bei uns werden. Du würdest die Verbandsdaddies ja so höflich vor die Knochen treten, daß es schon Genesung ist, sich das bloß vorzustellen, oh, Gott, und deine gefaßten Exkurse im Parlament erst, nur Blut und Tränen würdest du denen versprechen, wie Churchill vor der Schlacht um England.« Ich sagte: »Besser Blut und Tränen als Bismarcks ›Blut und Eisen‹-Erklärung vor dem Ständeparlament.« Susann sagte: »Gell? Da hat er sich gehenlassen, der tolle Bissi, nein, weißt du, ich bin ja so eine richtige Geschichtsbiene, unsereins wird ja immer gleich süchtig, weißt du, ich frage mich ja auch nun langsam doch ziemlich ernst, bin ich nun eine Alkoholikerin, oder bin ich nur eine Säuferin, die ihre Grenzen kennt? Was meinst du?«

Das Entsetzliche in Susanns Reden ist die Mischung aus dem Wunsch nach Genesung, verkappt von Susanns Ironie, und der gnadenlosen Banalität, mit der die Krankheit sie gepackt hat. »Susann, ich meine nichts, denn ich habe nichts zu meinen. Du allein kannst fühlen, ob du Alkoholiker bist.« Da ließ Susann die Maske fallen und fuhr auf: »Ernst, komm! Was denkst du wirklich? Sag's mir. Ich bin schon fast sicher, ich bin ein hoffnungsloser Fall. Also höre: Du hast doch eine ganz klare Meinung, ob ich Alkoholiker bin oder nicht!« Sie glaubt immer noch, man könne mit Meinung dieser Krankheit zu Leibe rücken. Ich sagte: »Falls du Alkoholikerin sein solltest, dann kannst du mir glauben, was ich dir aus meiner Erfahrung sage: Es gibt keinen hoffnungslosen Alkoholiker, es gibt nur massenhafte Unehrlichkeit zu sich selber und das ist alles.« Susann sagte: »Entschuldige, ich wollte dich provozieren.» Weil mir das ehrlich vorkam, ließ ich mich provozieren und fragte sie: »Willst du eine Stunde, gemeinsam mit mir, intellektuelle Knochenarbeit machen?« Susann nickte. Da holte ich meinen Zettel mit den Jellinekschen Fragen. Professor Ellis Morton Jellinek, der aus Tausenden von Einzelgesprächen mit Alkoholikern die sogenannten ›Jellinekschen Phasen‹ ableitete und sie aufschrieb, dieser Bahnbrecher durch Nüchternheit stellte für die Weltgesundheitsorganisation (WHO) zu der Frage ›Sind Sie Alkoholiker?‹ eine Liste mit 30 Fragen auf. Diese Liste legte ich nun vor Susann und vor mir auf den Tisch:

»Sind Sie Alkoholiker?

Ja/Nein			*Vorstadium*
O	O	1.	Leiden Sie an Gedächtnislücken nach starkem Trinken?
O	O	2.	Trinken Sie heimlich?
O	O	3.	Denken Sie häufig an Alkohol?
O	O	4.	Trinken Sie die ersten Gläser hastig?
O	O	5.	Haben Sie wegen Ihres Trinkens Schuldgefühle?

O O 6. Vermeiden Sie in Gesprächen Anspielungen auf Alkohol?

Kritische Phasen

O O 7. Haben Sie nach den ersten Gläsern ein unwiderstehliches Verlangen, weiterzutrinken?

O O 8. Gebrauchen Sie Ausreden, warum Sie trinken?

O O 9. Zeigen Sie ein besonders aggressives Benehmen gegen die Umwelt?

O O 10. Neigen Sie zu innerer Zerknirschung und dauerndem Schuldgefühl wegen des Trinkens?

O O 11. Versuchten Sie, periodenweise, völlig abstinent zu leben?

O O 12. Haben Sie ein Trinksystem versucht (z. B. nicht vor bestimmten Zeiten zu trinken)?

O O 13. Haben Sie häufiger den Arbeitsplatz gewechselt?

O O 14. Richten Sie Arbeit und Lebensstil auf den Alkohol ein?

O O 15. Haben Sie einen Interesseverlust an anderen Dingen als an Alkohol bemerkt?

O O 16. Zeigen Sie auffallendes Selbstmitleid?

O O 17. Haben sich Änderungen im Familienleben ergeben?

O O 18. Neigen Sie dazu, sich einen Vorrat an Alkohol zu sichern?

O O 19. Vernachlässigen Sie Ihre Ernährung?

O O 20. Wurden Sie wegen Alkoholmißbrauchs in ein Krankenhaus aufgenommen?

O O 21. Trinken Sie regelmäßig am Morgen?

Chronische Phase

O O 22. Haben Sie mitunter tagelang hintereinander getrunken?

O O 23. Beobachten Sie einen moralischen Abbau an sich selber?

O O 24. Wurde Ihr Denkvermögen beeinträchtig?
O O 25. Trinken Sie mit Personen, die weit unter Ihrem Niveau stehen?
O O 26. Trinken Sie gelegentlich technische Alkoholprodukte (Haarwasser oder Brennspiritus)?
o O 27. Wurde die Verträglichkeit für Alkohol geringer?
O O 28. Beobachten Sie morgendliches Zittern?
O O 29. Wurde das Trinken zum Zwang?
O O 30. Hatten Sie bereits ein Alkoholdelir?

Wenn Sie bei mehrmaliger ehrlicher Selbstprüfung fünf Fragen mit ›Ja‹ beantworten müssen, so besteht die Wahrscheinlichkeit, daß Sie Alkoholiker sind.«

Susann las das, sie las es nicht zu Ende, gab auf und sagte angewidert: »Also, Ernst, wenn es nun das ist, ich bin enttäuscht.« – »Um einige liebgewonnene Täuschungen ärmer«, sagte ich. »Ach, nein . . .«, sagte Susann gedehnt. Dann: »Ist das primitiv! Das ist ja schlimmster Neopositivismus! Keine Spur Ursachentheorie. Gibt's denn da gar keinen Schimmer von kritischer Theorie? Und mit so was gibst du dich ernsthaft ab?« Ich sagte knapp: »Dieser Zettel enthält Fragen, mit denen ich mich erst abgebe, wie ich es gern heute schon möchte, wenn ich in einigen Jahren nüchtern bin.« Susann schien nun tatsächlich sicher zu sein, daß ich nicht log, wenn ich im Meeting sagte, ich hätte mir den halben Lappen weggesoffen. »Und diesen amerikanischen Pragmatismusquatsch nennst du intellektuelle Knochenarbeit machen?«

»Hm«, sagte ich. »Was ist denn da intellektuell?« fragte sie. »Die Ehrlichkeit zu sich selber«, sagte ich. »Volltreffer, Ernst«, sagte Susann. Dann las sie wieder und nun las sie gründlicher. Sie kam schließlich auf elfmal ja. »Mit jedem Ja ab 5 Ja nimmt die Wahrscheinlichkeit, daß du Alkoholikerin bist, zu«, sagte ich. Susann hauchte: »Also bin ich eine 11 Ja-Kandidatin.« – »Falls du ehrlich warst«, sagte ich. »Und ab wann ist der Fall todsicher?« fragte Susann. Ich sagte: »Ab dem Punkt, an dem du dich mit einem anderen Alkoholiker mit diesem Zettel ernsthaft beschäftigst, da ist es dann ganz sicher – falls du es dann für dich feststellst.« – »Zweiter Volltreffer«, sagte Susann. Sie überlegte und sagte: »Und mit dem dritten, mittschiffs, wollen wir da noch warten?«

»Volltreffer, Susann«, sagte ich. Sie umarmte mich und ging.

Heute ist Montag. Susanns Volltreffer liegt unterhalb der Wasserlinie. Ich bin sofort auseinandergebrochen, aber die beiden Teile saufen immer noch nicht ab. Ein unsichtbares Geflecht von Bergungstrossen hält sie einstweilen zusammen, mehrere Feststellungen, die meine Schnapsvita überlebt haben: Ich habe den Flachmann vom Hals fortgebracht, dann werde ich auch den Flachmann aus der Hose fortbringen. Das erstere hat lange genug gedauert. Das zweite wird ebenfalls noch einige Zeit dauern. Das habe ich mir heute, kieloben und mit der Brücke in der Brühe und dennoch tränentrocken, ruhig durchüberlegt.

Frankfurt/M., den 26. März 1974 Ankunft von Hans Jörg Weyhmüller und Klaus Müller-Laue, dem Kameramann. Sie packten den Filmerkram aus. Dumpf habe ich Hans Jörg gefragt: »Geld dabei?« Er gab mir die vier Braunen. Ich ließ die Jungs ihren Kram aufbauen und ging sofort zum Postamt. Ich habe unterwegs noch überlegt, ob ich einen Hunderter abzweigen soll. Habe alles einbezahlt. Dann in die Kameras erzählt.

Frankfurt/M., den 29. März 1974 Hans Jörg und Klaus sind mit ihrem ganzen Zauberladen verschwunden, ich bin, ein erleichterter Respighi, wieder allein. War im Dominikanerkloster. Ein Truppenabend ist besser als alle sogenannte Kreativität. Schon dieses frigide Wort, Trost für Neukönner. Ich bin banaler, ich bin schöpferisch. Wenn ich der Truppe den Vorrang gebe, kommt die Kunst schon ausreichend zur

Geltung, als Nebenbeiprodukt meines unbetrunkenen Lebens. Rudi fragte mich in der Halle, was die Filmarbeit mache? Ich sagte ihm den Stand der Sache. Er sagte: »Beschränke dich streng auf Erzählen vom Erlebten. Dann kannst du deinen Film noch in zwanzig Jahren genießen. Fängst du aber an mit dem Argumentieren, ist alles schon vorgestern überholt. Nur ehrliches Erzählen vom Erlebten wird nie schal.«

Frankfurt/M., den 11. April 1974 Noch einmal 600 DM Wiederholungshonorar vom WDR. Sogleich und ganz auf die Schulden eingezahlt. Ich gehe doch so gut wie nie vor die Tür, man muß mich schon fast tragen. Das war immer so. Aber diese Gänge zum Postamt in der Fürstenbergerstraße, durch den kleinen Holzhausenpark mit dem Wasserschlößchen, die mache ich inzwischen gern. Jeder dieser Gänge gibt mir wieder für einige Zeit Luft zur Weiterarbeit am Buch.

Frankfurt/M., den 12. April 1974 Karfreitag. War bei der Truppe im Dominikanerkloster. Jener sehr helle Kranke am Kreuz von Golgatha, der stellvertretend soviel hinkünftige und auch heutige Krankheit mittrug und auslebte, in einem furchtbaren und heiligen Sterben, er wird hoffentlich in meinem Herzen immer eine Wohnung der mir möglichen Andacht haben, geistiger Liebe in forschendem Phantasieren und ruhigem Weitergeben dessen, was ich so erlebe. Der Gekreuzigte lebt, denn er nahm den Schmerz an, und nur wer willig wird, Schmerz anzunehmen, der wird leben.

Frankfurt/M., den 14. April 1974 Ostern. Ich träumte wach und sah eine tiefverschüttete Geschichte aus meinem vorgeburtlichen Leben, sah die Rekluse Juliana von Norwich, die sich einst in der Kirche zu Norwich auf Lebenszeit einmauern ließ.

Frankfurt/M., den 19. April 1974 Freitag. Bei der Truppe im Dominikanerkloster.

Frankfurt/M., den 20. April 1974 Bin sehr deprimiert. Habe versucht, diesen Zustand in meinem Buch zu beschreiben. Es gelingt nicht.

Frankfurt/M., den 21. April 1974 Schlimmer Sonntag. Habe mit Beilrudi telefoniert. Bin erleichtert. Aber ich kann nicht aussprechen, wie tief ich unten bin. Warum nicht? Eleonora schweigt. Sie fürchtet meine steinernen Ausbrüche, obwohl ich ihr wieder gesagt habe, daß sie nur das zwangsläufige Ergebnis meines widernatürlichen jetzigen Lebens sind. Um uns nicht vollends voneinander zu separieren, haben wir eine Stunde am Glastisch verbracht und haben Kaffee getrunken. In bleiernem Schweigen. Kein Meeting am Sonntag, immer noch nicht. Im Meeting atme ich auf – aber auf dem Heimweg legt die Trockenkrankheit (d. i. meine Angst vor mehr Ehrlichkeit zu mir selber) ihre steinerne Klaue wieder um meinen Brustkorb.

Frankfurt/M., den 22. April 1974 Wie ich heute von mir denke, so lebe ich heute. Denke ich schlecht von mir, ist mein Leben ein Irrtum. Denke ich gut von mir, ist es Skandal. Denke ich nüchtern, so ist es eine Prüfung. Ich bin nicht nüchtern, aber ich möchte diesen Moment nüchternen Denkens festhalten. Ich möchte nüchtern werden und nüchtern von mir denken lernen. Wie ich denke, so empfinde ich. Das ist ein Befund, der mich befremdet, dem ich aber auch gleichzeitig traue, weil er mich so befremdet.

Frankfurt/M., den 23. April 1974 Bei der Truppe im Dominikanerkloster. Es ist jedesmal Rettung in letzter Minute. Wird das mein Leben lang so weitergehen? Es hat mir geholfen, festzustellen, daß ich diesen Gedanken nur für heute aushalten muß.

Frankfurt/M., den 24. April 1974 Im amerikanischen Meeting. Rundgespräch: ›Wozu verhilft mir die Gemeinschaft mit den anderen Alkoholikern?‹ Ich habe nur einen Satz gesagt: »My name is Ernst, I'm an alcoholic. Community with you and me is a Naked Lunch of thickness.« Ray und Rob lachten Tränen. Das half sogar mir. Denn ich behielt meine fischige Miene.

Großbergham (Chiemgau), den 2. Mai 1974 Ich saß abseits der Pension in der Wiese und hörte vom kleinen Sony Kassetten mit der Matthäus-Passion. Pensionsgäste kamen vorbei. Einer blieb stehen, hörte und sagte irritiert: »Matthäus-Passion? Die kann man doch nicht im Mai hören, die kann man doch nur im November hören.« Ich war von Sebastians reiner und machtvoller Musik gemildert und sagte freundlich: »Bach ist stärker als November.« Der Kenner ging weiter. Es ist grotesk, was manche Leute sich unter Musik vorstellen. Jede Grete, die zu faul zum Begreifen ihres Zustands ist, will Beethoven zuerst mal verstehen, bevor sie ihn anhört. Mir genügt es, daß Beethoven etwas von Musik verstand, ich genieße seine Werke. Sebastian können sie nur im November hören, sonst drehen sie durch. Nun kann mir keiner mehr verkaufen, die Gesellschaft sei alleinschuldig. Wer Kunst genießen will, muß schon selber etwas tun. Ich habe die ganze Passion unter dem Baum gehört und ich atme wieder freier.

Großbergham (Chiemgau), den 3. Mai 1974 War im Meeting in Rosenheim. Alex, mit seiner seit vier Jahren trockenen Großgrundbesitzerslache: »Freunde, das ist der Ernst, der Vereinfacher aus Frankfurt!« Habe dazu bloß stur genickt. Profis wie Alex muß man kommentarlos bestätigen. Thema des Abends: ›Was ist das, zufriedene Nüchternheit?‹ Dieser Punkt gilt in meinen Nachtjackenkreisen als höchsterreichbarer Zustand. Sagenhafte oberbayrische Exkurse und Kommentare. Als ich dran war, sagte ich: »Wenn die Tatsache, daß ich nicht mehr saufen muß, der alleinige Grund meiner inneren Zufriedenheit wird, weil alles sonst längst zur Nebensächlichkeit geworden ist – und wenn ich dann damit wirklich zufrieden bin, erlange ich zufriedene Nüchternheit.« Alex, der das Meeting leitete, sagte: »Na, bitte, da habt ihr eine solche Vereinfachung.« Ich fand das doch noch sehr kompliziert. Alex fragte: »Nun sage mal, Ernst, hast du die denn nun schon erreicht, diese zufriedene Nüchternheit?« Da ermannte ich mich zu einer wirklichen Vereinfachung und sagte: »Ja, weil nein.« Es wurde ziemlich gelacht. Die Meetings, in denen gelacht wird, sind die Stunden, in denen von Genesung nicht mehr geredet wird, weil sie sich ereignet.

Großbergham (Chiemgau), den 4. Mai 1974 Besuch beim grundgütigen Wastl in Irlach. Wir fuhren zum Bootshafen, um festzustellen, ob der Segler schon klar ist. Wastl zeigte mir im Winterdock eine Optima und sagte: »Des ist ein Segla, da kannst ruhig mit dein Schirm und mit deim englischen Zeigl einsteigen.« Aber Wastls Äolus ist auch nicht schlecht.

Großbergham (Chiemgau), den 5. Mai 1974 War heute mit dem Wastl auf dem Chiemsee. Im Äolus. Mit Schirm. Der Wastl: »Ernst, ich lebe von meinen Nichtgeschäften.« Ich: »Wastl, ich lebe von meiner Niederlage.« Wastl: »Wie lange hält der Staat das noch aus?« Ich: »Im Jahr Orwells erlebt er seinen ersten aufschlußreichen Tiefpunkt, das Auseinanderbrechen der sozialen Versorgungsmätzchen.« Der Wastl: »Wann ist des?« Ich: »1984.« Wastl: »Solang halt der das noch aus?« Ich nickte. »Und dann?« fragt der Wastl. Mehr sehe ich einstweilen nicht. Ich bin kein Prophet, ich kann bloß rechnen und traue meinem Gefühl. »Da werdens umdenka dern, goi?« sagt der Wastl. Ich habe nur gesagt: »Umdenken reicht dann nicht mehr, so billig kommt dann keiner mehr weg. Aber das ist noch nicht schlimm dann, nur der Anfangstiefpunkt der Wachstumsphantastereien. Dann geht's erst richtig runter. Und das muß sein, bevor sich etwas bessert.« Der Wastl merkt, daß das kein Spaß mehr ist.

Großbergham (Chiemgau), den 6. Mai 1974 Autofahrt mit Renate König zum Rothfischer Michl. Sein neues Haus in Chiming ist eingerichtet. Wir saßen mit ihm in der Werkstatt, und er erzählte Geschichten aus der Geschichte der Lüftlmalerei. Später zum Kaffee oben im Haus. Ich betrachtete wieder die Bibliothek des Michl. Der Michl ist ein Bauer und hat eine Bauernbibliothek: Prachtausgaben, gesammelt mit unbefangener Selbstherrlichkeit. Der Bauer als Künstler, das ist schon sagenhaft – wenn es sich ereignet. Las eine Stunde in Carl Jakob Burckhardts ›Richelieu‹ und dann die Einleitung des Giacomo Casanova zu seinen Memoiren, die ich hier in einer alten zwölfbändigen Ausgabe fand. Kaffee beim Michl, das ist eben nicht nur Kaffee trinken. Ilse Rothfischer ist leider nicht dagewesen. Dann kam noch Schneeflocke. Der Michl hat uns für morgen zu einem Wildessen eingeladen. Beim Unterwirt, nebenan. Der Michl liebt es, gut zu speisen, er mag aber nicht kochen und nicht braten. Jetzt hat er für morgen etwa zwölf Leute zum Unterwirt eingeladen. »Ich kann malen und der Unterwirt versteht was von Wild, so ist alles erfreulich«, sagt der Michl. Dann fragt er: »Wenn die andern saufen wie die Hirnkrankn, störts dich?« Ich verneinte. Daraufhin der Michl zur Lor: »Dei Mo, der packts.«

Großbergham (Chiemgau), den 7. Mai 1974 Das Wildessen in Chiming war hervorragend. Es waren dann siebzehn Leute und der Rothfischer Michl hat mit Würde präsidiert. Es wurde beim Essen richtig erzählt. Und es wurde zugehört. Punkt Mitternacht hat der Michl die Tafel aufgehoben. Keiner war betrunken. Mehrere Leute tranken keinen Alkohol. Schneeflocke war in Fahrt, heiter und bewundert. Und ich war nachdenklich und schweineglücklich.

Frankfurt/M., den 17. Mai 1974 Heute ein halbes Jahr frei vom Glas und von allen Tabletten. Ich stehe immer noch vor der Milchwand aus drei Ereignissen. Das erste liegt in unfaßbarer tiefer Herkunft. Das zweite war ein Traum im Mutterleib. Das dritte geschah bei der Geburt. Ich stehe noch vor dieser Milchwand, aber ich fühle, daß ich willig bin, ohne Illusion und ohne Selbstmitleid so lange mit tätiger Geduld dort stehenzubleiben, bis Gott sagt: »Nun komm, Ernst, nun gehe du ruhig durch diese Milchwand hindurch.« Ich habe furchtbare Angst. Aber es ist ganz andere Angst, bejahte furchtbare Angst. Aber ich kenne einen Schritt in diese Angst: Mein Leben und meinen Willen Gott, wie ich ihn verstehe, anzuvertrauen. Dann, Angst, komme ich. Ich komme nicht als Gegner, ich komme als Erzähler.

Frankfurt/M., den 18. Mai 1974 Ich bin heute durch die Milchwand gegangen. Ich lebe noch. Es ist hier, wo ich mich nun befinde, alles sehr anders, als ich es mir vorgestellt habe. Abends mit Schneeflocke bei Wolfgang und Rita in Waldacker zum Essen.

Frankfurt/M., den 19. Mai 1974 Der erste Sonntag ohne Suchtdruck und ohne die innere Verödung seit dem letzten Glas. Ich habe vorsichtig begonnen, die wahre und wirkliche Grundlage zu meinem neuen Buch zu notieren. Von diesem Buch will ich nun hier nichts mehr erwähnen, bis es fertig ist. Es soll alle verborgen tätige Zeit bekommen, die es braucht. Alle Angst, alle Wut, allen Schmerz, alle Lust in fortschreitender Heutezeit, die es sich nur wünschen kann.

Frankfurt/M., den 20. Mai 1974 Susann schreibt aus Neustadt a. d. Weinstraße:
»Ein Anfang ist gemacht.« Ich denke an ihren ersten Ausruf im ersten Meeting und drehe ihn um: Was, Susann, du auch?

Ob Susann es schafft, ohne einen brutalen Tiefpunkt freizukommen? Kraft eigener Einsicht? Ausreichender Ehrlichkeit zu sich selber? Versorgt von Vati und Mutti, wie sie derzeit noch ist? Ich bin skeptisch. Immerhin, einen Anfang hat sie sicher gemacht. Ich habe diesen Anfang erst viel später gemacht als Susann, denn ich wollte noch trinken. Ich wußte auch von meiner Truppe. Aber ich wollte sie nicht kennenlernen. Denn ich wollte noch trinken. Und ich habe von diversen Gemeinschaften gehört, aber ich habe immer gefühlt: Wenn du bei diesem bestimmten Verein durch die Tür gehst, dann ist für dich Feierabend mit dem Saufen, dort sitzen die ganz fischigen Profis, keine Antialkoholiker, sondern Alkoholiker, Leute, die anormal gesoffen, viel zu kompliziert gehurt und schwer gelogen haben – und die das nachträglich nicht abstreiten. Wenn du bei denen landest, Junge, dann ist die Vorstellung für dich gelaufen. Endlich kann ich das mal zugeben. Ich habe es genau gewußt und habe diese Leute als Fürsorgetypen, spitznasige Erbauungshennen und Penner bezeichnet, wenn die Sprache auf diese Truppe gebracht wurde. Ich habe dann mein wahres Selbstbildnis enthüllt, ohne es zu wissen.

Frankfurt/M., den 21. Mai 1974 Bei der Truppe im Dominikanerkloster: Harry, ein schwerleibiger Mann mit talgigem Gesicht und schwarzem Knebelbart, ein Rotterdamtyp, der mir vorkommt wie ein Manager für Pfeffer, weltweit, der immer schweigend dahockt und in den Meetings entweder liest oder schreibt, brach heute sein Schweigen und hielt eine kurze bleierne Ansprache, die mich schüttelte: »Mein Name ist Harry und ich weiß nicht, was ich von mir halten soll. Bin ich nun Alkoholiker oder bin ich es nicht?« Er spricht dann von mehreren Klinikaufenthalten, von einer Zeit in der Geschlossenen und von seiner nach wie vor bestehenden Absicht, sich umzubringen. In Harrys Lautgebung liegt das böse leise Zischen einer mächtigen kranken Schlange, einer Anakonda, die unter die Erde gegangen ist. Ich kann mich mit allem, was Harry von seiner Art des Trinkens mitteilt, vorbehaltlos identifizieren. Aber was nützt das ihm? Absolut nichts. Seine Augen blicken beim Sprechen wie wimpernlos geradeaus. Mit souveränen Pausen, die nur klar verstandenes

Unglück zustande bringt, beendet Harry seine Rede. Ich habe die ganze Zeit das Gefühl, einem zuzuhören, den Gott persönlich vom Strick abgeschnitten hat. In die Stille, die sich nach seinem Selbstzeugnis ausgebreitet hat, sage ich leise und mit Festigkeit hinein: »Harry, werde Alkoholiker.« Tosendes Gelächter. Mit dem Gelächter wird die Angst, die im Raum ist, kollektiv angeschrien. Nur Harry und ich lachen nicht mit. Wir schauen uns ruhig an.

Frankfurt/M., den 23. Mai 1974 Christi Himmelfahrt. Ich bin aus der evangelischen Kirche vor Jahren ausgetreten und werde immer entkirchlichter und werde zusehends katholischer dabei. Mit Léon Bloy wäre ich bedenkenlos kirchlich katholisch geworden, jederzeit und bis zum bitteren Ende in diesem letzten Vaterhaus der von Christus mitbestimmten Menschheit. Léon Bloy, Trinker ohne Krankheitseinsicht, prügelte sich in den Kaschemmen von Paris für Jesus Christus. Dieser wüste Klotz Unglück zählt für mich zu den Heiligen in der Kirche und außerhalb der Kirchen. Er hat sich für Christus und Jeanne Bloy und für das Schreiben leidenschaftlich, treu und systematisch verbraucht, unkäuflich bis zuletzt. In seinem Geschick, dem ich mich beuge, schimmert Christi Himmelfahrt auch an diesem Tag mächtig auf. Ich bin nicht wert, daß ich das fühlen darf; es ist ein Geschenk denkender Menschheit, daß ich es fühle.

Frankfurt/M., den 24. Mai 1974 Rudi hat sein letztes Meeting im Dominikanerkloster gemacht. Mein Sponsor geht mit Frau Eva und mit Hund Susi und mit Sack und Pack auf die Seychellen. Er hat hier sein Baugeschäft verkauft, auf den Seychellen Land erworben und will dort ein Haus bauen. Die Meeraugen wollen zum Wasser.

Rudi sagte im Meeting: »Ich bin jetzt sieben Jahre weg vom letzten Glas. Ich war regelmäßig hier in der Gruppe. In diesen sieben Jahren habe ich festgestellt, daß diejenigen, die regelmäßig kamen, es packten und das waren etwa zehn von hundert Neuen. Das ganze restliche Ansichtsgemüse und die kontrollierte Trinkgemeinde blieb nach einiger Zeit wieder weg und ist weggeputzt vom neuen ersten Glas. Wer aufhört mit dem Saufen und sein Leben nicht ändert, indem er die erforderlichen und vorgegebenen und bewährten Schritte nicht tut, hat keine Chance. Diese Krankheit ist zu ernst. Das schlaue Gerede von der Notwendigkeit der Schritte bringt's nicht. Ich möchte mich bei dieser Gruppe hier bedanken, daß sie mich ertragen hat und daß mich ein paar hartgesottene Nüchterne, deren Empfehlungen ich traute, ermutigt haben, die richtigen Schritte immer wieder neu zu tun. Und ich danke auch den ewigen Quatschköppen hier ebenso ehrlich, denn die haben mir gezeigt, wie ich es nicht machen wollte. Ich habe mein Leben geändert – denn die einen und die anderen haben mir in derselben Intensität die Augen aufgemacht über mich selber.«

Rudi wird nun ein Loner, ein nüchterner Alkoholiker ohne Gruppe, es sei denn, daß er auf den Seychellen demnächst eine Gruppe gründet. Es gibt eine internationale Liste von Lonern. Sie schreiben sich.

Wir gingen nach dem Meeting noch einmal in den ›Wienerwald‹ in der Fahrgasse, zum Nachmeeting, wie so oft. Rudi sagte dort: »Ich werde von mir hören lassen und schreibe du mir auch mal. In einem Jahr bin ich wieder hier, vier Wochen, zum Auftanken. Dich werde ich bei der Gelegenheit im Domklo bestimmt wiedersehen, denn du bist längst ein Pfahl in der schwimmenden Scheiße geworden. So etwas spürt man. Hoffentlich sehe ich dann auch ein paar von euch wieder, denen ich jetzt noch nicht viel zutraue – und ein paar neue steife Brocken, die das Zeug zu echter Nüchternheit im Arsch haben.« Ich sagte: »Lieber Rudi, wenn du in einem Jahr nur einen einzigen Neuen von dieser Friedhofklasse bei uns kennenlernst, dann kannst du aber dein Scheunentormaul wirklich schiefhängen vor Glück.« Rudi lachte auf und sagte: »Stimmt, du Holzgurke.« Wir gingen. Draußen in der Fahrgasse sah ich meinen Sponsor mit seinen langen Beinen aus dem Lichtkegel der Bogenlampe in das Dunkel der Nacht davonspringen.

Frankfurt/M., den 25. Mai 1974 Es ist merkwürdig ohne den Sponsor. Die Stadt ist plötzlich illusionsleerer geworden für mich. Ich werde nun wohl mit den inneren vier Wänden, in denen ich mein Unglück herze und kose, langsam umräumen müssen. Ich beabsichtige, mit der leichtesten Wand anzufangen, das jetzt mögliche zuerst zu probieren. Dann eine nach der anderen. Ich habe vor, ruhig vorzugehen, denn ich beabsichtige, ganze Sache zu machen.

Frankfurt/M., den 27. Mai 1974 Montagbrief von Susann. Sie fragt, wie mir zumute sei? Ich fühle mich vereinsamt und weiß es. Susann beschreibt ihre Reaktionen auf den Trinkstop sehr plastisch mit »ganz kirre sein«. Sie kündigt einen Besuch für Anfang Juni an.

Großbergham (Chiemgau), den 30. Mai 1974 Habe den Abend und die Nacht und den Vormittag in meinem Zimmer verbracht und habe den Titel für das Radiofeature. ›Heute das erste Glas stehen lassen‹ wird die Arbeit heißen.

Großbergham (Chiemgau), den 31. Mai 1974 Der Stoff ist mir jetzt auch klar: Erfahrungen eines Alkoholikers mit anderen Alkoholikern. How it works, um mit den amerikanischen Gründern zu sprechen, das wird die Struktur dieses Stoffs. Ich fahre in einer halben Stunde nach Frankfurt. Ich denke, ich kann das jetzt schreiben. Ich muß es wegen Geldmangel schreiben. Das ist so schlimm, daß ich besonders umsichtig und handwerklich an dieses Muß herangehen will.

Frankfurt/M., den 1. Juni 1974 Bin vom Hauptbahnhof gleich ins amerikanische Meeting gefahren. Heiteres Wiedersehen mit Schneeflocke. »Was? Schon wieder hier?« sagt sie und schaut sehr streng. »Lor, ich will jetzt arbeiten«, sage ich freudig. Schneeflocke hat den trägen Henry auf dem Arm und sagt zu ihm: »Henry, der da, der kommt vom Arbeiten und will nun arbeiten, oder!« Geht mit einem jakobinischen Lachen mit dem vor Behagen leise röchelnden Henry in die Küche und ich ging, mit festem schlechten Gewissen, sogleich in mein ›Büro‹, in diese Buchstabeneinöde und Gnadenhöll.

Frankfurt/M., den 2. Juni 1974 Pfingsten. Ich habe mit dem Feature angefangen.

Frankfurt/M., den 3. Juni 1974 Pfingstmontag. Habe vom Taschensony die Kassette mit den ›Gurreliedern‹ gehört. Die Kassette habe ich aufgenommen, indem ich den Sony einfach vor das Radio stellte, ohne Drahtkontakt, vom Lautsprecher ins Mikro. Schauriges Gekolder. Aber Schönbergs Komposition ist so überlegen und Yvonne Minton singt mit so strahlender Verve, daß mein technisches Halbidiotentum daneben bald belanglos wurde.

Frankfurt/M., den 4. Juni 1974 Besuch von Susann. Sie saß lässig im grünen Stuhl neben dem Schreibtisch. Susann ist spektakulär. »Moi, c'est la jeunesse trompée«, sagt sie, irgendwie erfreut. Wir tranken Kaffee, ich steif wie ein Aufsichtsratsmitglied der Apathie-Hedonos & Suicid Inc., Susann sehr unsteif. Sie flirtete so offensiv, daß ich das Bartók-Violinkonzert mitdirigiert habe, um meinem schmählichen Zustand eine fremde schöpferisch geordnete Welt entgegenzusetzen. Die Musik ernüchterte uns sofort. Aber als Susann sich dann verabschiedete, um nach Kiel zu fahren, trat mir doch kalter Schweiß aus den Schläfen. War bei der Truppe im Dominikanerkloster.

Frankfurt/M., den 10. Juli 1974 Beim Aufstehen in der Frühe stellte ich fest, daß ich naß geträumt habe. Ich ging ins Bad, um mich zu waschen. Dabei bekam ich einen Steifen. Ich fasse es nicht.

Frankfurt/M., den 11. Juli 1974 Habe mit einem Hörspiel begonnen: ›Geburtsprobe. Stationen eines Alkoholikers.‹

Frankfurt/M., den 13. Juli 1974 Besuch von Susann. Kiel war eine ›Enttäuschung‹. Susann sagte: »Ich brauche einen Rat, was ich tun soll, um endgültig rauszukommen.« Ich sagte: »Drei Meetings pro Woche, einen weiblichen Sponsor, einen Job, Verweigerung jeder fremden Unterstützung.« Susann sagte: »Du bist eisennüchtern.« Ich sagte: »Wir sind beide heute trocken, nicht mehr, nicht weniger. Wenn du tust, was ich dir empfohlen habe, funktioniert es, weil du heute trocken bist. Wenn du heute mit diesen drei Sachen anfängst, kannst du ziemlich sicher sein, daß dein Wunsch, mit dem Trinken aufzuhören, ehrlich ist. Nur kraft deines Wunsches hast du eine Chance.«

Frankfurt/M., den 14. Juli 1974 Tag der Bastille. Susann war eine Stunde hier. Wir gedachten der Franzosen. Dann habe ich Susann die einzelnen Punkte aufgeschrieben, auf die es ankommt. Susann und ich, wir haben die Festung unserer Sucht noch nicht erstürmt, noch lange nicht. Sie wollte, daß ich ihr Sponsor werde. Ich habe abgelehnt, habe ihr gesagt: »Suche eine Frau, finde eine Frau.«

Frankfurt/M., den 15. Juli 1974 Bin inzwischen richtig in die Arbeit am Hörspiel eingestiegen. Schreibe dabei am Buch auch weiter. Mittags stehe ich auf, mache Kaffee, rasiere mich, wasche den Kopf, dusche, ziehe mich ziemlich sorgfältig an und nehme den zweiten Kaffee, telefoniere mit Schneeflocke und gehe in mein Schreibzimmer.

Frankfurt/M., den 1. August 1974 Tag der Eidgenossen. Heute brennen die Feuer auf den Schweizer Bergen. Beim Frühstück sagte ich zu Schneeflocke: »Ihr habt doch heute euren Eidgenossentag. Du hast dich um die Schweiz verdient gemacht, denn du hast mich zum Freund deiner Landsleute gemacht.« Schneeflocke, überrascht: »Wie, du denkst an diesen Tag?« – »Hm«, sage ich. Schneeflocke, in hellem Schmerz: »Ach, ich bin, wegen dir, landflüchtig geworden.« Sie wiederholt es.

Väterlicherseits stammt sie ab von Zürcher Vögten, mütterlicherseits von den Schlegels aus Rothenburg ob der Tauber. Diese Luzinde. Sie erzählt: »Diese Vögte hatten es im Kanton Zürich so schlimm getrieben, daß sie von den aufgebrachten Eidgenossen, nach gründlichen Denkpausen, mitsamt ihren arroganten Weibern und mit der ebenfalls schon sehr hochnäsigen Kindsbrut, bis hinab in den Thurgau geprügelt und im Bodensee ertränkt wurden.« Ich kann ja zuhören, wenn ich es will, ich hörte also gespannt auch Lores plötzlichem Schweigen zu. Hell fuhr sie daraufhin fort: »Ein Vorfahr meines Vaters kam aber davon, oder! Aber ein vom Entrinnen Verärgerter muß aus ihm geworden sein, denn er hat Geizkrägen und Geldsüchtige gezeugt, Strumpfbankiers und ein ganz bedenkliches anderes verschrobenes Geschmeusel, aber zum Teil auch wieder schon anmaßendes Geschmeusel, weil dann später auch Kutschen vorkamen in der Familie, womit dann das Fremdgehen anfing. Mein Urgroßvater hat eines Tages eines seiner Kinder geschnappt und ist mit dem Kind nach Amerika gefahren, hat es dort in ein College gegeben. Er wollte meine Urgroßmutter und das andere Kind auch holen und er ist auch in Marseille noch vom Schiff gegangen, ist aber dann dort verschollen. Das Kind ist in Amerika 84 Jahre alt geworden und dann dort verstorben. Es war schon wieder Geld da in der Familie, aber es ist schandbar viel Geld draufgegangen für die Suchung, oder! Nein, die Zurückgebliebene hatte noch zwei Kinder, zwei Töchter. Eine der Töchter hat später meinen Großvater geheiratet, einen Bauern, einen armen und halbwilden. Sie bekam fünf Kinder von dem und ist dann gestorben. Die andere Tochter hieß Anna, war eine Feine. Sie hat einen Arztsohn aus Sankt Gallen geheiratet, aber der hat getrunken. Sie wohnten oberhalb von Kreuzlingen, im Lengwil. Hatten Roß und Wagen, taten sehr fein. Besonders diese Anna. Am Sonntag fuhr sie im weißen Kleid und mit Sonnenschirmchen mit dem Nichtsnutz in die Kirche, mit Roß und Wagen, oder! Weil ihm die Sauferei vielleicht aufs Hirn geschlagen war, hat der Nichtstuer im Kirchenchor mitgeheult und der Anna hat das nicht gefallen. Eines Tages ist der Trinker heimgekommen und hat das Kind der Anna, 's Anneli, eingepackt und dann ist er mit einer aus dem Kirchenchor durchgegangen, nach Paris. Meine Großmutter Anna ist dem Hallodri nachgefahren und sie hat ihn in Paris auch gefunden. Ihn hat sie nicht mehr zurückgebracht, aber das Mädchen hat sie zurückgebracht. Es war bildschön und schon krank, Schwindsucht. Diese Anna hat dann meinen Großvater mit den fünf Kindern geheiratet. Den Mann und die Kinder ihrer verstorbenen Schwester wollte sie wohl nicht so hockenlassen. Aber sie hat den Großvater und die halbwilden Kinder nicht gemocht. Sie war eher für Feinlinge. Es waren Halbwilde, es wurde auch geschmatzt beim Essen und die Anna hat sich nur um das Anneli gekümmert und dieses Kind ist mit zwanzig Jahren in einem teuren Sanatorium gestorben. Nun war es auch aus mit dem Geld und die Familie war arm, aber die Anna ist bis zuletzt bei meinem Großvater und bei seiner Ackerbrut geblieben. Ich habe, bedenklich, oft an diese Frau gedacht, denn ich bin ja auch bei dir geblieben. Aber du bist Alkoholiker und, übrigens, ein fleißiger Mann. Dein Fleiß hat dich immer wieder gerettet. Wenn du nur ein Säufer und ein fauler Hund gewesen wärst, wäre ich nicht bei dir geblieben, nicht alle diese schrecklichen Jahre, oder!«

Wir frühstückten in Ruhe weiter. Ich verschlug das Ei, Schneeflocke registrierte es, es mißfiel ihr und ich dachte: ›Das hat sie von der Anna ...‹ und diese erznüchterne Suadenluzinde fuhr fort: »Ich bin froh. Du brauchst keine Nerven, ich bin ja bei dir – du brauchst bloß nicht zu trinken und wirst wieder ein geachteter Mensch. Ja, da wird eine Schweizerin froh. Damals, im Café Select in Zürich, als ich mit dir ging sogleich, da habe ich nach meinem Sinn gehandelt, oder! Es schien Wahnsinn und war richtig. Es wurde dann ein Wahnsinn, aber es war nie langweilig. Ist ja schließlich eine Krankheit.« – »Du hättest Papst von Zürich werden sollen«, sagte ich zermürbt von Schneeflockes Morgengeplärre mit diesen hochgradigen Verstandesschönheiten. »Es war nie langweilig«, beharrte Lor. Dabei schenkte sie mir einen sehr blonden Blick über den Frühstückstisch herüber.

Sie ist eine strenge Puritanerin, ist dabei, Herkunft meines langen Staunens, frei von jeder Prüderie. Sie tupft selbstgemachte Konfitüre auf den Schnittkäse und sagt: »Und nun, Herr Fischkopf, arbeiten Sie wieder und spazieren Sie wieder wie ein Hund in Flanell durch Ihr wahnsinniges selbsterfundenes Frankfurt, oder!« Sie ist immer noch ganz gerührt, weil ich an ihren Eidgenossentag gedacht habe und fährt fort: »Es muß eine tolle Atmosphäre gewesen sein, damals am Rütli. Ich bin keine Patriotin, überhaupt, das Vaterland – wo sind denn da die Frauen, und da sind ja wohl auch Kinder noch, oder! Vaterland ist genauso schandbar wie Mutterland. Alle diese Schlagwörter, das sind Schlaglöcher der schönen Alltagssprache, die sind gefährlich für die meisten armen Köpfe. Ich liebe meine Heimat und mag Leute, die sich wenigstens nach außen hin einigermaßen anständig geben, wenn man es innerlich schon so wenig ist. Da muß man das Bemühen einiger Leute um so höher schätzen – übrigens, sie haben mir im ›Mövenpick‹ am Opernplatz einen Zopf verkauft heute, der zwar bestimmt aus Zürich kommt, aber auch ebenso sicher besser schon dort gegessen worden wäre. Er ist stockalt, oder! Und fünf Mark, eine Unverschämtheit, stockalt und fünf Mark, in Zürich kostet der frische Zopf höchstens drei Fränkli. Das werde ich denen im Mövenpick hier aber sagen. Und zwar, weil es ein anständig geführtes Restaurant ist, das solche Mißstände nicht nötig hat, die nur einen schlechten Ruf machen. Bei einem schlechtgeführten Räuberunternehmen würde ich nichts sagen, aber das Mövenpick hat das nicht nötig, da macht die Solidität den Gewinn, das werde ich also bei denen mal deutlich rügen, oder! Ich weiß ja nicht, was man den Leuten hier an sogenanntem Essen alles verkaufen kann, den meisten genügt ja offenbar das Denken über das Essen, aber mir als Schweizerin genügt das nicht, ich zahle einen korrekten Preis und will anständige Ware und keine Hundware.«

Sie tunkt das Stück Zopf in den heißen Kaffee und fährt fort: »Was den Räten in der Schweiz, denen das Volk häufig auch zu kurzköpfig auf die Finger schlägt, hoch angerechnet werden muß, ist der Punkt, daß sie so lange Krieg von der Schweiz ferngehalten haben. Das Berner Regierungsgeschmeusel und das Parlament ist zwar schandbar eingebildet und dementsprechend verschlafen, aber in dem Punkt bin sogar ich, bei meiner strengen Rügesucht, ausnahmsweise bereit, im Fall bei uns zu Lande von gouvernementalem Regiment zu sprechen. Die weitaus meisten Schweizer sind nicht vom Schaden klug, sondern durch das verbreitete Interesse an Selbstmäßigung erfolgreich. Das ist bestimmt der schönste und lebensfreundlichste Zug der meisten Schweizer. Deshalb hat auch für mich nur Geistiges überhaupt einen bleibenden Wert, denn durch Geistiges kann ich alles, was ich für richtig und für falsch halte, erkennen und weitergeben. Das ist auch der Grund, warum ich doch sofort gern geheiratet habe und keinen Zürcher Fabrikanten, der, du weißt schon, aus Liebe sogar mit mir den Säntis bestiegen hat, weil er merkte, daß ich spazierbegeistert war.« Ich sagte: »Ach, der Säntis – weißt du noch, wie ich eines Tages, ziemlich betrunken, oben am Ende der Säntismoräne stand, mit meinen Sandalen? Wie die Nacht plötzlich einfiel und du und Claire unten standet und mir winktet, verzweifelt winktet, sofort herunterzukommen?« Schneeflocke lachte und sagte: »Ja, wie soll man das vergessen, so einen Wahnsinn, betrunken und allein und mit deinen Sandälchen die Moräne hochzusteigen. Übrigens bist du dann, sehr typisch für dich, sehr ruhig und ohne dich um unsere Aufregung zu kümmern, da herunter gestiegen.« Ich sagte: »Meine Ruhe kam daher, daß ich oben auf der Moräne etwas vom Säntis verstanden hatte. Der Berg mutete mich an wie ein Wort aus dem Buch der Richter, unzerstörbar durch Menschen, nur aufhebbar durch die Natur selber. Da verstand ich den Säntis plötzlich als sichtbaren Ausdruck der Charakternatur des Appenzellers, ernst und kompakt und hell vor Eigensinn ist nämlich der Appenzeller – und der Säntis ist die bleibende Widerlegung des Vorurteils vieler Schweizer gegen die Appenzeller, einem Vorurteil, dem selbst du unterliegst.«

Schneeflocke schaute überrascht hoch.

»Nimmst du noch einen Gauda?« fragte sie. Ich winkte ab, ich bin Lors Frühstückstaten einfach nicht gewachsen. Sie erklärte: »Ich habe dich am Anfang unserer Eheführung und noch zwei Jahre lang für einen festen Geistesgestörten gehalten. Aber ich fühlte schon damals, daß das eine Krankheit ist, die bei dir vom Saufen kommt. Und ich mochte ja auch andere Verrückte, die wie du Erzähler waren, denn dein verrücktes Leben, das hast du dir ebensowenig anstudiert wie der große Dostojewskij und nicht zu vergessen der Ludwig Thoma und der Franz Kafka, der Aktenengel, oder! Ich habe mit dir gelebt, weil ich sofort sah, daß es schrecklich schiefging mit dir und weil ich dachte: ›Das ist auch so ein von Natur her Verrückter, der braucht einen, der für ihn schaut . . .‹ Aber du hast es mir schwergemacht, du hast es fast fertiggebracht, eine Eidgenossin, für die das Versprechen zählt, zum Abbruch der Beziehung zu treiben. Ich wollte ja wirklich nicht ins Ausland gehen. Die Augustfeuer auf den Schweizer Bergen und die Seen in der Schweiz, die haben es mir angetan. Viele Schweizer gehen ins Ausland. Zwar fürchten sie die Fremde, aber das Unbekannte reizt sie auch und so werden sie fleißig und fürchten sich eben fleißig und letztlich lukrativ. Der ahasverische Schweizer möchte an vielen Punkten der Erde die Schweizergesinnung, hat er sie zu Hause gründlich für gut befunden, auf Dauer einrichten, zum eigenen Nutzen und zur Mäßigung manchen aushäusigen Unsinns. Dem Schweizer widersteht das Aushäusige und er hält es für gefährlichen Unsinn, oder! Ich wollte so gern in meinem Ländchen bleiben und da leben und mit einem ordentlichen Mann leben, in Würde. Und mit Kindern. Dann kam es anders. Aber wenn du nicht mehr trinkst, dann leidet es in mir keinen Zweifel, daß ich mich letztlich auch mit dir, typisch Schweizerin, sogar mit dir mit Würde fürchte, und auf Dauer lukrativ.« Wir beendeten das Frühstück.

Schneeflocke ist in der Stadt. Ich habe diese Notiz geschrieben. Kaum faßbar für mich: Vor einem Jahr in der Endphase, nur noch ein dahertorkelnder Weitertrinker, unfähig zu einem ruhigen Satz, konnte ich inzwischen wieder zu mir kommen und notiere wieder. Schneeflocke bleibt die Petrarca in Blond, die mir steinernem Notar ihrer hellen Taten und Unterlassungen auch noch etwas Leben heimlich zuschiebt. So hocke ich in meinem Zimmer und plage mich, zuinnerst verwirrt und staune über ihre kryptischen Taten. Als sie in die Stadt ging, sagte sie: »Du bist und bleibst streng verrückt, damit muß man sich arrangieren. Dich muß man wirklich sehr lange lieben, bis man es aufgeben kann, dich verstehen zu wollen. Dich muß man zum Erzählen ermuntern, dann kommt es schon, das Schöne in all dem Verrückten.«

Frankfurt/M., den 2. August 1974 Bei der Truppe im Dominikanerkloster. Susann ist mit einem Bekannten, der sie liebt und den Susann nicht liebt, nach Jugoslawien in Urlaub gefahren. Sie programmiert ihren Rückfall. Sie weiß das auch. Keine Ahnung, wie sie, nach nur so kurzer Trockenheit, diese Reise in Belehrung, Nichtbegreifen und unausweichlichen Krach trocken überstehen will.

Frankfurt/M., den 3. August 1974 Ray hat im Meeting heute seine Geschichte erzählt. Ein solches Meeting ist immer ein geistig bewegendes Meeting. Erzählmeetings sind große Ereignisse, dort steht Dankbarkeit im Raum. Diskussionsmeetings sind unter dem Strich, dort steht Selbstüberschätzung, Vergessen der Genesung, im Raum.

Frankfurt/M., den 4. August 1974 Bin sonntagskrank. Was das wirklich ist, das müßte einer mal ehrlich erzählen. Ich bringe es noch nicht zuwege.

Frankfurt/M., den 8. August 1974 Susann schreibt von der Insel Korcula. Solenner Mißmut strahlt mir aus dem Brief entgegen, aber auch ihre dandyhafte Zuneigung steht in dem Brief. Trotzig nennt sie mich ihren ›Abnabelungsliebling‹. Ja, da hat die Susann einen ziemlich steifen Friedhofsgänger als ziemlich feigen Liebling.

Frankfurt/M., den 10. August 1974 Werner Klippert hat angerufen. »Bist du trocken?« fragt er. »Hm«, sage ich. »Dann kann ich dir zusätzlich noch einen angenehmen Tag machen. Dein Hörspiel ist angenommen. Mit einem Wort: Das Thema ist schon öde, aber das Hörspiel ist unglaublich gut, gratuliere.« – »Danke«, sage ich erleichtert. »Ja, du kannst schreiben«, sagt Klippert. »Ich kriegte, nach längerer Zeit, zum erstenmal wieder einen Steifen, da habe ich am selben Tag angefangen damit«, sage ich.

Ich weiß jetzt, ab wann mein Schreiben im Buch wieder geht: Wenn ich mir die erste Nichtalkoholikerin von der freien Wildbahn geholt habe, dann geht es mit dem Buch in Ordnung. Bis dahin will ich täglich weiterschreiben.

Frankfurt/M., den 20. August 1974 Mit Schneeflocke abends beim Prinzen Asfa. Stefan, Alexander und Martin kamen auch dazu. Es wurde viel getrunken. Ich trank Wasser und das Trinken der anderen attackierte mich schwer. Aber ich nahm mich zusammen, froh, daß ich wenigstens aus meiner Selbstisolierung mit Schneeflocke wieder herausgehe. Ich werde wieder eingeladen, gehe kaum irgendwohin, sage nicht einmal ab. Ich habe zu tun, bin kein Societymensch. Asfa und die Freunde dort sind Leute, die Schneeflocke nicht zur Unperson machten, als ich unterging. Das hatte ich mir, schon damals, sehr genau gemerkt. Später, in der Nacht, gingen

Schneeflocke und ich noch mit zu Martin. Dort bekam ich dann einen furchtbaren aggressiven Anfall, die ganze Rückfallangst brach heraus. Alles ging gegen Schneeflocke. Es war furchtbar. Sie fuhr heim. Martin fragte, was ich läse? Ich erzählte ihm, daß ich die ›Strahlungen‹ abgebrochen hätte, dann erzählte ich ihm von den Briefen Zygmunt Krasinskis an Delfina Potocka, die ich derzeit (wieder) lese. Ich erzählte ihm auch von Jan Graf Potocki, dessen ›Handschrift von Saragossa‹ ich früher las.

Jan Graf Potocki erforschte die Geheimsprachen der tscherkessischen Prinzen aus der Zeit ihrer liturgischen Zusammenkünfte. Er war daheim in den fortschrittlichsten Pariser Salons und verband sich mit den Jakobinern, wurde Geheimrat des Zaren Alexander I. Nach der Vollendung seines Romans beging er Selbstmord. Lange zuvor hatte er täglich, in Zuständen gleichbleibender Melancholie, mit einer Nagelfeile eine Silberkugel auf dem Deckel eines Samowars bearbeitet. Als sein Roman vollendet war, hatte die Arbeit die Form einer Pistolenkugel. Er schob sie in den Lauf seiner Pistole und schoß sich die Silberkugel in den Kopf. Sein Gehirn spritzte an die Wände seines Zimmers und Graf Jan war sofort tot. Er wollte sein Buch der Öffentlichkeit vorenthalten. Die Originalhandschrift blieb verschollen. Sie war in französischer Sprache geschrieben. Aber es tauchte eine Abschrift auf und 1847 erschien eine polnische Übersetzung. Nach dem Tod des Grafen begann dessen andere Vita, die Editionsgeschichte seines Romans, die Roger Caillois in den heute erreichbaren Einzelheiten erforscht und überliefert hat. Ich erzählte Martin diese mir bekannten Dinge deshalb so ausführlich, weil ich der Auffassung bin, daß Potocki in der Mitte und auf dem Höhepunkt seines schöpferischen Lebens dem Tod der Lebensmitte begegnet ist und, ahnungslos von der Tatsache, daß dies sehr vielen Menschen so ergeht, sich wehrlos umbrachte in dem Irrglauben, nur ihm allein ginge es so und das, was er erlitte, wäre eine ganz auf ihn persönlich zugeschnittene ausweglose Verzweiflung.

Dann kam ich aber wieder auf Krasińskis Briefe an Delfina Potocka zu sprechen, die Jan Kott herausgab.* Aber, frage ich mich, wo sind in diesem Band die Briefe der Delfina? Warum wurden sie nicht aufgenommen? Fand der Herausgeber sie nicht? Oder wurden sie nicht als publikationswürdig erachtet? Passen sie nicht in Jan Kotts Begriff von Kultur? Allmählich wird der Kulturidiotismus der Männer ärgerlich. Ich erzählte Martin zunächst alles, was ich von Delfina und Zygmunt wußte, kam erst dann auf die Briefe zu sprechen, zitierte Martin eine Stelle aus dem Kopf.

Martin wollte wissen, was ich sonst noch über Krasinski wisse? Wenig. Zu wenig. In Polen geboren 1812, zwei Jahre jünger als Frédéric Chopin, gleichaltrig mit Alphonse de Musset, Franz Liszt und Richard Wagner, war er unter den polnischen Schriftstellern seiner Generation der wirklich Begabte. Seine Mutter war Maria Prinzessin Radziwil, sein Vater ein General Napoleons. Er bestimmte den Sohn zur politischen Karriere, aber Zygmunt wurde Schriftsteller – ein Nomade zwischen Paris und Petersburg, Rom und Wien, Dresden und Warschau. In seinem Schloß Opinogóra hielt er sich am seltensten auf. Er war der geborene Empfindsame, wahrscheinlich der inspirierteste männliche Briefeschreiber der bislang bekannten polnischen Literatur, ein Chronist der Widersprüche seiner Zeit, die er offenlegte. Die Widersprüche zwischen allgemeinem und speziellem Urteilsvermögen, zwischen subjektiver Idee und historischer Erfahrung quälten ihn am meisten, denn Zivilisation und immer organisiertere Religion, die Enthauptungen der Könige und die einsetzenden Regime der Bankiers zeigen ihm, wo er lebt und wie er lebt. Seine Verachtung für das, was sich in diesem Klima behauptet, ist grenzenlos. Er bezeichnet sich als berechnend, nüchtern, sparsam. Er kannte die gesellschaftlichen und ver-

* Zygmunt Krasiński, Hundert Briefe an Delfina. Ausgewählt und eingeleitet von Jan Kott. Aus dem Polnischen übersetzt von Klaus Staemmler. Frankfurt/M., 1967.

klärten Mechanismen von Geschichte, Philosophie und Finanzen und sagte, Geschichte unter solchen Mechanismen führe in immer weiträumiger werdende Katastrophen. Er sagte: »Deshalb fühle ich: Gott gehört in die Geschichte.« 1846 notiert er: »Mein Gott! Was für eine Welt – Romanen immer ähnlicher!« Die Revolution wird ihm zur philosophischen und historischen Metapher. Nur Gott, schrieb er, könne die Menschen aus ihrer katastrophalen Geschichte herausreißen und er, Krasiński, hätte den Glauben daran, nur wie und wann das geschehen solle, wisse er nicht.

Delfina lernte er 1838 in Neapel kennen. Sie lebte getrennt von ihrem Mann, Mieczyslaw Potocki. Sie hatte viele Erlebnisse. Berühmt war ihre Romanze mit Chopin, folgenreicher noch der Zauber, den sie auf Liszt ausübte. Delfina wird die große Liebe Krasińskis. Die beiden erfassen das Erlebnis ihrer Liebe, davon zeugen die Briefe. Weil Delfina auf der Fortführung ihrer Ehe besteht, heiratet Zygmunt schließlich Eliza Branicka. Delfina sagt, sie bliebe verheiratet, um die Liebe mit Chopin, mit dem Herzog von Orléans und mit Krasiński intensiver und freier zu genießen. Zygmunt weiß von Anfang an, daß seine Ehe mit Eliza Wahnsinn ist. Diese durchleidet auf Schloß Opinogóra eine »endlose Zeit shakespearehafter Kälte« (Eliza zu Delfina). Als Krasiński 1859 schließlich in Paris stirbt, macht Delfina ihren letzten Besuch. Es wird ihr 39. Abschied, der endgültige. Eliza überreicht Delfina das ärztliche Bulletin, schweigend.

Martin sagte: »Du erzählst das, als hättest du es selber erlebt, als wärest du Delfina, Krasiński und Eliza gleichzeitig.« Ich sagte: »Ich habe das alles erlebt, mit Eleonora und mit Holunder. Ich fühle, daß die Spannung zwischen mir und meiner Krankheit und zwischen diesen beiden Frauen und meinem Beschluß, die Liebe zu beiden nicht zu leugnen, mich lebendig in die Kapitulation als Alkoholiker und aus ihr herausgeführt hat. Und ich habe Angst, in diesem Drama überhaupt erst am Anfang zu stehen.«

Krasińskis größter Angstfaktor war sein Vater. Ihm gehorchte er auch in der Frage der Heirat. Die Liebe mit Delfina konnte die Vaterangst Krasińskis nicht ernüchtern. Aber diese Angst und die Angstliebe zu seinem Vater und den beiden Frauen hat, das fühle ich, Krasińskis undogmatische Hinwendung zu Gott, wie er ihn verstand, bewirkt. Von Gott sagte er schließlich, er, Gott, sei der bleibende Faktor von Geschichte. So wurde Revolution für ihn zur Metapher.

Für mich ist das Wort Weltrevolution stets eine mir fremde Wahnvorstellung geblieben. In Umwälzungen geschehen Schritte zu hinkünftiger Nichtenergie, die wiederum nur auch ein Schritt ist zu etwas, das mir im Meer der nie erlebten Sprachentiefe unbekannt bleibt. Der nächste Schritt von Entwicklung heißt nicht Revolution, sondern Kapitulation, aber Kapitulation nicht als Entwürdigung von Besiegten durch Sieger, nicht als Schande, sondern als Erlebnis eines Gangs in die Nichtenergie. Es kann sein, daß es noch siebenhundert Jahre bis zu dem Beginn dieser Phase braucht.

War meine Phantasie im Hôtel Descartes exakter, als ich weiß? Meine Kapitulation als Alkoholiker und meine Kapitulation in meiner Angst sind meine täglichen Erfahrungen in Nichtenergie, denen ich mein Leben im Heute verdanke. Mein Leben im Heute kommt nicht aus dem Kampf gegen das erste Glas. Kämpfend gegen das Glas habe ich mich immer tiefer in den Sumpf hineingekämpft, bis ich kapitulierte.

Jetzt gedenke ich Wilms. Er trat nicht mit Angstmachen, sondern mit zwei Liebestaten in mein Leben, mit der Musik Beethovens und mit Bianca Orbasan aus Florenz. Wilm war in den alles entscheidenden Jahren der erste Mensch mit Einfluß auf mein Erlebnis von kindlicher Machtlosigkeit, Wilm hat seinen Einfluß nicht mißbraucht und hat, was ich ihm im Kartoffelfeld antwortete, voll genommen. Ich habe ihn als Kind und als trinkender Alkoholiker immer geachtet, denn ich habe ihn geliebt. Mir ist, ich habe Wilm verstanden. War Wilm die Vorauserscheinung meiner späteren Fähigkeit, mir meine wahren und fördernden Väter furchtlos auszusuchen? Mein Trinken hat meine Fähigkeit dann vernichtet. Aber selbst alkoholische Väterliebe in alkoholischer Vaterangst und deren Aufhebung durch meinen Sponsor im gemeinsam erfolgreich bestandenen Abenteuer der Machtlosigkeit hat die Ahnung vom Richtigen nicht ausrotten können. War Wilm mein allererster Sponsor?

Liebe wird anders. Liebe verwandelte, in Zygmunt Krasiński, dessen Angst vor dem Machtvater in Liebe zu Delfina und zu Eliza. Für mich ist Zygmunt Krasiński, gemeinsam mit dem Schöpfer der ›Gebrüder Karamasoff‹ (dem Erzähler des Dramas des Alkoholikers Dimitrij Karamasoff zwischen Katerina Iwanowna und Gruschenka), einer der Wegbereiter von Literatur im Heute.

Frankfurt/M., den 24. August 1974 Nach fast achtmonatiger Pause habe ich heute die Lektüre der ›Strahlungen‹ dort fortgesetzt, wo ich abbrach. Das heißt: Ich habe nicht aufgegeben, nur Atem geholt.

Frankfurt/M., den 26. August 1974 Besuch von Silvia Reisigl aus Zürich. Wir befreundeten uns 1958 in Zürich, als Schneeflocke und ich uns kennenlernten. Silvia und Eleonora wurden dann auch Freunde. Bis heute sind wir es geblieben. Meine Freundschaft mit Silvia ist die längste Freundschaft mit einer noch lebenden Frau. Wir haben uns immer gegenseitig erzählt; daran überhaupt erkenne ich Freundschaft, an Verzicht auf die sprachlosen Machenschaften von Kumpanei.

Silvia ist Bahá'i. Sie besucht den Tempel dieser Religionsgemeinschaft, der im Taunus steht. Ich war nie dort. Silvia erzählte mir vom Begründer dieser Gemeinschaft, Bahá'u'llah (1817–1892). Vieles von dem, was sie mir über diesen Mann erzählt, erinnert mich stark an den Geist dessen, was ich in meiner Alkoholikergemeinschaft erlebe. Es war ein Tag des Wiedersehens, tiefer Freude, heller ruhiger Einmütigkeit, besitzfreier Liebe.

Frankfurt/M., den 27. August 1974 Abends bei der Truppe im Dominikanerkloster. Habe das Meeting geleitet, alles ging gut. Elisabeth hat Rudi auf den Seychellen besucht. Es geht ihm gut. Er ist trocken. Er schafft es als Loner, denn er hält die Gemeinschaft mit uns aufrecht.

Weiter im ›Zweiten Pariser Tagebuch‹. Paris erscheint Jünger, nachdem er Städte wie Rostow gesehen hat, trotz der fortschreitenden Verarmung (Februar 1943) in neuem unerhörten Glanz. Hitler plant neue Waffen. Jünger notiert sich einen Satz von Pierre Reverdy aus einer Nummer der ›Verve‹ aus dem Jahr 1939: »Ich bin mit einem Panzer gewappnet, der ganz aus Fehlern geschmiedet ist.«

Mir geht es heute wie damals Ernst Jünger, als er, mitten in der Katastrophe, die Werke von Léon Bloy zu studieren begann: Meine Existenz aus Angst und beginnender Einsicht in meine inneren Gebrechen, mein Dahinstolpern auf dem dünnen Eis des Heute, von Geldschulden, Suchtdruck und Schuldgefühlen getrieben, das macht für mich Tausende von angeblich wichtigen Werken nur noch zum Ballast, stößt sie beiseite, und ich orte in meinem Dahintreiben nach dem Schiffbruch ein Buch aus der Sprache eines Einzelgängers, der sich in tödlicher Umgebung auf einen Geist wie Léon Bloy einließ.

Jüngers Genie ist seine innere Krankheit, mit der er auf der Seite der wissensarmen und ohnmächtigen Alltagsmenschen und auf der Seite der Produktiven sein Herz, aber in dem Bereich des dazwischen schmarotzenden Geschicklichkeitsgelichters seinen die wahre Schande des Menschseins genau registrierenden illusionslosen Verstand sprechen läßt. Dieser Charakterzug macht seine Notizen für mich zur Hilfe in Seenot, ich finde Ermutigung zu mir selber, denn auch ich liebe die Machtlosen und die Produktiven und mein Ekel vor der geschickt dazwischen schmarotzenden Mittelklasse kennt keinen Kompromiß. Wer mich faszinieren will, darf einen Simplen neben mir nicht belehren oder skandalisieren; wer dessen innere Not und äußere Hilflosigkeit nicht mit Achtung und mit innerer und, wo es möglich ist, mit praktischer Hilfe beantwortet, hat keine Chance, von mir ernst genommen zu werden. Was in einer Truppe von halbverrückten Alkoholikern, die gemeinsam aus dem Sumpf sich herausbemühen, täglich gilt, das gilt um so mehr im Bereich des Geistigen. Darin ist das Notizenwerk ›Strahlungen‹ verbindlich.

Frankfurt/M., den 1. September 1974 Am 28. Februar berichtet Jünger dem Befehlshaber in Paris über sein Kaukasus-Kommando. Inzwischen ist Stalingrad von den Russen genommen, die 6. Armee ist teilweise vernichtet, ihre Reste sind in Gefangenschaft geführt worden. Jünger bezeichnet diesen Krieg inzwischen als einen Krieg »mit zoologischer Zuspitzung«. Der inzwischen unsichtbar in Europa tobende nichterklärte Dritte Weltkrieg der organisierten Medizinischen Industrien und der Staatlichen Fürsorgeindustrie, reiner Hygienetechnik mit Sanierungsabsichten, gegen die nichtorganisierten Heere der Suchtkranken, erweitert diese »zoologische Zuspitzung« um eine erbarmungslose neue Seite im Schandbuch der Ausrottung bestimmter Menschenarten. Was nicht mehr funktioniert im Sinne der herrschenden Scheinwelt, die verkommen ist zu einer bloßen Nützlichkeitsarena, wird von dem akademischen und staatlichen Schlachthauspersonal mit Pharmaka stillgelegt, damit noch die massenhafte Gemütskrankheit finanziell bis zum letzten ausgebeutet werden kann. Was sich, nach dieser Roßkur, nicht mehr rührt, wird weggeworfen.

Am Nachmittag fuhr ich mit Ataa, einem Bahá'i, in den Tempel im Taunus. Ataa ist mein Nachbar. Ich erzählte ihm von Silvias Besuch und sagte ihm, mich würde die Art und Weise der Verrichtung eines Gottesdienstes in ihrem Tempel interessieren. Da heute Sonntag ist, nahm er mich mit. Mir war, als sei ich Jahre nicht mehr so klar im Auto durch eine nichtstädtische Landschaft gefahren; das Erlebnis hat mich bewegt. Dann standen wir vor dem Tempel.

Er erhebt sich, mitten in der Rhein-Mainhölle der Betonstupiditäten, da noch die kostspieligsten Wolkenkratzer wie geistlos vergrößerte Bahnhofstoiletten aussehen, unversehens auf einem Taunushügel in Form einer anmutigen hohen Kuppel von machtvoller Transparenz. Ich sagte zu Ataa, als wir auf diese Architektur zugingen: »Das ist ja plötzliche Tausendundeine Nacht heute!« Wir betraten den Tempel. Leute gingen ein und aus. Wir setzten uns auf freie Stühle. Lebendige Stille war hier. An einem Pult las jemand einen Text aus dem Hohen Lied. Er las wenig, sehr langsam, endete dann, besann sich einen Moment, verließ das Pult. Ein anderer stand auf, ging zum Pult, besann sich, sagte: »Ich lese aus dem ›Buch der Weisheit‹.« Er las eine Stelle, langsam und kurz, besann sich, ging fort und ein dritter kam, eine Frau. Sie las eine Stelle aus dem Koran. Schließlich hörte ich noch aus einer Offenbarung des Bahá'u'llah einen kurzen Text, dann Texte aus den Schriften anderer Religionen. Es hat mir unendlich wohl getan, das zu erleben. Kein Ritual, keine Schabracken, keine Amtsredner. Wer vorlesen wollte, ging zum Pult und las eine selbstgewählte Stelle. Kein Gerede hinterher, damit jeder Zuhörer in seiner Besinnung selbständig das Gehörte auf sich wirken lassen konnte.

Als wir den Tempel verließen, fragte ich Ataa: »Ist das immer so bei euch?« Er sagte heiter: »Ja. Sonst wäre ich kein Bahá'i. Wir glauben, daß der Geist aller Offenbarer in allen Religionen die Wahrheit Gottes in verschiedenen Weisen und in geschichtlichen Phasen immer richtig zum Ausdruck bringt. Darum verstehen wir uns nicht als Konkurrenten anderer Religionsgemeinschaften und wir verstehen uns auch keineswegs als die Speerspitze der Modernität, sondern wir möchten in den Sprachen verschiedener Offenbarer dem Geist der Wahrheit begegnen. Ich will lieber von mir sprechen: ich gehe in den Tempel, um dort Ermutigung und Besinnung zu finden.«

Mich erinnerte das alles an meine Truppe. Ich war so bewegt, daß ich nichts sagen konnte, ging neben Ataa hinunter zu einem Haus, wo sich Bahá'i treffen und sich unterhalten.

Frank, der hier die schriftlichen Dinge erledigt und Hausmeister ist, begrüßte mich. Wir tranken Tee und unterhielten uns. Frank, ein Kanadier, etwa in meinem Alter, gefiel mir sofort. Ein Indianer der Gotteswirklichkeit, ein stoischer Kundschafter in unserer Leere, der in knappen sarkastischen Andeutungen ein Siebenleben vor meinem Geist erstehen ließ, ein Siebenleben, mit dem verglichen ich überhaupt noch nicht geboren bin. Ich sagte zu Frank später: »Also, passe mal auf: Ich bin Alkoholiker und bin da in so einem sehr merkwürdigen Verein, in dem ich bis heute nicht mehr rückfällig wurde, weil Gott da bestimmt, zugeschnitten auf unsere Alkoholikerverschrobenheit, auch seine Hand im Spiel hat. Ich verstehe nichts von Gott, aber ich bin dabei, mich so lange nicht mehr zu besaufen, bis er etwas von mir versteht. Aber der Tag heute in eurem Tempel und diese Leute hier, die erinnern mich stark an Alkoholiker, die unter uns wirklich sinnliche Nüchternheit erworben haben, denn die sind endlich unserer Ohnmacht entronnen und sie sind nun machtlose Leute.« Frank, der Indianer, lächelte mit derselben Minimalisierung aller gut abgehangenen Erlösungsfreude wie ich, in den Lidwinkeln. Gefaßt sagte er: »Ernst, ich bin auch Alkoholiker. Mein Suff hieß Größenwahn. Und da hat Gott auch eine Menge zu tun, damit ich diese Flasche mir vom Hals halte.«

Frankfurt/M., den 2. September 1974 Habe Silvia in Zürich angerufen. Das Ende des Trinkens ist bei mir auch das Ende der Ferngespräche geworden, deshalb konnte ich mir heute das Telefonat nach Zürich in aller wünschenswerten Ruhe schon mal gestatten: »Silvia, du bist doch eine entschiedene Bahá'i, stimmt's?« fragte ich. Ich hörte ihre erheiterte Stimme: »Ja, Ernst, wieso?« Ich sagte: »Dann mußt du verhindern, daß ich auch ein Bahá'i werde – ich bin bereits mitten im Suchtverlauf, schon jenseits des Kontrollverlusts, was bedeutet, daß ich den Ausstieg allein nicht mehr schaffe.« Silvia lachte so, wie ich sie in zwanzig Jahren nicht lachen hörte.

»Wie du das Ende der Trunksucht mit dem Anfang der Bahá'i-Sucht kritisierst, das müßte ich mir eigentlich sofort aufschreiben«, sagte sie. »Wieso?« fragte ich, bereits leicht ärgerlich. »Das gehört eigentlich in die wilden allzu menschlichen Apokryphen unserer Gemeinschaft«, sagte sie und lachte immer noch. Kriegte sie die Lachsucht? Dann erzählte ich ihr von meinem Besuch im Tempel, von Ataa und Frank und einigen anderen Leuten, die ich in dem Haus getroffen hatte und kam im Erzählen langsam wieder auf den Teppich. »Ich bin sehr glücklich, daß du sofort die wesentlichste Wirklichkeit unserer Erfahrung entdeckt hast, die ja wohl auch in eurer Gemeinschaft die Genesung ermöglicht – die Erfahrung, keine Wahrheit gepachtet zu haben, sondern durch die Liebe Gottes von Wahrheit berührbarer zu werden«, sagte Silvia. Ich dachte an die zoologische Zuspitzung unserer fortschreitenden Selbstvernichtung und sagte: »Die Begegnung mit Machtlosen in einer anderen nahezu nichtorganisierten Gemeinschaft hilft mir heute mehr, das erste Glas stehen zu lassen.

Silvia sagte dann, sie wäre dabei, eine Drucksache zusammenzustellen, eine Übersicht über Gründung, Entwicklung, Auffassung und Ziele der Bahá'i. »Kann ich dir das später mal schicken? Würdest du mir ein paar redaktionelle Vorschläge dann machen?« fragte sie. Ich war wohl erschrocken und sagte: »Silvia, überlege dir das noch, ich bin doch in allem Geschriebenen schrecklich humorlos, kein milder Partner.« Woraufhin mir diese Weltfrau aus der Heimat Schneeflockes erklärte, eben dies wäre der Grund für ihre Bitte. Ich hatte immer noch Bedenken. Da sagte Silvia: »Du darfst da ruhig deine Augen in meinen Entwurf versenken, denn es gibt kein Geld für diese Arbeit.« Sofort sagte ich: »In Ordnung, Silvia, du kannst das Zeug schicken, wenn du soweit bist« – und Silvia lachte wieder sehr und sagte dann, sie wisse schon, wie die Angst eines Künstlers vor der Hölle unvorhersehbarer Erkenntnis zu mäßigen sei. Das wissen Silvia und Schneeflocke tatsächlich.

Frankfurt/M., den 3. September 1974 Bei der Truppe im Dominikanerkloster. Später mit Henry zum Kaffee bei mir. Henry hat den Entzug durchgestanden, ohne den kleinsten Ausrutscher und ohne eine einzige Tablette. Ein sturer Hund. Er sitzt in meinem grünen Stuhl und schaut immer unbewegt auf den Boden, sagt bis zu zehn Minuten keinen Ton, und ich bin auch nicht gesprächig. Schließlich sagt er: »Es geht mir beschissen, aber es geht mir auch gut, denn wenn es mir nicht so beschissen ginge, wüßte ich das Wunder, für heute trocken zu sein, nicht zu schätzen.«

Ich las heute die Stelle, an der Ernst Jünger am 21. April 1943 in Paris zum erstenmal notiert, daß er von der Vergasung der Juden im Osten erfahren hat. »Ich würde mich nicht wundern, wenn der Erdball in Stücke flöge«, schreibt er. Ich sehe meine eigenen inneren Gebrechen und fühle, daß uns die Erleichterung eines in Stücke gehenden Erdballs nicht zuteil werden wird. Das Gericht ist ernster. Die Zeit wird in Stücke gehen, nicht der Erdball.

Frankfurt/M., den 5. September 1974 Im Meeting in Sachsenhausen. Später beim Griechen. Henry erzählt mir von Tuula, seiner Freundin aus Finnland. Nach den wenigen Dingen, die Henry mir mitteilt, erkenne ich, daß es sich bei Tuula um die Frau Holunder in Henrys Leben handelt. Sie beginnt schon, sich zu entfernen. Wenn Henry dann nicht mehr kippt, wird er nüchtern. Ich beneide ihn nicht, doch wünsche ich es ihm.

Ernst Jünger notiert am 7. Mai 1943: »Der Weg zu Gott in unserer Zeit ist ungeheuer weit, als hätte der Mensch sich in den grenzenlosen Räumen verirrt, die sein Ingenium erfunden hat. Daher liegt auch in der bescheidensten Annäherung ein großes Verdienst. Gott muß neu konzipiert werden. In diesem Zustand vermag der Mensch im wesentlichen nur Negatives: er kann den Kelch, den er verkörpert, reinigen. Das wird sich lohnen für ihn, durch neuen Glanz, durch Zuwachs an Heiterkeit. Doch selbst die höchste Regel, die er sich so zu geben vermag, vollzieht sich im atheistischen, im gottleeren Raum, der fürchterlicher ist als der gottlose. Dann eines Tages, nach Jahren, kann es sein, daß Gott antwortet – sei es, daß er sich langsam, wie mit Fühlern des Geistes, nähert, sei es, daß er sich im Blitze offenbart. Wir funkten an einen Fixstern, und er erweist sich als bewohnt.« Das Ingenium des Menschen hat die grenzenlosen Räume nicht erfunden, sie sind von uns vorgefunden worden. Gott muß nicht neu konzipiert werden. Der Gedanke ist naheliegend, er ist typisch menschlich, gut gemeinter Größenwahn. Gott hat dem Menschen freien Willen gegeben – und der Mensch, prompt, will Gott konzipieren. Der Mensch kann sich reinigen. Aber, da er freien Willen hat, kann er auch beten. Nur so kann er die grenzenlosen Räume durchmessen, in Nichtenergie. Wundersam die Stelle, da Jünger in Betracht zieht, daß Gott eines Tages antworten könnte. Das Fürmöglichhalten des Unwahrscheinlichen, daß der Fixstern bewohnt sein könnte, das hat mich schier getröstet beim Lesen. Da ist er wieder, der Notar in seiner malachitgrünen Messingstadt.

Frankfurt/M., den 8. September 1974 Jünger befindet sich in Paris in ärztlicher Behandlung bei Prof. Salmanoff. Lenin war früher einer seiner Patienten. Nach Salmanoff soll Lenin an Langeweile gestorben sein. Sein Lebensmotiv sei die Konspiration gewesen. Nachdem das Ziel erreicht war, habe Lenin sich langsam zu Tode gelangweilt.

Jünger zitiert aus einer Unterhaltung mit Salmanoff am 10. Mai 1943: »Die Krankheit demaskiert den Menschen; sie treibt sowohl seine guten wie seine schlechten Seiten deutlicher hervor.« Das kann ich aus eigenem Erleben bestätigen. Seit ich Krankheitskenntnis habe und nicht mehr trinke und in gemeinschaftlicher Selbsthilfe meine Krankheit schrittweise entdecke, treibt sie meine Widerstandsfähigkeit gegen Überfreude und Überschwermut, meinen Wunsch nach Nüchternwerden, meine Fähigkeit zum täglichen Handwerk deutlicher hervor. Das sind meine guten Seiten. Zugleich treibt sie meine Geistesfurcht, meine Impotenz und meinen Hochmut deutlicher hervor.

Frankfurt/M., den 9. September 1974 Von meinen vier toten Hunden in meiner Lügenhüfte habe ich bis jetzt erst einen beerdigt. Mit dreien hinke ich weiter. Sie sind es, die meine Geistesfurcht lebendig halten und darin liegt wilder Schmerz. Meine Impotenz erleide ich und meinen Hochmut empfinde ich als Schande. Schmerz, Leid, Schande. Meine Angst vor dem Rückfall achte ich, sie enthält mein Motiv zum Nüchternwerden. Aber meine Geistesfurcht ist darum meine schlechte Seite, weil sie meine Reserven, Schmerz auszuhalten, von meinen drei toten Hunden in meiner Lügenhüfte aufzehren läßt.

Frankfurt/M., den 10. September 1974 Habe zwei Stunden, bei der Truppe, unbewegt zugehört. Angstzustände.

Frankfurt/M., den 11. September 1974 Schneeflocke sagte heute: »Ich bin ziemlich sicher, daß du ohne Rückfall durch das erste Jahr kommst, und daß du dann nie mehr trinkst.« Mir kommt es vor wie Gotteslästerung. Ich sagte: »Besprich es nicht. Ich habe inzwischen Leute kippen sehen, die mehr auf die Waage gebracht hatten als ich.«

Frankfurt/M., den 12. September 1974 War im Meeting in Sachsenhausen. Henry ist aus sich herausgegangen, sein inneres Gestein kommt in Bewegung.

Weiter in Jüngers Tagebuch. Ich bin auch deshalb so tief angesprochen, weil hier ein angsterfahrener Mann mir zeigt, daß ich nur in Hunderten von kleinen Schritten von meinem hohen Roß herunter kommen kann. Ich kann nicht herunterspringen wie von einem Reitpferd. Jüngers Ich wird beim Weiterleben und Weiterschreiben immer ärmer, sein Selbst wird immer reicher.

Am 10. Juli 1943 notiert er: »Vormittags kurz in Saint

Pierre Charron, meiner Schildkrötenkirche, in der ich wieder das Todestor geöffnet fand.« Ich habe meditiert über diese Mitteilung. Dabei erschien mir die Schildkrötenkirche, deren Todestor Jünger wieder geöffnet fand, als ein inneres Bauwerk aus Geistesmut, ein Bauwerk im Innersten machtloser Menschen, die in fortschreitender Gottesferne beten, ja so überhaupt erst beten lernen. Gott ist nicht tot; seine Interpreten sind tot, ihre anmaßenden Behauptungen sind tot. Gott kann warten, er allein hat Zeit.

Ich versuchte in der Meditation, mir die Schildkrötenkirche mit dem Todestor vorzustellen. Das gelang mir nicht. Dann sah ich drei Bilder:

Das erste Bild ist ein Bild von den Schildkröten. Das Geschick der Schildkröten ist eines der grausamsten Schauspiele in der Natur. Es erinnert mich an uns Alkoholiker: Die alten Schildkröten kommen aus dem Meer und graben ihre Eier in den Sand. Dann flüchten die Alten zurück ins Wasser. Die Sonnenhitze verrichtet das Brutgeschäft unter dem Sand. Um dieselbe Stunde kommen die kleinen Kröten aus ihren Eiern und buddeln sich aus dem Sand, Zehntausende um die gleiche Stunde. Sie brechen aus dem Sand und rennen in Richtung Meer, sie rennen um ihr Leben, Zehntausende, auf einen Schlag. Über ihnen die Vögel. Die Vögel stürzen auf die um ihr Leben rennenden Schildkröten und bringen die meisten um; nur ein kleiner Teil von ihnen erreicht das Wasser und ist gerettet. Die vielen, die sich aus dem Sand herausbuddeln, das sind die Alkoholiker, die sich aus ihrem begrabenen Leben buddeln, ehrlich kapitulieren und eine Selbsthilfegemeinschaft erreichen. Sie wanken in die Gruppen, sie rennen um ihr Leben. Aber über ihnen fliegt der Rückfall, ganze Vogelscharen von Rückfallmöglichkeiten fliegen über denen, die bereits eine Truppe erreicht haben. Die meisten werden vom Rückfall erledigt, nur wenige bleiben fest in der Selbsthilfe und sind, beschränkt in das Minimum des ›heute trocken‹, dort endlich in Sicherheit.

Das zweite Bild ist das Bild des neuen Pompeji. Die untergegangene Stadt, vernichtet von den Lavaströmen des Vesuvausbruchs, liegt in ihren heute wieder ausgegrabenen Überresten in ziemlicher Entfernung von jenem Berg, der dem alten Pompeji das jähe Ende bereitete. Ein neues Pompeji ist inzwischen gebaut worden. Und wohin haben diese verrückten Italiener ihre neue Stadt gebaut? Näher heran an den Berg mit dem Vulkan in seinem Inneren haben diese Realisten ihre neue Stadt gebaut. So auch hat meine Truppe den Ort ihrer Genesung so nahe wie möglich heran an unsere Krankheit gebaut, an diesen Vulkan Wirklichkeit.

Das dritte Bild ist vorhanden, aber ich sehe es nicht, denn das dritte Bild der Meditation vom Möglichen ist mir verhangen. Aber ich fühle, was auf dem Bild zu sehen sein wird, wenn Selbsthilfe zwischen Süchtigen und Nichtsüchtigen probiert und erfahren und fortentwickelt wird: Widerstand gegen alle Überfreude und gegen alle unmäßige Verzweiflung wird dieses Bild, in einem faßbaren Gleichnis, dann freigeben, Widerstand gegen diese beiden maßlosen Gesichter aller nicht zugegebenen Krankheit. Denn Überfreude und unmäßige Depressivität sind unehrliche Anmaßung angesichts der ungezählten namenlosen alltäglichen Taten und Unterlassungen der kostenlosen gegenseitigen Hilfe unter unbeachteten Mitmenschen.

Das dritte Bild wird nicht mehr verhangen sein, wenn Kapitulation in anderen Bereichen von Gemeinschaft den Niedergang vieler beendet. Die ökonomischen, politischen und theologischen Gemeinschaften unter den jetzt noch herrschenden Diktaten von Anhängersammlung, Rivalität, Konkurrenz und Machtbehauptung werden kapitulieren oder an ihrer fortschreitenden Unehrlichkeit gegen sich selber schmutzig untergehen, verflucht von vielen und unbetrauert von denen, die sie nicht verfluchen, weil sie sich fragen, wieso sie überleben durften. Die jetzigen Gemeinschaften unter den Regimen der Apathie, deren Macht zwanghafte Ableugnung erkannter Tatsachen heißt, werden in sich selber die minimalen Spuren des nüchternen Willens zum Ende der

Schmach finden, denn die Leiden im Niedergang legen diese minimalen Spuren des Willens zum Richtigeren im harten Absturz frei. Werden diese Spuren zertreten, kommt keine Hilfe mehr.

Frankfurt/M., den 13. September 1974 Silvias Darlegung der Gründung, Lebenswirklichkeit und Ziele der Bahá'i ist heute eingetroffen. Es ist ein Typoskript von etwa 30 Seiten, das ich durchgelesen habe. An einem Freitag, dem dreizehnten. Das fiel mir noch auf, immerhin. Sonst habe ich mich davon nicht mehr lähmen lassen. Das Gelesene will ich überschlafen, bevor ich mir ein erstes Urteil bilde.

Vier Stunden Arbeit am Buch ›Kapitulation‹, dann weiter in Jüngers Tagebuch. Unter dem Datum des 13. Juli 1943 notiert Jünger die Landung der Briten in Sizilien und den Erfolg dieser Landung. Er beurteilt die deutsche Position als »günstig, was sich gerade im Falle der Niederlage offenbaren wird. Dann nämlich sinken die sekundären Vorteile dahin, und nur die primären, wie etwa die der reinen Lage, bleiben bestehen. Dann wird sich auch zeigen, daß die Deutschen nicht ein Volk des ›Entweder-Oder‹ sind, sondern des ›Sowohl-Als auch‹. So werden sie wieder zwei Wege haben, statt eines einzigen wie heute, wo sie sich verrannt haben. In diesem Fall wird es von ihnen abhängen, ob die Welt im 20. Jahrhundert nach Osten oder nach Westen ausgerichtet werden wird, oder ob die Synthese möglich ist.«

Frankfurt/M., den 14. September 1974 Ich schreibe mein Journal weiter, ohne Blick auf morgen. Oft erscheint mir das als sinnlose Mühe. Ich verspreche mir rein nichts davon und bemühe mich dennoch weiter um Produktivität, komme mir dabei vor wie eine Fliege, die sich allen Ernstes daran macht, zu Fuß die Schneefelder des Nanga Parbat zu überqueren. Ich tue das und weiß nicht genau, wozu.

Silvias Bahá'i-Darstellung hat Mängel durch fehlende Quellenangaben, ungenaue Zitate. Gott bloß nennen, genügt nicht. Dann muß Silvia sich schon die Mühe machen, Fundstellen von Offenbarungen zu markieren, die Orte der Sprache von Leuten wie dem Báb und dem Bahá'u'llah, die unter dem Martyrium der gegen sie gerichteten Verfolgung inspiriert und ungebeugt von Gott gesprochen und geschrieben haben.

Frankfurt/M., den 16. September 1974 Ich habe mir heute klargemacht, daß ich als Redakteur dieser Texte nur Schaden anrichten würde. Hingegen, gemeinsam mit Silvia, könnte ich beitragen zu einer Verifizierung dessen, was Silvia zu Papier brachte. Dann mögen sich Umstellungen, textliche Neuwahl, Strukturchancen ergeben.

Am 27. Juli 1943 beginnt Jünger im Hôtel Raphael mit dem Konzept seiner Schrift ›Der Friede‹. Die Einteilung in 13 Abschnitte ergibt sich in einer halben Stunde. Ich kenne solche Momente müheloser Produktivität aus Nichtenergie. Sie ergeben sich immer dann, wenn der allgemeine Nutzen meiner Absicht eindeutiger wird und wenn ich dann dankbar erfasse, daß in solchem Beginnen die einzige Anfängerschaft ruht, die ich später niemals zu bereuen habe.

Oft streift die vorwiegend ernst gestimmte Aufmerksamkeit bei der Jünger-Lektüre die Grenze zum schieren Entzücken. Ein kleines Beispiel auch hierfür will ich festhalten. In einer umfangreicheren Notiz am 15. August 1943 lese ich dies: ». . . zuweilen kommt dann Thérouanne ins Atelier, um auf dem Diwan liegend ein Buch zu lesen, zur Kommunikation.« Gemeint ist das Atelier des Malers Ernst Wilhelm Nay (1902–1968), der damals in Paris, in den Dienstpausen, besessen arbeitete. Das Auftauchen des Wortes ›Kommunikation‹ bereitet mir deshalb Entzücken, weil ich, vom Blitz seiner damaligen Unverbrauchtheit gestreift, nun plötzlich etwas über das Wort erfaßte. Heute ist das Wort Kommunikation so überstrapaziert, weil Kommunikation kaum noch stattfindet. Im Jüngerschen Kontext aber mutet es frisch und lebhaft an, als hätte der Notierende es eigens zur Bezeichnung der noblen Geste des Herrn de Thérouanne damals erfunden. Monsieur de Thérouanne erscheint im Atelier des Malers, um ihm Gesellschaft zu leisten. Er legt sich aber hin und liest ein Buch. Nay ist nicht allein und Herr Thérouanne genießt sein gutes Werk und bestreitet so gelassen seinen persönlichen Nutzen. Er liegt dort und liest, dem besessen arbeitenden damaligen Gefreiten Nay zur Kommunikation.

Hier gewinnt das Wort den absichtslosen vollen Glanz seiner ursprünglichen Aura, in der Geistliches sich mit ruhigem Weltgenuß durch jenen Wirklichkeitssinn verbindet, den auch diesseitige Geistigkeit schon reichlich bietet. Mit betroffenem Gefühl für die gewisse ansprechende Situation erfindet Jünger das Wort Kommunikation, in dem das Geistliche unaufdringlich mitschwingt. Und nun das für mich vorhin schier Entzückende: Da fühlte ich, wie das Wort Kommunikation in der Notiz Jüngers überhaupt nicht abnahm an dem ursprünglichen Glanz dadurch, daß es heute so mißbraucht wird, ganz im Gegenteil: Wiedergefunden in dieser Erscheinungsfrühe, ist es dort so frisch geblieben, daß es mir die derzeitige Mißbrauchtheit erst vollends zu Bewußtsein bringt.

Ich habe immer unbewußt in der Gewißheit gelebt, daß keiner die Sprachen beherrscht, daß die wirklich schöpferischen Schreiber immer die mühseligen Diener der Sprachen bleiben und daß der Leser solcher Schreibkunst sich mit wachsendem Entzücken, von dem er erzählt, beim längst unpersönlich gewordenen Autor revanchiert. Ernst Jünger ist nicht um seine Bewunderer zu beneiden, er bleibt zu beneiden, weil er in Liebe zu seiner produktiven Leserschar das Korn Wahrheit unter seiner Notarsmütze immerzu gefühlt hat. Das geht aus dem Klang seiner Sprache, dieser Soldatenprosa ohne Täuschung, hervor. Jünger wußte alles vom Wert seines Risikos.

Frankfurt/M., den 17. September 1974 Heute 10 Monate frei von Alkohol und Tabletten. Habe Silvia angerufen und ihr gesagt, allein könne ich nicht an die Redaktion herangehen, es sei nicht zu verantworten. Ob sie einverstanden sei, daß ich nach Zürich käme und daß wir dort gemeinsam das Mögliche unternähmen? Silvia war so gerührt, daß ich ihr sagte, ich hätte dabei auch das eigene Interesse, ein paar Tage aus meinem Schreibzimmer fortzukommen. Das stimmt, denn in den letzten Wochen habe ich keinen Tag unter zehn Stunden geschrieben, wobei ich nur die Schreibzeit am Buch meine. Silvia sagte: »Dein Interesse erwähnst du nur, um mich zu schonen. Sicher bist du entsetzt über der Schlechtigkeit der Arbeit, ich kenne dich doch.« Sie kennt mich gut, was bedeutet, sie kennt mich eben nicht. Wir haben verabredet, daß ich übermorgen in Zürich eintreffe.

Lor startet eine Suade über Zürich, über mich Schirm- und Handschuhtyp, über den Globus und den China-Bluemli, wie der sie beim Autofahren im Tessin derart oberlehrerhaft korrigiert hätte, und den Zunftfraß, der inzwischen auch in Zürich degeneriert wäre zu einer sauüblen Spesenritterküche, sowie über das Schwyzerwunder, daß das alles aber immer noch weitaus schon recht sei und ich, ein typischer Sturmensch aus dem Oberbergischen, garantiert von allen diesen guten Sachen in Zürich nichts wahrnähme, außer im ›Select‹ einen Kaffee zu nehmen. Usw. Als ich die Großsuada der Petrarca in Blond mit hochgestellten Ohren in mich aufgenommen hatte, erklärte sie mit Strenge: »Jetzt kannst mich wieder fest lieben, gell?, jetzt kannst mich wieder zitieren, oder!«

Im D-Zug Frankfurt/M.–Zürich, 19. September 1974 Jünger notiert am 9. September 1943 in Paris: »Am Morgen wurde die bedingungslose Kapitulation Italiens bekannt. Während ich noch die große Karte des Mittelmeeres studierte, ertönten wieder die Sirenen und ich begab mich ins ›Raphael‹. Dort beendete ich die Lektüre der Apokryphen und mit ihr die des Alten Testaments, die ich vor zwei Jahren, am 3. September 1941, begann. Ich las also jetzt die ganze Bibel und gedenke nun noch einmal, unter Beiziehung der Vulgata und der Septuaginta, zur Lektüre des Neuen Testaments überzugehen. Die beiden Bücher sind in wunderbarer Weise aufeinander angelegt. Sie geben die Geschichte des Menschen, einmal als Gottes Geschöpf und dann als Gottes Sohn. Das Offene, Unabgeschlossene des Buchs scheint ein Drittes Testament zu fordern: Nach der Auferstehung, aus der Verklärung heraus. Tatsächlich deutet sich das am Schluß der Bibel in der Offenbarung an. Das höchste Bestreben der abendländischen Kunst könnte man dahin auslegen, daß sie dieses Testament zu schaffen sucht; es schimmert durch ihre großen Werke durch. Doch könnte man auch sagen, daß jeder von uns Autor des Dritten Testaments ist; die Handschrift ist das Leben, und aus ihm bildet sich die höhere Wirklichkeit des Textes im unsichtbaren, im postnatalen Raum. Ans Fenster tretend, erblickte ich zwei Bombergeschwader in Kranichkeilen niedrig über der Stadt, während die Abwehrfeuergeschütze feuerten.«

Es ist vorstellbar, daß der entlastende Eindruck vom militärischen Zusammenbruch, der zum Beginn der nicht gewaltsamen Kräfte eines Landes wird, in Ernst Jünger dieses Gesicht von einem Dritten Testament freisetzte. Zur Vision, will sie nüchternes Gesicht bleiben, gehören Freiheit von Suchtmitteln, Kenntnis der geistigen Schlüsselwerke der Menschheit, persönliche Gestimmtheit für die eigene Geistigkeit, wie sie wirklich ist und nicht, wie sie gewünscht wird (wobei Ehrlichkeit zu sich selber auch die Möglichkeit auszuhalten hat, daß eigene Geistigkeit eventuell, in einem bestimmten momenthaften Augenblick wahrhaftigen Fragens, von hoher allgemeiner Verbindlichkeit sein könnte), sowie Mitbetroffenheit von der jeweils aktuellen Wirklichkeit aller. Das sind unabdingbare Voraussetzungen. Unwesentlich hingegen bleibt es, ob ein Mensch, bei dem alles dies vorhanden ist und sich in einem bestimmten Augenblick sammelt und entlädt, von seinem Gesicht nur stammelt oder berichtet oder ob er es aufschreibt. Es tritt, ausgeboren, als fortan nie mehr zum

Schweigen zu bringender geistiger Funke in die irdische Welt. Er aber bedarf keiner Public Relations. Verbrannt, vergessen oder verschüttet wirkt er weiter und wartet auf seine Stunde, denn in nüchterner Vision atmet die ganze geblendete Menschennatur, in fortschreitender Zeitspaltung, einen Moment lang auf; solche Eingebung steht, ganz ungeschäftsmäßig und machtlos, unter dem Schutz höherer Macht: der Einmütigkeit der Menschen im inwendigsten Ort ihres Wissens von der Gültigkeit der Liebe Gottes.

Die Entstehung eines Dritten Testaments nach der Kapitulation von einzelnen und von Kollektiven könnte eine Epoche des Fragens nach Gott einleiten, nach dem Verlust der Gottesnähe. Ich suche und ermatte, ich suche nichts und finde eine solche Fährte. Ich habe nur unbetrunken ein Buch meiner eigenen Wahl mitgenommen auf eine kurze Reise und habe, da ich es las, ohne Hast weitergelesen. Das ist wirklich alles. Wer diesen Tatbestand von simpler freudiger Hinwendung zu fremder Rationalität in seinem Innern verfälscht oder nach außen uminterpretiert, wird seine Gründe haben. Den Tatbestand, daß jeder finden kann, wird er nicht ändern können. Denn ich war nicht einmal ein Sucher solcher Fährte, ich bin vollauf damit beschäftigt, nicht mehr vor dem Glas zu kuschen. In mir ist ein Meer, das nun still wurde; ein Tropfen Alkohol bringt dieses Meer sofort zum Kochen. Aber nun, in der stillen See meiner Sorge steigt eine Frage durch die Oberfläche des Wasserspiegels, eine Frage wie ein fliegender Fisch aus Nichtenergie: Wer unter euch hat andere Fährten zu einem solchen Dritten Testament gefunden? Hat auch er eine Fährte zu Anhängerlosigkeit gefunden? Wo hat er diese Fährte gefunden? Meine Frage ist ein Fisch mit drei fehlenden Schuppen. Dieser fliegende Fisch, betroffen von seinen fehlenden Schuppen, möge euch ermuntern, auch meine Fragen in Frage zu stellen.

Oerlikon bei Zürich, den 19. September 1974 Silvia holte mich am Hauptbahnhof in Zürich ab. Wir spazierten über die

Bahnhofstraße und nahmen in der Konfiserie Sprüngli eine Tasse Schokolade. Sehr heitere Unterhaltung, da Silvia die neuesten Heldenstücke der Lor zu erfahren wünschte. Ich könnte wirklich stockbetrunken, verbittert und verblödet sein, angesprochen auf Schneeflocke würde ich mich wohl, wenn auch schimpfend, noch ein letztes Mal zurechtsetzen und schöne Geschichten erzählen, komplizierte Schnurren und exakte Zitate, von denen Silvia nicht genug bekommen konnte. Es ist ja wohl auch das immer nachdenkliche Fastnichts, welches ich dann mit steifernster Präzision so von mir zu geben pflege, weil mein Gefallen, von Schneeflocke zu erzählen, überlegen allen meinen wechselhaften Zuständen, so tiefbehaglich und erschreckend zugleich ist, daß ich schon boshaft vor Mäßigung werden kann. So entstehen dann die Mikrogeschichten, wo ich der Lor Leben abgekuckt habe.

Später fuhr ich ins Meeting nach Oerlikon. Ich fand es in der Kontaktliste.

Das Meeting hat mir sehr gefallen. Sind die ärgsten Sachen erst einmal überstanden, werden die Modalitäten der Genesung im Alkoholismus mit der für hiesige Verhältnisse bewährten Mischung aus bedächtiger Beständigkeit und weltgescheitem understatement gehandhabt. Ich, den rauhen Verhau im Frankfurter Dominikanerkloster gewöhnt, wurde unter meinen alsbaldigen Zürcher Freundinnen und Freunden doch ziemlich zurückhaltend; hier bekommen selbst die schrecklichsten Leidenstatsachen, durch den gemessenen Austausch von Erfahrung, Kraft und Hoffnung aus dem gemeinsamen Weitblick ins Heute, nahezu den erregenden amtlichen Charakter diplomatischer Noten. So sehr ich mich zurückhielt mit meinem Brachialcharme, so sehr lachten diese Friedhofspezialistinnen und Schreckensvettern, deren Geist und Gebein, wie auch meines, so lange und so unberechenbar getrennt durch die Welt gegangen waren. Hier im Nachmeeting, in einem Café, kann ich mühelos diese kleine Notiz machen, weil die Bestellungen allerhand Präliminarien erfordern. So, nun wird serviert, nun wollen wir uns unterhalten.

Glattbrugg bei Zürich, den 20. September 1974 Als ich vom Meeting in Oerlikon kam, machte ich neue Bekanntschaft mit der Wohnung Silvias. Zwar hielt ich mich hier schon einmal für einige Tage und Nächte auf, aber das war in der schlimmen Endphase meiner Trinkerzeit. Die Stille der Wohnung, die vielen Bücher, die Schallplattensammlung, die mondäne Einfachheit der Einrichtung, das alles stimmte mich sofort ein, aber ich sagte zu Silvia, als wir in ihrer Küche einen Nachtkaffee miteinander tranken: »Deine wunderbare Wohnung, die durch Einfachheit bewohnbar ist, indem dort du selber vor allen sonstigen Erscheinungen erkennbar wirst, diese Wohnung hat sich irgendwie verändert. Ich war damals, als ich hier war, zwar ein Verstorbener, aber ich hatte selbst damals noch einen Eindruck von dieser Umgebung. Der Geist in dieser Wohnung ist freier geworden, das ist es. Du warst auch damals schon eine Bahá'i, aber mir scheint, Silvia, du bist mit den Jahren unendlich viel froher und klüger auch geworden. Stimmt das?« Silvia sagte mit großer Wärme: »Ja, daran ist etwas richtig. Ich verdanke einigen Bahá'i wahrscheinlich, daß ich noch lebe. Wahrscheinlich sage ich, weil ich Gott nicht vorgreifen will. So aber ist meine gefühlsmäßige Einschränkung eher eine verstärkte Erkenntnis dessen, was ich einigen Freunden hier verdanke.«

Ich erzählte Silvia daraufhin ausführlicher von meinem Erlebnis der Lesungen in dem Bahá'i-Tempel und von den Leuten, die ich dann später in dem Haus beim Tempel kennenlernte. Die Nichtpropaganda, das Fastnichtorganisierte, die klare Zustimmung zu Andersdenkenden, unendlich lebendiger als alle bloße brave Hinnehmerei, die Achtung voreinander allein aus dem einen Punkt, daß der andere anders nach Gott fragt, das alles erinnerte mich an Geist und Alltagspraxis in unserer Alkoholikertruppe.

Ich sagte zu Silvia: »Was Frank mir erzählte, ergab eine völlige Übereinstimmung in der Klarheit unserer persönlichen Lebensniederlage und in allen konkreten Einzelheiten des persönlichen Tiefpunkts. Ich war ein lebendig Verstorbener, wankte zwanzig Jahre durch meine mitverschuldete Lähmung und durch mein anormales Weitertrinken. Ich war ein Verstorbener, es war ein dauernder Erstickungstod und ein verheimlichter Haß auf dieses begrabene Leben.« Silvia fragte: »Und wie erlebst du dich heute?« Ich sagte: »Heute bin ich kein Verstorbener mehr, heute bin ich ein Erloschener.« Silvia war überhaupt nicht erstaunt, was mir auffiel. Sie fragte: »Kannst du diesen Zustand ebenfalls beschreiben?« Ich sagte: »Andere Alkoholiker haben mich Verstorbenen trokken aus den Fluten einer kochenden See gefischt, einen Trokkenen haben sie aus der Nässe herausgezogen, mich Verstorbenen. Seit nahezu einem Jahr bin ich trocken geblieben und drei Schuppen Leben habe ich in meiner Erloschenheit nun in mir, die Schuppe der Entdeckung meiner Mängel, die Schuppe der Freundschaft mit wirklichen Freunden und die Schuppe der Dankbarkeit dafür, daß Gott mich aus meiner Verstorbenheit nicht in einen destruktiven Tod fallen ließ, sondern mich zur Erkenntnis meiner Erloschenheit führte, indem er mich zu Leuten in meiner Lage führte. Sie haben mir die ungeschminkte Wahrheit dessen, was auf mich zukam, vorhergesagt. Hätten sie mir milde Versprechungen gemacht, so hätten sie mich umgebracht, denn ich wäre dem, was dann kam, nicht gewachsen gewesen, hätte wieder getrunken und hätte mich damit selber umgebracht. Ich bin ein Erloschener, Silvia, weil ich den Freunden bis heute immer nur dort vertraute, wo mir Vertrauen Erleichterung verschaffte: im Nichtmehrtrinken, beim Schreiben, im Sprechen und Zuhören in der Gruppe, durch Gebet und Besinnung. Wo es weh tat oder auch nur wirklich weh zu tun drohte, habe ich meinen Freunden nicht vertraut. Ich habe so getan, aber ich habe ihnen dort nie wirklich vertraut. Die drei Schuppen Leben habe ich wirklich in mir, aber ich gebrauche bis heute nur die erste Schuppe, die Schuppe der Entdeckung meiner Mängel.« Silvia sagte: »Du beurteilst dich viel zu hart. Denn du lebst längst mit allen drei Schuppen.« Ich dachte darüber nach. Dann sagte ich: »Mit meinen Mängeln meine ich nicht meine inneren Gebrechen. Sie sind besiegelt. Aber so verhütten sie meine Mängel, denn die Gebrechen sind das Hüttenwerk der Mängel. In der Verhüttung entdeckte ich meine Mängel. Ich ermangele des Muts, mich bei drei Frauen zu entschuldigen. Ich ermangele des Muts zu einer Zeit der Askese, weil ich mir einrede, es wären in mir nicht alle Voraussetzungen für Askese vorhanden. So lebe ich weiter als ein Abstinenter. Und ich ermangele der Geduld.«

Glattbrugg bei Zürich, den 21. September 1974 Silvia und ich haben einen ersten und vorläufigen Einblick in die Lebensgeschichten des Báb und des Bahá'u'llah tun dürfen. Ich sage ›dürfen‹, denn ich empfinde den Eintritt in diese beiden inspirierten und couragierten fremden Leben als bedeutendes Geschenk.

Die Schriften des Bahá'i sind eine Sammlung von Schriften verschiedenster Menschen aus dem Umkreis des Báb und des Bahá'u'llah. Hier werden Silvia und ich mit strenger Sorgsamkeit das, was Bahá'u'llah, dieser freie Mann in seiner vierzigjährigen Gefangenschaft, selber geschrieben hat, von dem unterscheiden müssen, was an späterer Interpretation in den Bahá'i eingeflossen ist. Denn ich habe jetzt schon festgestellt, daß alles, was Bahá'u'llah selbst schrieb, geistig viel freier von jedweder Belehrung ist, in Gott sorgloser, als alles das, was die Anhänger und Nachfolger und deren Anhänger den primären Texten des offenbarenden Schreibers an Interpretationen beigefügt haben. Ich habe drei solcher Interpretationen gründlich analysiert und habe festgestellt, daß sie wichtig sind, denn der ihnen innewohnende Charakter von Besorgtheit ist das Ergebnis der Notwendigkeit, sich mit ihrer jeweiligen gesellschaftlichen Wirklichkeit zu befassen. Silvia und ich haben uns vorgenommen, das offenbarende Wort deutlich vom interpretierenden Wort zu trennen, beides kenntlich zu machen. Beides zusammen ergibt erst den höchsten Realismus des Bahá'i: Den Anblick der zeitlichen Gemeinschaft von Menschen und solche liebende und machtlose Gemeinschaft als furchtlosen Brückenschlag zu Gott. Der Prospekt wird nur nützlich, wenn ein ungeschminktes Bild der ganzen Schwierigkeit denen entgegenstrahlt, die hier etwas erfahren wollen.

Zürich, den 22. September 1974 (im ›Select‹, Limmatquai) Sonntag. Ich sitze im ersten Stock, allein an jenem Tisch, an dem ich 1958 saß, als ich sicher war, abzukratzen, und als Schneeflocke die Treppe hinaufkam, ich mich berappelte, zu ihr ging und ihr ankündigte, daß wir heiraten würden. Von diesem heiligen Wahnwitz erschrocken, blieb ich bis heute am Leben. Ich hatte hier an diesem Tisch vorhin Besuch. Der Besuch ist nun gegangen und ich will den Fall erzählen:

Heute in der Frühe wurde ich bei Silvia angerufen. Es war eine mir unbekannte Frau. Sie sagte, da wäre ein junger Mann, ein Trinker, der nicht mehr trinken wolle, aber einen Sauhaß auf alle Schweizer hätte, ein Zürcher eben, ein Alkoholiker, der auch mal in einem Meeting gewesen sei, aber derart geschimpft und gewütet hätte über diese Schweizer dort, und denen übrigens unterstellt hätte, daß sie nur einen furchtbaren verlogenen Schnader von sich gäben und sicher heimlich weitersöffen, also geradeheraus, ich sei doch ein Alkoholiker aus dem Ausland und ob ich vielleicht einmal mit diesem sauchaiben kranken Typ sprechen könnte?

Er kam die Treppe hinauf. Langsam, steif, herrisch. Zwischen dreißig und sechzig sah er aus. Er stand am Ende der Treppe, sah mich sofort, kam auf mich zu. Struppig, eine Hand im Näherkommen langsam auf die Neurosematte im Gesicht legend, naß, nicht stromnaß, aber aufgewärmt und bereits schwer unter Dampf, weil er hier im ›Select‹ nun eine Stunde nichts kriegen würde. Indessen gute Augen hatte der Bursche, erfahrene und illusionslose Augen.

Er war an meinem Tisch, setzte sich und sagte »Gruezi«. – »Grüß dich, ich bin der Ernst«, sagte ich. »I weiß«, sagte er und fügte hinzu: »Min Vorname tuet jo nünt zur Sach.« – »Nein, sicher nicht«, sagte ich. »I bin froh, daß i emol mit öpper andern schwätze cha«, sagte er. Er fuhr fort: »Die verdammte Schwyzr rießet mer de letscht Nerv uuß.« Ich nickte, das ging mir mit den Deutschen ebenso, aber es war keine Frage der Deutschen, es war nur mein Saufen. »Bist du ein Alkoholiker? Hältst du dich für einen von meiner Sorte?« fragte ich ihn. »Wohrschienli bin i ein«, sagte er. »Erzähl mal von dir«, sagte ich. »Lauft dir denn dä Seich nöt scho lang zu de Ohre uuß?« fragte er. »Nein, wenn du mir von dir erzählst, hilfst du mir, trocken zu bleiben«, sagte ich. »Isch das wirkli so?« Ich nickte. »I hann bis jetzt immer glaubt, daß das au nur eine vo dene fuule Sprüch isch«, sagte er. Dann legte er los. Es brach alles aus ihm heraus, Ekel vor sich selber, weil er das Trinken, trotz größtem Kampf, nicht stoppen konnte, grauenvoller Haß gegen seine Umwelt und eine geradezu diabolisch scheinstringente Suche nach den fremden Schuldigen. Zuerst schrie er leise, dann ballte sich sein Organ zu kompakterem Auswurf, die Serviertochter kam herbei, ich machte ihr nur ein Zeichen, sie begriff und auch ein paar Gäste hier im oberen Stock beruhigten sich und sofort wurde der Kranke ruhiger und dann beendete er seinen Bericht weniger aggressiv. Und auch das wurde von der Serviertochter und einigen Leuten mit Aufmerksamkeit registriert.

Ich hatte die ganze Zeit zugehört. Als ich sah, daß er leer war, fragte ich: »Willst du, daß ich dir etwas von mir erzähle?« Er nickte. Ich sagte: »Ich will dir etwas erzählen, was mir in der schlimmsten Zeit meines Lebens hier in Zürich passiert ist.« Nun erzählte ich ihm, unter welchen Umständen, in letzter Minute, ich Schneeflocke hier kennengelernt hatte. Ich erzählte sehr kurz. Der Typ war hell angesprochen und stieß einen abwärts gerichteten Daumen bis einen Millimeter über die Tischplatte und fragte: »An dem Tisch hier isch es gsi?« Ich nickte. Dann erzählte ich ihm, welche Hilfe der Polizeioffizier Lauch von der Zürcher Fremdenpolizei wurde, als ich, zehn Tage nach dem Kennenlernen Schneeflockes, wegen Skandalmacherei verhaftet wurde. Ich erzählte wiederum nur den kurzen Hergang, die Fakten. Der andere schüttelte mühsam den Kopf, sagte aber nichts, wollte, daß ich weiter erzählte. Ich sagte: »Diese beiden Alltagswunder passierten 1958. Ich war dann in Deutschland im Knast, kam immer wieder zurück in die Schweiz und wurde mehrmals verhaftet, schließlich aus dem Land geschafft, ein krakeelender Alkoholiker im Niedergang. Ich bekam Einreisesperre auf unbestimmte Dauer, du weißt, was das heißt, das heißt normalerweise Feierabend mit Einreisen, für immer. Ich reiste trotzdem wieder ein, wurde wieder ausgeschafft. Ich hatte in den Jahren ununterbrochene Angst vor der Polizei und eine furchtbare Wut auf jedermann. Schließlich setzte sich ein Freund ein und er erreichte, daß die Einreisesperre aufgehoben wurde. Ich wurde weiterhin verhaftet im Suff, in Zürich, Basel, Locarno, überall. Genf und Bern und Luzern sind wohl die einzigen größeren Städte in der Schweiz, in denen ich soff und nicht verhaftet wurde. Aber dann änderte sich etwas bei mir. Ich trank zwar nach wie vor wie ein Hirnverletzter, aber ich wiegelte nicht mehr ab und gab zu, daß ich Alkoholiker bin. Nur vom Aufhören wollte ich nichts wissen, ich konnte mir nicht vorstellen, daß das überhaupt funktionieren könnte. In der letzten Dezemberwoche 1972 war ich wieder in Zürich und trank mich krumm und dumm. Das letzte, was ich weiß: In einem Restaurant bekam ich Streit mit einem ehrenwerten Nazi, der in Zürich sein geklautes Geld verlebt und mehr Menschen auf dem Gewissen hat, als sein geklautes Geld verkleistern kann. Natürlich war ich im Unrecht, denn der Nazi bezahlte eine dicke Totenmahlzeit, während ich nur Schnaps schüttete und Krach schlug. Ich weiß noch, daß ich zu dem Geschäftsführer kalt sagte: ›Mein lieber Freund, Sie sind hier ein Warenverkäufer, Sie mischen sich hier besser nicht ein. Sie verscheuern ihr Zeug und sind hier besser sehr stille. Die Wahrheit wird in diesem Moment nicht davon bestimmt, daß Sie ein Schweizer im eigenen Land und ich ein Krachschläger aus dem Sauschwaben bin. Die Empörung gegen einen solchen Drecksack wie den, der sich hier die Mordfresse vor Selbstzufriedenheit zurechtlegt, beschützt von der Fremdenpolizei, diese Empörung ist exterritorial. Mein lieber Freund, es sollte mir sehr leid tun für Ihren first-class-Laden, wenn Sie das nicht verstünden.‹ Da schlug ein Zürcher im Lokal auf den Tisch und sagte: ›Villiech chunnt de Geischt doch nur vom Suufe. I geng jetzt. I hent d'Schnorre voll, mit eini sepp vollgefressenen Nazi im selbe Lokchal gsi si! Dä Ma hett schandbar recht.‹ Stand auf, bezahlte in Ruhe und ging. Ich bezahlte auch und ging. Dann Filmriß. Dann Nacht.

Ich finde mich wieder, hocke auf einem Mäuerchen in der Culmannstraße. Habe nichts mehr zu trinken. Ich fange an, vor Gier nach Stoff laut aufzuheulen, ich heule laut und getragen und sehr theatralisch zuerst noch in die Nachtluft, dann kippt die ganze Theatralik weg und ich heule vor Gier, sehe ein erleuchtetes Fenster in einem Apartmenthaus, beginne zu brüllen, werfe Dreck und Steine gegen das erleuchtete Fenster, brülle: ›Ich werde wahnsinnig! Wenn ihr! Hilfe! Gebt mir zu Saufen! Ich werde wahnsinnig!‹ Nichts rührt sich. Mein Gebrüll wird immer schrecklicher. Da kommt ein Polizei-VW. Die Beamten steigen aus. Endlich Menschen! Ich stürze auf die Leute zu, springe ihnen an die Hälse, schon verrückt vor Angst. Der eine löst meine Arme von seinem Hals und bleibt ruhig und das beruhigt mich und ich folge den beiden Beamten erlöst ins Auto. Wir kommen in eine Station. Der eine setzt sich an die Schreibmaschine, der andere bietet mit Platz an. Ich war sicher, beim Eintritt in die Nachtstation zusammengeschlagen zu werden, und ich hatte bereits kapituliert, malte mir die harten Schläge als Erlösung von meiner Angst aus. Aber die Beamten schienen nichts dergleichen zu beabsichtigen. Der eine fragt: ›Was ist los mit Ihnen?‹ Der andere sagt: ›Sie sind sehr krank.‹ Da sage ich: ›Ich bin ein Alkoholiker.‹ Ich kann es jetzt kurz machen. Es gab kein Verhör, es gab kein Protokoll, ich zeigte meinen Ausweis und wurde gefragt, ob ich ein Hotel hätte? Ich verneinte. Der eine sagte: ›Wenn Sie, wie Sie sagen, Alkoholiker sind, dann sind Sie wirklich krank.‹ Dann fragte er: ›Wollen

Sie, daß ich einen Arzt rufe?‹ Ich verneinte. ›Haben Sie heute schon etwas gegessen?‹ fragte der andere. Ich sagte, ich könne nichts essen. Dann sagte ich, ich hätte Angst, verrückt zu sein und in einer Klapsmühle verschollen zu gehen. Der eine sagte: ›Wenn Sie Alkoholiker sind, dann sind Sie nicht verrückt, sondern krank, und Sie können auch etwas tun für diese Krankheit. Wir kennen das schon. Sie müßten sich dringend einer Gruppe von anderen Alkoholikern anschließen, nur das hilft bei Alkoholikern.‹ Ich mußte mich festhalten auf dem Stuhl, in mir brach irgend etwas völlig in sich zusammen. Dann sagte der Beamte: ›Wir besorgen Ihnen jetzt für eine Nacht ein Hotel. Mehr können wir für Sie nicht tun. Das Entscheidende müssen Sie selber tun. Haben Sie noch Geld für ein Hotel?‹ Ich verneinte. Dann gab ich dem Beamten die Telefonnummer von Dr. Landau, dem Vater meines Freundes Bernhard. Der Beamte rief dort an und Landau übernahm die Hotelkosten für diese Nacht. Die Beamten fuhren mich in ein Hotel am Sihlquai. Der eine ging mit mir auf mein Zimmer. Es war ein sehr anständiges Zimmer, keine Bude. Der Beamte sagte: ›Ich kenne den Hotelier. Er kocht selber. Er hat eine erstklassige Küche. Ich hinterlasse eine Nachricht für ihn, unten an der Rezeption. Schlafen Sie jetzt und stehen Sie erst mittag auf. Dann gehen Sie hinunter und essen anständig. Das übernehme ich. Ich wünsche Ihnen alles Gute.‹ Der Beamte ging. Ich schlief und aß am folgenden Mittag.

Ich hatte noch einen harten Weg bis zum Tiefpunkt, aber ich habe dann die Zürcher Empfehlung verwirklicht und habe eine Gruppe mit anderen Alkoholikern gefunden und bin heute trocken. So ist es mir in Zürich ergangen, als ich der Polizei sagte, daß ich Alkoholiker bin. Seither habe ich nie mehr mit der Polizei, nirgendwo mehr, irgend etwas zu tun gehabt.«

Der Schweizer war unglaublich ernüchtert. »Das söllet mini Landslüt gsi si?« fragte er. Ich nickte. »I glaub Iehne aufs Wort, mir gohts au eso wie Iehne, villiech chunnt halt doch alles nur vom Suufe bei mir«, sagte er.

Der Moment war da. Wenn wir jetzt weitermachten, redeten wir seine Erkenntnis zu Tode, alles, was jetzt noch käme, wäre nur Abschwächung, bis zur völligen Eliminierung unserer Stunde in Selbsthilfe. Ich stand auf, gab dem Freund die Hand und sagte: »Ich denke, du bist bald reif, ich wünsche dir alles Gute.« Der andere stand auch auf. Er bezahlte und fragte: »Gohsch au?« Ich sagte: »Nein, ich will hier noch etwas sitzen, es ist ein guter Tisch hier, an dem ich sitze.« Der andere sagte, bereits vage auflachend: »Ha! Du meinscht d'Schneeflockche?« Ich grinste ihm zu und nickte.

Glattbrugg bei Zürich, den 23. September 1974 Silvia und ich haben die Arbeit für heute beendet und fahren in einer Stunde nach Zürich, um in ein Kino zu gehen. Alle Jahre wieder. Ich habe mir etwas über Bahá'u'llah notiert:

Er wurde am 12. November 1817 in Teheran geboren, als Sohn eines dortigen Ministers. 1844 erklärte ein Mann, von einigen Anhängern Báb genannt, in Shiráz öffentlich seine religiösen Auffassungen. Sie stehen im Gegensatz zum herrschenden Unrecht. 1847 wird der Báb in die Festung Má-Kú, im Norden Persiens, gebracht. Seine Anhänger werden verfolgt, an die zwanzigtausend werden umgebracht und der Báb wird 1850 auf dem Kasernenhof in Tabríz öffentlich erschossen. Bahá'u'llah erklärt sich 1852 zum Anhänger des Báb und wird in den Síjah-Chál, das damals berüchtigtste Gefängnis Teherans, gebracht. Er und seine Familie werden nach Bagdad, später nach Konstantinopel und Adrianopel verbannt und dort in Gefängnissen gehalten. 1868 wird er mit seiner Familie in die Gefängnisstadt Akká verschickt und weiter, bis zu seinem Tod im Jahr 1892, gefangengehalten. Er verbringt vierzig Jahre im Gefängnis und verfaßt dort seine Offenbarungen und seine Schriften. In seinem Todesjahr bestimmt er seinen Sohn Abdu'l-Bahá (1844–1921) zum Ausleger seiner Schriften. 1908, beim Ausbruch der Jungtürkischen Revolution, wird dieser Sohn mit seinen Gefährten freigelassen, er reist in den Jahren darauf nach Ägypten, Frankreich, England, Nordamerika, wiederum nach Europa und spricht öffentlich. 1963 findet in London der erste Weltkongreß der Bahá'i statt. Bahá'u'llah sagt, daß religiöse Wahrheit nicht absolut, sondern relativ ist. Daß Gottes Offenbarung ein andauerndes und fortschreitendes Geschehnis ist. Daß alle großen Religionen der Welt göttlich in ihrem Ursprung sind. Daß ihre Grundsätze miteinander in Einklang stehen. Daß ihre Ziele und Absichten dieselben sind. Daß ihre Lehren nur Widerspiegelungen der einen ungeteilten Wahrheit Gottes sind. Daß ihr Wirken sich ergänzt. Und daß ihre Sendungen aufeinanderfolgende geistige Entwicklungsstufen der Menschheit darstellen. Bahá'u'llah betont die Erfüllung der aufeinanderfolgenden Offenbarungen, nicht deren Aufhebung. Was ich bis jetzt von ihm gelesen habe, ist frei von jeder Rechthaberei, frei von jedem Anspruch, die alleinige Wahrheit gepachtet zu haben. Er betont die Grundwahrheiten, die in den vielen widersprüchlichen Lehren liegen. Er spricht von Gott so, wie es seiner eigenen Lebensnot, seiner Zeit und ihrer Fassungskraft entspricht. Aber er spricht von Gott gleichzeitig so, daß ich nun im undogmatischen, belehrungsfreien und selbstzeugnisklaren Glanz seiner unbeugsamen Sprache ihren Wahrheitsgehalt erkenne, denn ich finde in Bahá'u'llahs aufrichtiger subjektiver Allgemeinheit spezifische Hilfe in meiner Wirrnis. Dieser Offenbarer ist für mich ein Botschafter im Heute. Er hat seine Angst nicht geleugnet, er hat sie produktiv ausgelebt. Er ist nicht geflüchtet. Sein Geist wird leben.

Glattbrugg bei Zürich, den 24. September 1974 Wir haben die Redaktion abgeschlossen. Silvia ist zufrieden und ich bin erstaunt, daß ich schon brauchbar war für eine solche verantwortungsvolle Arbeit. Zu Silvia sagte ich: »Du hast dich einem frommen Heiden ausgeliefert, mein Anteil an deiner Darlegung ist staunende dankbare Heidenarbeit. Ich werde nie ein Bahá'i, aber ich bin längst ein Freund der Bahá'i.« Silvia sagte: »Du bist ein Freund, denn du bist geistig unbequem, du gibst nicht auf und hast sofort geholfen.« Ich sagte: »Oh, Silvia, ich hatte großes Glück, denn mein Freund Max, der gestorben ist, der in allem Geschriebenen von entnervender Genauigkeit und Geduld war, er hat in meinem wirklich sehr unruhigen Kopf lächelnd Pate gestanden.« Wir wollen jetzt nach Zürich fahren und im ›Select‹ einen Kaffee zu Ehren Eleonoras nehmen. Die Schneeflocke hat es ja schon vorab erklärt, daß ich »garantiert von allen diesen guten Sachen in Zürich nichts wahrnehme, außer im Select einen Kaffee zu nehmen«.

Im D-Zug Zürich – Frankfurt/M., 24. September 1974 Ich hatte mich von Silvia verabschiedet und ging in eine Confisérie in der Bahnhofstraße, wo man unter der Markise sitzen konnte. Schöner Sonnennachmittag. Ich rief Dr. Landau an, wir unterhielten uns eine Weile, dann setzte ich mich unter die Markise. Ich bestellte Kaffee und sah die Menschen. Ich genoß diese Nachmittagsstunde, endlich. Endlich kein Notieren mehr.

Frankfurt/M., den 25. September 1974 Trocken in Frankfurt wieder angelangt. Ungeniert dankbar allen denen, die mich durch geistige Signale leiteten auf meiner riskanten Reise, so kurz nach dem letzten Glas.

Frankfurt/M., den 26. September 1974 Schneeflockes Geburtstag. Vor der Abfahrt in Zürich ging ich dort in die elegante Bahnhofparfumerie und kaufte für die Lor ein Estée Lauder. Ich ging also heute früh in ihr Zimmer und weckte sie mit einem meiner winterlichen scheuen Küsse: Schneemiene küßt Schneeflocke. Dazu hatte ich frischen Kaffee mit an ihr Bett gebracht. Sie erwachte, ich wünschte ihr ein langes besseres Leben mit mir, gab ihr das Parfum. Sie strahlte und hub sogleich an mit einer fröhlichen Wertung: »Ah, 's Estée Lauder! Ja, das Estée Lauder ist ein erstklassiges Parfum, ein elegantes Parfum, vielleicht ein wenig ravissant für mich, aber ein schönes Parfum, schönes Parfum, oder! Es ist mit Recht in Zürich très en vogue. Ach, Ernst, was hast' mir auch für Sachen früher geschenkt, gräßliche Aufreißerbrühen im bösen Suff, schreckliche Verirrungen, ganze Töpfe, immer Marke Rockhoch, oder! Immer gleich in die Toilette mußte ich sie gießen, und hast es nie gemerkt, nur einmal bist' von der Toilette gekommen und hast gesagt: ›Lor, der Abtritt riecht wie ein Spermakloster zur Roten Lampe, wie im französischen Puff der Madame Ochsenstein . . .‹, das hast du ganz betrunken und entsetzlich klar gemurmelt!«

Frankfurt/M., den 27. September 1974 Beendet: ›Das zweite Pariser Tagebuch‹. Darin eine Stelle, die mich unheimlich berührt hat: »Von allen Domen bleibt nur noch jener, der durch die Kuppel der gefalteten Hände gebildet wird. In ihm allein ist Sicherheit.«

Vor dreißig Jahren notiert unter dem Eindruck bombardierter Dome, spricht dieser Eintrag Jüngers mich heute so an, wie er einst notiert wurde; gleichzeitig aber gibt er mir heute, eine Generation später, ein nüchternes Bild für den betenden Zeitgenossen im Zeitalter des abschmelzenden Dogmatismus und der aufscheinenden Liebe zu Gott, wie jeder ihn unbevormundet versteht oder nicht versteht.

In jenem Satz haucht meine längst verrichtete Wirklichkeit mich an: Ich nahm, umschlungen von Liebreich, Zuflucht zu meiner Willenskraft und betete. Da hauchte Gott mich an und erschuf meinen wieder zu sich kommenden verschütteten Glauben. Nicht der Tod, der eintrat in mich, erschuf Glauben, er stieß mich nur in meine Willensfreiheit. Gott schuf meinen Glauben.

Frankfurt/M., den 28. September 1974 Habe heute mit Schneeflocke gesprochen. Habe ihr, anhand konkreter Punkte, mitgeteilt, was ich, ihr gegenüber, für meine wirklichen Verfehlungen halte und habe sie um Verzeihung gebeten. Nichts kann rückgängig gemacht werden, aber sie sollte wenigstens erkennen, daß ich mein Unrecht langsam einzusehen beginne. Sie hörte sich an, was ich zu sagen hatte, hat nicht abgewiegelt, sagte dann: »Es ist in Ordnung.« Es ist in Ordnung, daß ein Anfang gemacht ist jetzt, aber mit noch so nüchternem Sprechen ist noch lange nicht alles in Ordnung.

Frankfurt/M., den 29. September 1974 Sonntag. Henry und Tuula waren zu Besuch. Wir tranken Kaffee und unterhielten uns. Tuula erinnert mich in einigen Dingen sehr an Schneeflocke. Sie ist ebenfalls eine Frau, die sich auf Dauer nicht damit zufriedengibt, daß der Herr Schluckspecht sein Trinken gestoppt hat. Tuula erwartet wohl auch mehr. Henry und ich müssen einiges unternehmen, um auf unserer Verschrobenheit nicht hocken zu bleiben wie auf Ladenhütern. Sonst sieht es düster für uns aus. Ob Henry das wenigstens ahnt? Als ich neun Wochen trocken war, wie jetzt er, habe ich davon nichts geahnt.

Frankfurt/M., den 1. Oktober 1974 Bei der Truppe im Dominikanerkloster. Ab kommenden Sonntag gibt es in Eschborn sonntags ein Meeting. Werner hat es arrangiert. Vielen von uns wird sonntags nun die Decke nicht mehr auf den Kopf sinken.

Frankfurt/M., den 2. Oktober 1974 Ich will Holunder treffen. Aber wie mache ich das? Sie wird ein Wiedersehen ablehnen. Sie würde auch das Telefon auflegen, wenn ich sie anriefe. Ich will Holunder nicht wegen der Fortsetzung meines Klammeraffentums treffen, sondern um es, für immer, zu beenden.

Frankfurt/M., den 6. Oktober 1974 Start der Gruppe in Eschborn. Es waren, mit mir, neun Alkoholikerinnen und Alkoholiker bei diesem ersten Meeting. Sie wählten mich zum Gruppensprecher. Ich habe die Wahl nicht angenommen, woraufhin sie mich, geschlossen und ohne Kommentar, noch einmal wählten. Ich habe gesagt: »Gut, ich mache es, bis die Gruppe normal funktioniert.« Damit waren sie, gefaßt grinsend, zufrieden. Das Ganze kam mir vor wie eine Verschwörung. Ich habe Henry gebeten, das Eröffnungsmeeting zu leiten. Er hat das gemacht. Es war das erste Mal, daß er ein Meeting leitete, und er zog es durch wie ein Hund.

Frankfurt/M., den 8. Oktober 1974 Abends im Dominikanerkloster. Post von Seychellenrudi. Er hat meine Post erhalten und konstatiert »recht vernünftigen Inhalt, dem ich zu meiner Überraschung entnehme, daß du vielleicht, bei aller Verrücktheit, doch anfängst, langsam wieder zu denken«. Er hat inzwischen zwei Wasserbecken fertig gebaut und pflanzt die ersten Früchte an. Er schreibt drei Seiten, engzeilig. Also geht es ihm gut.

Frankfurt/M., den 9. Oktober 1974 Seit meiner festen Absicht, zu Holunder zu fahren, bin ich immer tiefer in den Keller gerutscht. Das wird sich nicht mehr bessern, bis ich es hinter mir habe. Kein Suchtdruck. Ich bin inzwischen wohl ziemlich stur geworden, was den Stoff betrifft. Die Depression ohne Suchtdruck ist schlimmer als alle früheren Anfälle, unvermischter Ekel vor meinem Zögern, den erforderlichen Schritt zu tun.

Frankfurt/M., den 10. Oktober 1974 Post von Curt Meyer-Clason aus Lissabon. Von ihm stammt die Einsicht, daß es viel Zeit braucht, um sich kurz fassen zu können. Nach Jahren das erste Zeichen von ihm und Christiane. Abends im Meeting in Sachsenhausen.

Frankfurt/M., den 11. Oktober 1974 Es ist Buchmesse. Ich gehe seit Jahren nicht mehr hin. Möchte es ja gerne, getraue mich aber nicht, komme mir vor wie ein Aussatz. Bücher faszinieren mich und Menschen, die sich für Bücher interessieren, liebe ich. Diese Weltkonferenz der Bücher und die Weltkonferenz der Leser, das zusammen wirft mich um. Ich wäre gerne auf der Buchmesse, aber wenn es mich umwirft und ich dann wieder trinke, in Panik und aus Angst, dann ist alles, was Schneeflocke und ich bis heute auf die Waage gebracht haben, vorbei. Beim nächsten Rückfall gehe ich drauf, das fühle ich inwendig.

Anruf von Wolfram Schütte (›Frankfurter Rundschau‹): Marie Luise Kaschnitz ist gestorben. Ob ich einen Nachruf schreiben würde? Ich bin so mitgenommen, mit einem Mal, daß ich murmele: »Naja, ist ja noch gut, daß ich Schiß vor der Buchmesse habe, so kann ich wenigstens eine schreibende Besinnung auf diese wunderbare Frau probieren . . .«

Frankfurt/M., den 12. Oktober 1974 Mein Nachruf ist bereits in der Zeitung; ich brachte ihn gestern abend noch ins Rundschau-Haus.

Im Geheimnis der Liebe
Über Marie Luise Kaschnitz

Die Verstorbene war eine Erzählerin, deren Schaffen mir mehr als einmal geholfen hat, nicht aufzugeben: Der vollkommene und in sich richtige Erfolg, den Marie Luise Kaschnitz in den Herzen und in der Phantasie ihrer Leser errang, die lautlose Dauer, in der diese Frau um ihrer Sprache willen beachtet, geehrt und geliebt wurde, ermutigte mich, mehr als einmal, im Zentrum meiner Angst, im Griff meiner selbstverschuldeten und mir lange irreparabel erscheinenden Fehlverhalten, ermutigte mich zu oft schon heiterer Gewißheit. Denn, sagte ich mir: ›Sie erzählt meisterhaft und hier siehst du es, Erzählen kommt vom Schreiben und dieses Schreiben von der da, das kommt aus richtigerem Leben. Daß sie mit dieser hohen Qualität diesen Erfolg hat, stempelt das phantasielose Geschwätz der Frustrationsindustrie vom Ende der schönen Literatur zum modischen Genörgel, versuch's weiter, versuch's weiter . . .‹ Was, frage ich mich, hat diese Schriftstellerin wirklich erlebt? Sie hat die Liebe erlebt, eine große unaustauschbare Liebe hat sie erlebt: Marie Luise Kaschnitz hat alles erlebt.

Ich wage diese Behauptung allein wegen der Beschaffenheit ihrer Sprache.

Der Freimut, der die Geschichten von Marie Luise Kaschnitz durchatmet und der die Begebenheiten in diesen Geschichten so herausfordernd neu macht im Leben unbefangener Leser, dieser Freimut kommt aus voreingenommener Diskretion. Es erzählt uns jemand, der geliebt hat und der nun, da das Glück zu Ende war, noch einmal neu beginnt, im Geheimnis der Liebe zu leben und zu wirken. Und wo zu wirken? In dem Überlebensmedium ersten Ranges aller Menschen, unserer Sprache. Das Erlebte und Verstandene, Angst, Wut, Schmerz und Lust, das endlich greift über in die ganze kommende Sprache, berührt fortan und verändert eine jede erzählerische Gestalt dieser Frau, und ich lese, staune, verstehe: Verstehen ist der Ruhm des Menschen, die Liebe das Geheimnis solchen Ruhms. Und wenn ich sagte, Marie Luise Kaschnitz hat alles erlebt, so meine ich damit: Sie hat die Liebe erlebt und das Ende des Glücks – und da geht sie her und erschafft ihre Liebe in ihrer Sprache tausendfach neu und anders und immer glaubwürdig und das geschieht so, daß selbst einem Isolierten und zeitweise auf das äußerste Verstörten wie mir dieser wunderbare Vorgang nicht verborgen geblieben ist.

Es gibt ein Geheimnis des Todes: Geistige Freude, weit über jeden Tod hinaus. Marie Luise Kaschnitz ist nun in diesem Geheimnis, sie hat geholfen, es zu gestalten. Ich brauche nicht an das Verschwinden der schönen Literatur zu glauben, denn es ist absurd, an den Untergang der Liebe zu glauben. Dort, wo diese Frau jetzt ist und so, wie sie dort ist, dort und so auch möchte ich dereinst sein, wenn es Zeit ist.

Frankfurt/M., den 13. Oktober 1974 War in Eschborn und habe Gerd gebeten, das Meeting zu leiten. Er hat es gemacht. Wenn du als Gruppensprecher fragst: »Wer möchte heute das

Meeting leiten?«, dann meldet sich selten einer. Ich habe mir vorgenommen, jeden Sonntag einfach jemand zu bitten. Damit Abwechslung in den Laden kommt.

Frankfurt/M., den 14. Oktober 1974 Habe heute an Beilrudi geschrieben. Das hat mir gutgetan. Habe ihm erzählt, wie wir zu Viktoria, unserer dritten Katze, die sich hier bereits wohlfühlt, gekommen sind. Eleonora trat dazwischen, als Arbeiter auf einer Baustelle das Tier gerade mit Schaufeln erschlagen wollten. Und diese Rostfarbige mit den hellen Einsprengseln setzte sich zur Wehr. Schneeflocke brachte sie mit, das Kätzchen sprang ihr vom Arm, stand in der Diele, als ich ihr zurief: »Ja, Viktoria, grüß dich!« Da lief Viktoria auf mich zu und kletterte, im Nu, an mir herauf und legte sich mir auf die Schulter und schnurrte.

Frankfurt/M., den 15. Oktober 1974 Ich übe mich in dem Gedanken, auch die argen Dinge aus der Trinkzeit nachträglich nicht zu verachten, denn sie waren wichtige Stationen zum Leben im Heute. Abends im Dominikanerkloster.

Frankfurt/M., den 16. Oktober 1974 Auf dem Tiefpunkt meiner langen Depression. Liebe macht sehend, Schmerz macht nüchtern. Ich bin nicht nüchtern, wehre mich immer noch gegen den Schmerz. Nur der selbstverschuldet ungesund Kranke, der Liebe so vermißt, daß er täglich immer neu daran krepiert, kann ermessen, was Liebe für ihn sein könnte. Der nüchterne Kranke gibt Liebe und nimmt Liebe an. Wer nur geben will, aber nicht zu nehmen wagt, dessen Wunsch zu geben erscheint mit Recht als anmaßend und wird zurückgewiesen.

Frankfurt/M., den 18. Oktober 1974 Freitag. Falk fuhr mich heute zu Holunder, 400 km hin und denselben Weg zurück. Ich habe nicht angerufen dort, habe es einfach riskiert. Holunder war da, sie öffnete, bekam einen leichten Schock, als sie mich sah. Ich habe ihr gesagt, was zu sagen war. Es dauerte etwa eine Viertelstunde. Sie sagte: »Zum erstenmal, Ernst, in allen diesen Jahren, habe ich dich nun verstanden.« Wir sind sofort zurück nach Frankfurt gefahren.

Es ist fast Mitternacht. Ich bin froh, daß ich es hinter mir habe. Ich weiß, daß es mir nun allmählich besser gehen wird. Ich habe auf der Hinfahrt fast nicht gesprochen, auf der Rückfahrt habe ich überhaupt nichts mehr gesagt. Meine Laufbahn als Klammeraffe ist vermutlich für immer vorbei. Bin sehr erschöpft. Das Wiedersehen hat mich derart ernüchtert, daß ich beim Betreten meines Schreibzimmers einen Tränenausbruch nicht mehr gewaltsam abzudrängen versuchte. Es war kein Weinkrampf mehr, sondern die beginnende Einsicht, daß ich den Schmerz nicht mehr in mir zu leugnen brauche, weil ich endlich bereit werde, ihn anzunehmen. So werde ich meine Ungeduld, mein Selbstmitleid und die Suche nach fremden Schuldigen allmählich in mehr Wirklichkeitssinn umwandeln können und dann wird es mir bessergehen.

Frankfurt/M., den 19. Oktober 1974 Kann es heute kaum fassen, daß ich dieses qualvolle feige Flüchten vor der so lange gefühlten Notwendigkeit, Holunder in die Augen zu sehen, endlich beendet habe.

Frankfurt/M., den 20. Oktober 1974 Nachmittags in Eschborn. Habe Gisela gebeten, das Meeting zu leiten. Die Gruppe war heute bereits auf siebzehn Leute angewachsen.

Begonnen mit dem dritten Band der ›Strahlungen‹: ›Kirchhorster Blätter. Jahre der Okkupation (1944–1948)‹.

Frankfurt/M., den 21. Oktober 1974 Anruf von Oliver Behnsen aus München. Wir telefonieren stets an diesem Tag. Es geht seit Jahren so und weder der Dichter noch ich Notar, krank beide, haben jemals versucht, unsere Kartausenregel zu interpretieren. Oliver beglückwünschte mich zu meiner geheilten Krankheit, von der Freunde ihm berichtet hätten. Da

Oliver der einzige nichtsubventionierte und somit lebensfähige Dichter aus meiner Bekanntschaft ist, sagte ich ihm die Wahrheit: »Meine Sorte Krankheit kann nur geheilt werden, wenn man den Kopf amputiert. Aber Grundlage jeder bleibenden Genesung ist die Erfahrung der Unheilbarkeit.«

Am 6. Juni 1944 besucht Jünger, noch Soldat, den General Speidel in La Roche-Guyon, wo Speidel Chef des Stabes beim Oberkommandierenden West, Feldmarschall Erwin Rommel, ist. Die Meldung von der Landung der Alliierten in der Normandie trifft im Hauptquartier später ein als in Paris. Rommel ist nicht anwesend, ist zum Geburtstag seiner Frau nach Deutschland gefahren. Am 16. Juli 1944 besucht Jünger den General Speidel noch einmal in La Roche-Guyon. Jünger erinnert sich an den Ausspruch seines Vaters: »Es muß erst ein großes Unglück kommen, ehe es anders wird.« Ich kann dieses Wort aus Erfahrung bestätigen, denn nach einem großen Unglück wird es nicht besser, sondern es wird anders. Das übliche Gefasel vom Besserwerden ist schändlich. Es ist, in bedrängter Lage, begreiflich. Aber wo Genesung schon eingesetzt hat, ist es schändlich, denn es ist eine geistig faule Weigerung, zu einem Sprachverhalten zu finden, das den ehrlicheren eigenen Gefühlen näher käme. Genesung führt nicht zur letztendlichen Harmonisierung eines Schlachthauses der Unehrlichkeit; Genesung setzt Fähigkeiten frei, in den Widersprüchen der nüchtern betrachteten Welt aktiv und durch Selbsthilfe, Hilfe auch für andere, zu leben. Wer mehr verspricht, ist entweder ein Dummkopf oder ein Geschäftsmann oder ein Interessent an überlebter Macht. Für diese drei Sorten Menschentum sehe ich keineswegs schwarz, aber ich werde alle mir gegebenen persönlichen Mittel jederzeit ungerührt einsetzen, um sie mir vom Leib zu halten. Es sind die drei Sorten, die kuschen. Und es gibt Lagen, in denen es sich empfiehlt, selbst zum Scheißhaus innerhalb der eigenen vier Wände, in dieses Palais der exakteren Phantasie, mit der Hundepeitsche zu gehen. Und zwar zuerst wegen den drei Sorten in mir selber. Sie werden niemals besser, aber sie kuschen.

Am 21. Juli 1944 wird in Paris der Anschlag auf Hitler bekannt. Stülpnagel wird nach Berlin befohlen, richtet unterwegs die Pistole gegen sich, bleibt jedoch am Leben und verliert das Augenlicht. Er ist bereits Gefangener.

Am 13. August 1944 macht Jünger Abschiedsbesuche in Paris. Mit dieser Feststellung endet sein dortiges Tagebuch. Bis zum 2. September hält er sich in Saint Dié auf, zwei Tage später trifft er in Kirchhorst ein. Die Amerikaner haben Paris bereits besetzt. Dank dem General von Choltitz ist Hitlers Befehl zur Niederlegung der Stadt unausgeführt geblieben.

In Saint Dié notiert Jünger: »Was kann man dem Menschen, und vor allem dem einfachen Menschen, empfehlen, um ihn der Normung, an der auch die Technik ununterbrochen mitwirkt, zu entziehen? Nur das Gebet. Hier ist auch für den Geringsten der Punkt gegeben, an dem er nicht zu Teilen des Getriebes, sondern zum Ganzen in Beziehung tritt. Von dort strömt unerhörter Gewinn, auch Souveränität. Das gilt auch außerhalb jeder Theologie. In Lagen, denen gegenüber die Klügsten versagen und die Mutigsten nach einem Ausweg sinnen, sieht man zuweilen einen mit Ruhe das Rechte raten, das Gute tun. Man kann sich darauf verlassen, daß das ein Mann ist, der betet.« (29. August 1944)

Oft ist es ein Mann, öfter indessen eine Frau, das ist meine persönliche Erfahrung, bis jetzt jedenfalls. Die Gebete von Kindern haben mich, wenn ich Zeuge wurde, immer am tiefsten berührt. Aber ich bin ungeeignet, solche Ereignisse zu kommentieren, denn eine meiner hervorstechendsten Eigenschaften ist die, daß ich niemals Menschen beobachte; ich bin ein Betrachter.

Jüngers Notiz bewegt in mir die Frage, was ein einfacher Mensch ist. Ein einfacher Mensch denkt wohl weniger einfach, er lebt eher einfach, denn er lebt nicht leicht, so jedenfalls sagt es mir meine Menschenbetrachtung und meine Selbsterfahrung. Vielen Menschen kann ein Gebet auch kaum empfohlen werden, denn ihnen fehlt bereits das Bewußtsein ihrer Bedürftigkeit. Sie würden, in der Stille, kein Wort, gerichtet an Gott, über die Lippen bringen, hätten sie sich nicht vorher auf einem ihrer Schattenkongresse gegenseitig angedient, daß Beten jetzt effektiv sei und vereinbar mit den Zwecken der Ausbildungsindustrie. Ich weiß nicht, was Ernst Jünger unter einem einfachen Menschen versteht, aber daß er darunter nichts geistig Herabgesetztes versteht, geht aus dem Wortlaut seiner Eintragung für mich hervor. Bedeutsam ist sein Hinweis, daß das Gebet auch außerhalb jeder Theologie empfohlen werden kann.

Am 1. September 1944, noch in Saint Dié, notiert Jünger im Journal, er werde übermorgen nach Hannover fahren, der Stab des Militärbefehlshabers Paris löse sich auf. Er trifft, zwei Tage später, in Hannover General Löhning, den dortigen Standortkommandanten. Am selben Tag erreicht er Kirchhorst. Dort bespricht er mit Ziegler, einem Vertrauten, den Druck seiner inzwischen mehrfach überarbeiteten und beendeten Schrift ›Der Friede‹. Am 16. September wird er beurlaubt, zur Führungsreserve. Es bedeutet hier soviel wie abgestellt zum Umgebrachtwerden im Bedarfsfall. In der lebhaften Vorstellung, sein Leben nun jederzeit verlieren zu können, und zwar nicht durch einen heranreifenden Tod, sondern durch einen fremden und unberechenbaren Gewaltakt, tritt Jüngers Leben statt dessen in reicherer Wirklichkeit noch einmal auf ihn zu. Es ist bewegend, das in seiner nun noch lapidarer werdenden Sprache zu erfassen.

Am 2. Oktober findet er unter der Post einen Brief von Ruth Speidel, die mitteilt, daß General Speidel verhaftet ist. Am 18. Oktober 1944 hört Jünger im Radio den Aufruf Hitlers zur Bildung des Volkssturms. Jünger erkennt es als »neue Handhabe zu Vernichtungsmaßnahmen, die gegen das Volk im Ganzen gerichtet sind«. Zwei Tage später erfährt er beim Generalkommando, daß in Berlin seine Entlassung aus der Wehrmacht verfügt worden ist. Am 27. Oktober wird er, in Bothfeld, aus dem militärischen Dienst entlassen. Jünger teilt keine näheren Umstände mit. In einem Verlagstext am Beginn des Bandes heißt es: »Im Sommer 1944 wurde Ernst Jünger wegen Verbreitung seiner Friedensschrift von der Gestapo vorübergehend festgenommen und wegen ›Wehrunwürdigkeit‹ aus der Wehrmacht entlassen. Zu diesem Zeitpunkt begann er die Aufzeichnung der ›Kirchhorster Blätter‹.«

Frankfurt/M., den 23. Oktober 1974 Gottes Sein ist unerforschlich, keineswegs jedoch sein Wille. Er äußert sich in der Sprache von Menschen, die aufrichtig ihre wirklichen Bedürfnisse artikulieren, vor allem in zwei widersprüchlichen Erfahrungssituationen: in der Freude und in Not. Im schreienden und kaum noch wortmächtigen Heulen eines Menschen in Not liegt mehr vom wahren Willen Gottes, als alle kaltblütig verfaßten Werke darüber jemals verschleiern können. Im Ausdruck ruhiger Freude eines Menschen nach bestandener Not liegt mehr vom wahren Willen Gottes, als die gesamte Illuminationsmacht der Industrien der Scheinfreuden jemals überblenden kann.

Meine wirklichen Bedürfnisse sind alle einfach und sie wären leicht zu befriedigen, fände ich nur mehr Mut zu mehr Ehrlichkeit zu mir selber. Ich bin indessen froh, daß ich andere Leute in meiner Lage treffen kann, die mir wenigstens jetzt langsam erhellen, worauf es mir ankommt. Es sind Menschen in meiner spezifischen Lage, die mich verstehen, die mir helfen, weil ich ihnen nichts vormachen kann.

Es ist durchaus kein Zufall, daß von allen damaligen Verhandlungspartnern Hitlers der selber krankhaft irre Duce, Benito Mussolini, es gewesen ist, der als erster ganz offen sagte, daß Hitler nicht richtig im Kopf sei. Der Duce sagte es 1936 zum Grafen Ciano. In meiner Truppe hätten weder Hitler noch Mussolini die kleinste Chance gehabt, irgendeinen von unserer Friedhofsoiree zu täuschen, aber dafür hätten diese beiden Kranken dort auch wirkliche Freunde gefunden, Kranke im selben Boot der Sucht. Die Suchtmittel, die einer nimmt, sind sehr verschieden (Alkohol, Tabletten, Fressen, Lügen, Machthunger usw.), aber alle Suchtmittel sind Fluchtmittel und der phasenhaft sich verschlimmernde Krankheitsverlauf jeder Sucht ist derselbe. Nach dem Kontrollverlust gibt es, in jeder Suchtart, kein Halten mehr. Nur durch bedingungslose Kapitulation vor der Übermacht des Mittels, das man braucht, und durch das Eingeständnis, sein Leben allein nicht mehr meistern zu können, und durch die Konsequenzen aus diesem Zugebenkönnen, dem Absetzen des Suchtmittels und der regelmäßigen Selbsthilfe in einer Gruppe mit Auchbetroffenen, gibt es Genesung für Süchtige, aber nie mehr Heilung.

Die noch heute geläufige Darstellung Hitlers als einer Ausgeburt der Hölle, als vereinzelter Abnormität, ist entweder Ergebnis einer Unwissenheit, die beim jetzigen Wissen über bestimmte Krankheiten auf geistige Beschränktheit schließen läßt, oder sie ist infam. Die Süchtigen unter uns sind Alltagswirklichkeit. Schon damals haben genügend Leute von Einfluß gewußt, daß Hitler ein Kranker war. Es heißt, er habe niemals einen Freund gehabt.

Frankfurt/M., den 25. Oktober 1974 Nachttraum: Ich war in einer üblen Kneipe, mit Beilrudi und mit Anita und einigen mir nicht bekannten Leuten. Ich trank ein Bier an, trank nicht weiter. Ich fühlte sofort die Persönlichkeitsveränderung. Beilrudi beginnt, kurz darauf, mit dem Trinken. Zuerst trinkt er ein Bier in einem Schluck aus, dann ist kein Halten mehr. Er wird auf einmal magerer, reißt sich das Hemd mit der Krawatte vom Leib, trinkt mit nacktem Oberkörper weiter und beginnt dann, durch das Lokal zu wanken, Leute zu belehren. Anita und ich stehen auf der dunklen Straße. Ich weiß, daß ich im Rückfall bin und bekomme plötzlich einen Steifen, spüre sogleich den früheren inneren Bockzustand. Anita sagt: »Ich verreise heute, für immer.« Ich ziehe sie ins nächste Haus. Es ist ein Fachwerkhaus, im Mondlicht sehe ich, in einiger Entfernung, den großen Vierkanthof von Waltrauds Vater. Anita und ich befinden uns also in dem Gehöft Weiershagen im Homburgischen Land, wo ich als Sechsjähriger zur Dorfschule ging. Ich erfasse das, kümmere mich aber weiter nicht darum, trete in das Fachwerkhaus ein, ein Heimatgefühl gibt mir innere Stärke, ein Mann in blaugestreiftem Hemd kommt aus einer Stube, ich sage: »Mann, häs du eine Bude fär dat Weet und mech?« Der Mann sagt: »Keerl, ick bin as kein Hottäll.« Ich weise kommentarlos auf den Hammer in meiner Hose und der Mann sagt: »Wenn et so iss mit dir un dein Weet, dann mauten fi die Sau ruß looten, ich hätt wohl noch eine Bude im Bünnen, wenn dein stolz Weet dat genücht.« Ruhig sage ich: »Mann, mir genücht ein Bett im Bünnen und mein Weet genücht dat wohl ook.« Der Mann führt uns die Treppe hoch. Im Zimmer ziehen Anita und ich uns aus. Mein Schwanz fällt herunter. Dann sehe ich mich, ohne Anita, im Hof von Waltrauds Vater. Prasselnder Nachtregen. Jemand, den ich nicht kenne, tritt auf mich zu. »Bist du Waltrauds Bruder? Ich bin der Kucknicht von Weiershagen, kennst du mich wieder?« frage ich. Der Gleichaltrige schüttelt den Kopf, weist auf die Vordächer der Stallungen. Sie stürzen im prasselnden Nachtregen ein, dann stürzt, nach und nach, der ganze Vierkanthof ein, ächzend und langsam und vollständig. Der Gleichaltrige holt eine Flasche Korn. Er öffnet sie, nimmt einen Schluck, wischt mit der Hand langsam über die Öffnung, reicht mir die Flasche, ich setze sie an und lasse sie in mich einlaufen, setze sie ab und überlasse dem anderen das letzte Drittel. Er sagt: »Kucknicht, du häs einen steifen Schluck, aber keine Bange, es sind noch staaze Pullen im Bett.« Er trinkt die Flasche aus und weist mit der leeren Flasche auf die Trümmer des Hofs und sagt: »Hin alles, restlos alles, wat? Komm, Keerle, loss uns nun tausend Kannen suupen.«

Die Verwertung selbst der Nachtträume, in denen die Seele den Geist in unbeobachteter Stille bewegt und Hochzeit mit dem Denken hält, ist mir immer als ein niedriger Zug von Raffigkeit erschienen. Mein Wunsch war es immer, mich auf das ruhige Hinschreiben meiner Phantasien bei Tage zu beschränken, auf innere Gesichte im Wachsein. Im wesentlichen habe ich mich auch daran gehalten. Der hier notierte Nachttraum hat mich bis ins Innerste geschockt, er scheint mir mitteilen zu wollen, daß ich mich in Gefahr begebe, wieder rückfällig zu werden, wenn ich nicht bald meine sexuelle Abstinenz beende und in die tätige Askese eintrete. Ich bin so entsetzt aufgestanden, daß ich einige Zeit brauchte, bis ich wußte, daß ich (noch) nicht getrunken habe.

Weiter in Jüngers ›Kirchhorster Blättern‹. Am 1. November 1944 notiert er: »Über das Gebet. Im Sinne höherer Mechanik ist ihm auch eine ableitende Kraft zu eigen – es mildert und verzehrt die Furcht. In Zeiten, in denen seine Praxis abhanden kommt, sammeln sich große und unverdauliche Massen Angst in der Bevölkerung an. Im gleichen Maße schwinden Willensfreiheit und Kraft zum Widerstande, und entsprechend wird der Appell der dämonischen Mächte zwingender, ihr Gebot furchtbarer. Das Gebet reinigt die Atmosphäre; in diesem Sinne ist das Glockengeläut das kollektive Gebet, das Gebet der Kirche unmittelbar. Dies ist nun durch das Geheul der Sirenen ersetzt, die zum Teil sogar auf den Kirchtürmen befestigt sind.«

Ich habe diesen Fund hier notiert und habe dann gebetet. Ich habe Gott gebeten, mir mehr Mut zu nüchternem Handeln zu geben, zu einem Handeln, welches mich freier macht, indem es niemand verletzt, und ich habe darum gebeten, daß Gottes Wille geschehen möge und nicht meine beengten Vorstellungen von dem, was wichtig wäre, meinen Geist deformieren sollen. Ich habe nicht aus Routine gebetet, sondern im Bewußtsein der Konsequenz aus meinem Tun. Ich beruhige mich nicht damit, die Umstände der Sirenen auf den Kirchen wären 1944 so gewesen. Ich bin, was Literaturbetrachtung angeht, kein Hermeneutik-Kauz, sondern ein Mensch mit Selbstinteresse. Ich fühle mich betroffen. Die Sirenen auf den Kirchtürmen sind geblieben. Das ist, wie mir scheint, kein Zufall.

Frankfurt/M., den 28. Oktober 1974 Ich war heute im ›Mövenpick‹ und lernte eine Frau, die mir gefiel, kennen.

Wir unterhielten uns einige Zeit, dann fragte ich sie, ob sie Lust hätte, mit mir ins Bett zu gehen. Sie war von dieser Direktheit angenehm berührt und wir fuhren in ihre Wohnung. Ich bekam eine Erektion, als jene Frau sich auszog. Meine Erektion war zu Ende, als ich mich auszog. Ich sagte zu der Frau: »Es tut mir leid.« Sie sagte: »Aber das kann doch jedem einmal passieren.« Ich sagte: »Gewiß, aber nicht am laufenden Band. Das geht jetzt so, seit ich nicht mehr trinke.« »Haben Sie viel getrunken?« fragte die Frau. »Das kann man sagen, ohne es jemals dementieren zu müssen«, sagte ich und zog mich wieder an. Die Frau zog sich auch wieder an. »Waren Sie mal bei einem Therapeuten?« erkundigte sie sich. »Bewahre, Gott bewahre mich davor!« sagte ich und vermochte, immerhin, versuchsweise aufzulachen. Die Frau lud mich ein, mit ihr zu Abend zu essen. Ich habe mich, unter einem Vorwand, bedrückt entfernt.

Frankfurt/M., den 29. Oktober 1974 Abends bei der Truppe im Dominikanerkloster. Ich bringe nun überhaupt nichts mehr über die Lippen. Und mein Schweigen ist kein Zuhören mehr, sondern nur noch krampfhafter Verzicht auf meine einzige Überlebenschance, das Geschehen im Meeting unbefangen mitzugestalten. Ich kann nicht hoffen, daß die Dinge sich von allein zum Besseren wenden, ich muß etwas tun.

Frankfurt/M., den 30. Oktober 1974 Weiter in den ›Kirchhorster Blättern‹. Am 3. November 1944 dieser Eintrag: »Nachmittags kam Hanne Wickenberg, die neulich in der Hannoverschen Altstadt von einem Tagesangriff überrascht wurde. Sie erzählte von den Szenen, die sich in den Bunkern abspielen. Die Bomben heulten in der Nähe herunter, Staub und Qualm drangen durch die kleinen Fenster ein und machten die Gesichter unkenntlich. Der Raum war von Seufzen, Schreien und Stöhnen erfüllt, die Frauen wurden ohnmächtig. Den Kindern hatte man, weil sie sich vor Angst übergaben, Tücher vor das Gesicht geknüpft.«

Ob ich meine derzeitigen Schwierigkeiten nicht doch entschieden zu wichtig nehme? Ich bin doch relativ verschont von Leiden, wenn ich nicht trinke und den Kontakt mit der Gruppe aufrechterhalte und so meine Krankheit mit ihrem doppelten Gesicht – dem düsteren und dem hellen, entdecke – anstatt im trockenen Alleingang immer verschrobener zu werden. Die Besinnung auf Jüngers damalige Eintragung relativiert meine Lage erheblich. Nur wenn ich mich nicht zu wichtig nehme, kann ich mich für voll nehmen. Die Kinder, die sich vor Angst im Bunker übergaben, haben mich sehr betroffen gemacht. Wie war es mit mir bestellt als Kind?

Ich bin geboren worden mit dem Wunsch zu sterben. Das dämmerte mir bald. Es war ein tiefer Eindruck, ein tiefer Eindruck von Wahrheit. Aber da erfuhr ich Liebe und staunte. Das alles ereignete sich in meinem ersten Lebensjahr. Ohne Liebe wäre ich, kraft meines noch unverstümmelten Eindrucks, sogleich verstorben.

Staunend zog ich mich damals vollständig zurück in eine innere Kapsel aus Einsamkeit und Stille, anstatt zu sterben. In dieser Kapsel war die Angst. Ich lebte nun in dieser Kapsel ab meinem ersten Lebensjahr und wurde teilweise idiotisch und teilweise überwach, krank für immer.

Dann zerhieben die ersten beiden Orchesterschläge der Siebten von Ludwig van Beethoven die Kapsel und ich erfuhr die Ahnung von kommender eigener Sprache. Aber dennoch blieb mir mein Wunsch zu sterben.

Ich lernte lesen, ich lernte schreiben, ich lernte sprechen. Es war zu leicht; Lernen war keine Hilfe. Ich näherte mich Menschen. Auch das war keine Hilfe. Ich fing an, einige Leute zu lieben. Keine Hilfe. Ich trank den ersten Alkohol. Oh, Wunder, Hilfe? Hier war Hilfe! Ich trank weiter.

Im Alkoholtrinken bis zur Verblödung war ein Eindruck von Wahrheit, ein tiefer Eindruck von Wahrheit, tiefer als im Weiterleben. Auf meinem persönlichen Tiefpunkt dankte ich Gott für mein verrücktes Leben. Es war ein zweiter tiefer Eindruck von Wahrheit. Ich fand Leute im selben Boot und hörte, daß sie von sich erzählten und was sie erzählten, war, als ob sie von mir erzählten. Dies war das dritte Erlebnis eines tiefen Eindrucks von Wahrheit in meinem bisherigen Leben.

Osberghausen, den 3. November 1974 Mit Eleonora zu Besuch bei meinen Eltern und meiner Schwester Doris. Ich bin eine Treppe höher gegangen und sitze an dem Tisch, an dem Anna Ärmlich und Fritz von der heiligen Apathie ihre letzten Jahre in wortkarger Bescheidenheit miteinander zubrachten. Zuerst starb Fritz, mit 84 Jahren. Ein Jahr später starb Anna, 79 Jahre alt. Ihre letzten Worte richtete sie an den Tod: »Liebreich, bist du da?« So die versammelten Zeugen. Es bleibt mir eine beständige Mahnung an die Sprache der Großmutter, die stets einfach und aufschlußreich gewesen war, daß sie sie in ihrer Todesstunde in höchster Erkenntnisform, in Frageform, glücklich vollendete.

»Ernst, es ist schlimmer wie mit Opa Fritz früher. Der saß wenigstens noch auf der Holzbank und grielachte manchmal, aber Wilm liegt den ganzen Tag, rührt sich nicht mehr und schweigt, und wenn der sein Maul aufmacht, dann höchstens, um Doris und mir hart den Bart abzumachen. Dann tut es ihm wieder abscheulich leid und er entschuldigt sich für seinen Zustand, was vollends unerträglich ist. Was ist aus diesem klugen und gescheiten und charakterfesten Mann nur geworden? Weißt du es vielleicht?« fragte Ruth, als wir allein waren.

Ich habe diese Gelegenheit wahrgenommen und habe meiner Mutter endlich einmal in Ruhe und kurzgefaßt erzählt, was aus mir geworden ist. Dann habe ich ihr deutlich machen können, daß ich inzwischen aufgehört habe, fremde Schuldige an meinem Zustand zu suchen, und habe sie für alle Kränkungen, die ich ihr in der Saufzeit angetan habe, um Verzeihung gebeten. Ruth sagte anschließend: »Ernst, es war bei uns, wie wohl auch bei Wilm und bei mir, einfach viel zu große Liebe, extrem zu große Liebe für unsere Strauchköpfe hier. Daran haben wir wohl alle gelitten.« Ich sagte: »Ruthchen, geb's zu, wir haben aber auch manchmal gelacht.« Ruth fuhr mich an: »Ernst, du Abscheu, du sollst nicht immer Ruthchen zu mir sagen, ich bin deine Mutter!« Ich habe sie mir geschnappt und habe sie in meinen verdammten Unrechtsarmen fest und leise ein bißchen hin und her gewiegt und habe der provenzalischen Ruth dabei leise ein Lumpendliedchen am Ohr gesungen und sie hat in großem Entzücken, daß ich überhaupt noch solche Sachen singen kann, gelacht. »Das sind mir hier vielleicht Verzeihereien, du dicker Minister meines Herzens. Sogar singen tust du, das ist ein starkes Stück. Das Nichtschlucken bekommt dir wirklich!« sagte Ruth und wurde auf einmal sehr müde. Sie setzte sich auf einen Stuhl und ich sagte zu ihr: »Verehrte und geliebte Ruth, ein Mann, der nicht singen will, taugt nicht viel. Ich kann zwar nicht singen, aber ich versuche exakt zu krächzen. Und weil ich nun eben doch gerne singe, so versuche ich eben schreibend zu singen.« Ruth sah mich an und sagte: »Junge, das hast du sehr würdig erkannt und ordentlich gesagt. Daß du nicht mehr trinkst, kann hier keiner fassen, aber man sieht, daß es so ist.« Sie stand auf und sagte: »Das hat mir heute mit dir sehr gutgetan.«

Frankfurt/M., den 7. November 1974 Ruhiger fester Gang durch den selbstbestimmten Tageslauf, dann abends in guter Laune ins Meeting nach Sachsenhausen. Dann zwei Stunden sehr langsame Lektüre im Jüngerschen Journal. Je weniger Textquantität ich mir nehme und je langsamer ich das wenige lese, um so eher erscheint mir dieses Verhalten gegenüber diesem Werk angemessen; Jünger hat schließlich Jahre gebraucht, um es zu erschaffen, da bin ich, selbst als Leser in ruhigster Gangart, immer noch ein hastiger Zehrbruder.

Frankfurt/M., den 8. November 1974 Abends habe ich das Meeting im Dominikanerkloster geleitet, denn Jupp war wieder da. Deshalb habe ich mich gemeldet. Ich bat einen Freund, seine Geschichte zu erzählen. Das geschah.

Frankfurt/M., den 12. November 1974 Im gemeinsamen Versuch, der Trunksucht zu widerstehen, ist jeder Kranke Mittelpunkt und um jeden dieser Mittelpunkte dreht sich jederzeit alles; sein Wert wird unendlich, noch wenn er zurückfällt ins Trinken.

Frankfurt/M., den 13. November 1974 Unter der Post ein Brief von Dr. Edwin Maria Landau aus Zürich, der mich schon mit seiner Handschrift bewegt; sie ist klar und lesbar, großzügig und unprätentiös. So auch der Inhalt des Briefes, in dem der Schreiber mir mitteilt, er habe durch Bernhard erfahren, daß es mir erheblich besser ginge, dies freue ihn für mich und Eleonora und wenn mein Weg mich wieder einmal nach Zürich führte, so wolle er sich davon gerne selbst überzeugen.

Frankfurt/M., den 14. November 1974 Ja, es ist erforderlich, daß ich bei einem Besuch in Zürich Dr. Landau besuche und ihm Gelegenheit verschaffe, sich von meinem inzwischen gebesserten Zustand selber zu überzeugen. Es fällt mir sehr schwer, nur schon daran zu denken, was ich in seinem stillen Haus aufgeführt habe, aber ich muß es mir endlich schwarz auf weiß und in meiner eigenen Sprache vor die Augen bringen, das gehört auch in die Aufräumung meines menschlichen Trümmerfeldes, das schlimmer bleibt als mein materielles Trümmerfeld.

Im Dezember 1972 trank ich mich in Zürich exzessiv zu Boden. Ich ertrug Holunders Schweigen nun das zweite Jahr und trank immer mehr und entfernte mich derart immer panischer von jeder Chance, dieses Schweigen in seiner wahren Furchtbarkeit zu erfassen. Das muß ich auch wohl gefühlt haben damals, denn ich trank in der Wahnvorstellung weiter, die Durchglasung meines Hirns durch den Schnaps könnte mich so niederstoßen in eine noch unerfahrene wilde Tiefe der Verzweiflung, daß ich endlich dort die wirkliche Erwürgung durch Holunders Schweigen erführe. In diesem Zustand flüchtete ich zum Hause von Bernhards Eltern. Dr. Landau, der Übersetzer und Erforscher des Werks von Paul Claudel, dessen Forschungsarbeit im noch so nahe scheinenden Werk Paul Claudels gerade die allergrößten Schwierigkeiten aufwarf, hatte mir in früherer Zeit großen Eindruck wegen seiner kontinuierlichen Gelassenheit gemacht. Als ich auf sein Haus zuhastete, den Rest einer Schnapsflasche unterwegs in qualvoller Dosierung zu mir nehmend, furchtbar geängstigt vom Dunkel des schon späten Abends, mich bereits ausziehend im Dahinhasten – laut brabbelnd und tierisch aufheulend Mantel, Schal und Handschuhe auszog und fortwarf, den Schirm wegwarf und beim Kunsthaus, wo ich in die Richtung zur Gemeindestraße weiterstürmte, den Kittel fortwarf, da war das Schlimmste für mich, daß ich die tödlich wütende Krankheit derart hart von den Füßen bis über den Mund hochkommen und an der Mundöffnung sich verpacken spürte, während das Hirn im Schädel zu verglasen und alles kalt zu registrieren begann. Ich langte, schon halb ausgezogen, in dem kleinen Garten vor dem Haus der Landaus an, hatte, in ohnmächtigem Angstzittern die leere Flasche mir dicht vor die Augen haltend, ihre Leere gelähmt erkennend, das Gefühl eines Einbrechers, der ein Haus aufbricht, erschrockene Menschen beiseitestößt, Schränke aufbricht, Schnaps sucht, irgend etwas findet, einen Armvoll Flaschen an sich drückt und sich damit an den Rand eines Zimmers flüchtet, mit dem kalten langsamen Austrinken beginnt und sich dabei immer wieder langsam umschaut, Mordankündigung für jeden, der es wagen sollte, ihn bei diesem Selbstmordversuch zu unterbrechen.

Das alles sah ich schon entsetzt so kommen und bemerkte Licht im ersten Stock des Hauses, stand am Eingang und zögerte noch, dort nun hineinzubrechen, als ich ein leises quietschendes Geräusch am kleinen eisernen Tor des Gärtleins hörte. In grauenhafter Sorge drehte ich mich um und sah, in etwa fünf Metern Entfernung und unter dem Schein einer Straßenlampe, ein Mädchen und einen Mann. Das Mädchen war wohl um die zehn Jahre alt. Es hatte alle meine fortgeworfenen Sachen im Arm und stand dort, neben dem Mann. Als ich mich umdrehte und Erschütterung über mich kam, weil ich das sah, schaute das Mädchen noch so vage fragend an dem Mann hoch, dann trat es einen Schritt näher und ich ging auch nun zu dem Kinde und konnte es nicht fassen. Das Mädchen hielt mir meine Sachen mit einer ruhigen Gebärde entgegen und sagte, mit unschuldsvoller Kraft und Stärke leise: »Do, das han i uffgläse« zu mir. Ich stand da, unfähig zu einem Wort, mir liefen Tränen aus den Augen. Der Mann fragte mich ruhig: »Zu wem wönt Sie?« – »Zu den Landaus«, sagte ich. »Gönt Sie nur, das sind gueti Lüt«, sagte der Mann. Ich nahm meine Sachen von dem Kinde entgegen und der Mann reichte mir meinen Schirm. Ich ging auf das Haus zu, drehte mich noch einmal um. Der Mann und das Mädchen waren gegangen. Sie waren nicht mehr da und der Wahnsinn und die Qual kamen schlagartig wieder über mich, ich drückte die Hausglocke und die Tür öffnete sich.

Ich wankte eine Treppe hinauf. Sah Dr. Landau in der offenen Türe. Er entsetzte sich. Ich stieß hervor: »Helfen Sie mir, ich brauche Schnaps!« Dr. Landau faßte sich und sagte: »Ach, kommen Sie nur herein.« Ich wankte durch ein Vorzimmer und kam in einen kleinen hellen Salon, wo ich Bernhard Landau zuerst erkannte, dann seine Mutter, dann Bernhards jüngeren Bruder, schließlich Besuch, eine Frau und einen Mann, beide in Abendkleidung. Der Mann wirkte auf mich wie ein Pianist, der bestimmte Sonaten nicht mehr spielen konnte. Dr. Landau versuchte eine Vorstellung, aber ich winkte nur ab und bat ihn dringend um Schnaps, möglichst gleich um eine Flasche. Frau Landau erstarrte zunächst auch, aber auch sie faßte sich sehr bald und ich bekam eine Flasche Birnenschnaps. Ich riß sie dem Bruder Bernhards aus den Händen, ging zurück in den Vorraum und trank aus der Flasche. Ich schüttelte mich, weil ich Schnaps nicht ertrage, aber ich soff wie ein Scheusal gierig aus der Flasche, das war stärker als ich. Ich ging wieder in den Salon und sagte zu Dr.

Landau: »Bitte, lesen Sie mir den Abschiedsdialog von Proëza und Rodrigo aus dem Seidenen Schuh vor. Tun Sie das für mich?« Dabei fing ich bereits an, mich auszuziehen, dann stand ich da, nackt und mit der Flasche in der herabhängenden Hand, unter den Leuten und wartete. Dr. Landau holte ein Exemplar des ›Seidenen Schuh‹ und las uns nun den letzten Dialog von Proëza und Rodrigo vor. Der heilige Vorgang der Trennung dieser Liebenden trat, in Paul Claudels Sprachkunst, von Gott bewilligt und von einem beherzten Mann ruhig ausgeführt, in die Stube: real und mit geistiger Wucht. Ich hörte die Sprache vom Leben in heiliger Verbannung auf Dauer, im Schiff der Liebe, ich hörte das Drama dieses schmerzensreichen Verzichts, der höchsten Vollendung jeder von Gott bewilligten und geschützten Liebe. Aktenkundig, wie mein Kopf ist, nahm ich jedes Wort innerlich an. Der Dialog zerriß mich. Dr. Landaus ruhige Fähigkeit, mir meinen Wunsch zu erfüllen, rettete mich in dem Hergang der Zerreißung durch Claudels Sprache und durch das Reale, das in dieser Sprache sich nun an mir und durch Holunder wiederum vollzog. Denn der Vorleser rettete mich darum, weil er mein Vertrauen in die Geistigkeit des Menschen noch einmal, da ich wirklich nackt war, wiederherstellte.

Als die Lesung beendet war, zog ich mich an und sprach mit den Leuten. Nach und nach konnte ich ihnen erzählen, was mich fast tötete: Ich berichtete aus meiner Wüstenei. Wie eine Frau in diese Wüstenei eingetreten wäre und wie schließlich eine ganz andere Frau dort auch eingetreten wäre. Die eine hätte mir Liebe zu ihr eingeflößt und die ganz andere hätte mir etwas ganz anderes als Liebe oder Haß zu ihr eingeflößt und ich wisse nicht, was dies wäre. Aber es wäre etwas, dem mein Geist und mein Leib nicht gewachsen blieben, und das Nichtgewachsensein wäre seither ein zermalmender Vorgang, ich wüßte auch, daß dies noch nicht vorüber sei. Und daß ein Selbstmord mir in diesem Drama nicht bewilligt sei, denn mir wäre bestimmt worden, dem nicht zu entrinnen. Denn da wäre ein Korn Staub, Zeitspaltung, das mich antreibe, auf Menschen zuzuwanken und zuzustürzen, Abwehrern meines Selbstmords, und ich schluchzte, in einer meinen Kopf aufbäumenden grauenvollen wilden geistigen Süße und von einer unsichtbaren Faust der Wahrheit in dem Bottich meiner kochenden Scham aufrechtgehalten, meine tiefe Angst hervor, in mir eine Niedrigkeit zu kennen, die mir einflüstern wolle, diesem Drama feige zu entsagen, es zu leugnen, darüber zu lachen. Ich schrie so leise und langsam, wie meine vom Schnaps dicke Zunge es ermöglichte: »Ich habe Angst, mit dem Saufen aufzuhören, weil ich Angst habe, später über diese furchtbare Unbegreiflichkeit zu lachen! Weil es besser wäre, meine Mutter hätte bei meiner Geburt mich erwürgt, als darüber zu lachen! Was soll ich denn nur tun! Denn Gott hilft hier nicht! Er bewilligt es ja!« Als ich das herausgebracht hatte, fühlte ich, daß Gott den Hergang von Proëzas absoluter Liebe und Rodrigos Verzicht in dieser Stube nun zum drittenmal verwirklicht hatte. Ich weiß nicht mehr, wie ich das stille Haus der Landaus damals verlassen habe.

Ich habe es, als ich kürzlich in Zürich war, nicht gewagt, diese Leute zu besuchen. Wenn ich wieder nach Zürich komme, werde ich es tun. Es gibt keine Erklärung, aber ich kann hingehen und unbetrunken zeigen, daß ich unbetrunken nicht über das Erfahrene lachen muß. Das ist möglich und das Mögliche genügt.

Frankfurt/M., den 15. November 1974 Abends im Dominikanerkloster. Mit Jupp und Henry im Wienerwald, zu einer Tasse Kaffee. Jupp hält sich trocken. Es geht auch bei ihm. Er sagte beim Kaffee: »Verdammt, Ernst, ich habe selbst an diesem verfluchten Hitlerkrieg, aufgrund meines krankhaften Saufens, nur in sehr unregelmäßiger Weise teilgenommen.« Er bezeichnete sich dann, in seiner weiteren Erzählung, als gewerbsmäßigen Deserteur. »Meine Feigheit vor dem Feinde war Scheu vor Fremden«, sagte er und fuhr fort: »Des Nachts, in den Gräben bei Witebsk, da habe ich eine Flasche Schnaps gebraucht, um in der Morgendämmerung mit dem

Schießen auf fremde Leute anfangen zu können. Nach dem Krieg brauchte ich dann die doppelten Rationen, um mit dem Schießen aufhören zu können.« Es ist bezeichnend für Schnapsratten wie Jupp, Henry und mich, daß keiner von uns bei diesen Worten auch nur mit einer Miene lächelte, zu deutlich ist die Suchtknechtschaft auch im Bereich des Tötens von Menschen durch Schießen.

Frankfurt/M., den 16. November 1974 Weiter in den ›Kirchhorster Blättern‹. Unendlich stärker als der intelligente tritt mir der intelligible Charakter der Jüngerschen Sprache entgegen, diese geistigen Bildungen von Erfahrung und Sehnen im Vorgang des Schreibens, der das Werk hervorbringt, seine Form durch Selbstinfragestellung mäßigt, die Lebensfurcht in der Bedrängnis mildert, den Leser so eigentümlich vertraut und machtlos anspricht.

Jünger erkennt in der täglichen Todesvorstellung (täglich fliegen Bomberformationen mit bis zu 1600 Maschinen über Kirchhorst und bombardieren inzwischen selbst Ortschaften wie Bothfeld) mit lakonischer Klarheit die Aufgabe des Autors: Nicht absolute, sondern optimale Genauigkeit heißt die Aufgabe, immer. Denn nur um den Preis dieser Bereitschaft zum Möglichen ist eine Meisterleistung wie das Jüngersche Journal überhaupt möglich. Wundersame Didaktik, vollendete Vorgabe für Lernen durch Preisgabe des Selbsterlernten, liegt aber in Jüngers Tätigkeit, einen solchen Punkt festzuhalten. In täglicher Todesvorstellung gewonnen, kann seine Einsicht in die Aufgabe des Autors nun auch in anders beschaffener Zeitgeschichte wirksam werden.

Frankfurt/M., den 17. November 1974 Sonntag. Heute bin ich ein Jahr frei von Alkohol und von allen Tabletten.

Frankfurt/M., den 18. November 1974 Weiter in den ›Kirchhorster Blättern‹. Im Dezember 1944 liest Jünger den Traktat des Origines ›Über das Gebet‹ sowie die Tagebücher von Léon Bloy. So versammelt sich die zerstörte Familie bindungsfreier und beziehungsstärker. Was gäbe ich darum, mit Juliana von Norwich, Léon Bloy, Ernst Jünger und Simone Weil ein gemeinsames Erzählgespräch führen und es mit einem ruhigen »Danke, lieber Gott« abschließen zu dürfen. Nur der Tod kann es erwirken.

Frankfurt/M., den 20. November 1974 Bußtag. Habe Rudi einen Brief geschrieben, in dem ich ihm berichte. Die selbstverordnete Chronistenpflicht ist ja immer auch eine Chance. Bei der Niederschrift dieses Briefes wurde mir auch klar, warum ich auf so viele wichtige Ereignisse der Jetztzeit lediglich mit Nichtmehrtrinken, hingegen nicht mit Notieren im Journal antworte: Ich finde langsam zu einer Chronik im Sinne meines lange verschütteten Willens, mir liegt an tätiger Beschränkung auf inwendige Dinge, die mit Informationsverbreitung nicht zu bewerkstelligen ist. Ich nehme aufmerksam Notiz von dem, was um mich herum geschieht, und notiere das Fastnichts, weil die fortlaufenden Geschehnisse woanders und mit viel sinnvolleren Abrufmöglichkeiten für Interessierte gespeichert werden.

Schneeflocke hat mir heute wieder erklärt, daß wir zwar verheiratet, aber nicht verwandt wären: »Fremde, befreundete Fremde sind wir. Ob du es noch lernst, dies in deine oft schaurig nach Verwandtschaft schmeckenden Verhaltensweisen mir gegenüber einzubeziehen? Und noch etwas, schmeckt heißt bei uns zu Lande nicht, daß etwas schmeckt, sondern daß es riecht, oder!«

Frankfurt/M., den 25. November 1974 Weiter in den ›Kirchhorster Blättern‹. Am 6. Januar 1945 erhält Jünger einen Brief von General Speidel aus Freudenstadt. Speidel ist auf freiem Fuß. Jünger sagt dann, er habe auch täglich und, wie er hoffe, durchdringend an ihn gedacht. Es gibt in diesem Journal noch einen anderen Zeitgenossen, gefangen seit Jahren, an den Jünger beständig in Angst und Liebe denkt.

Sein Name, Cellaris, zieht sich wie eine lange Gedächtnisspur durch das ganze Tagebuch. Seiner gedenkt Jünger, einem Eintrag zufolge, täglich. Nach der Freilassung Speidels überwältigt das Mitgefühl für Cellaris Jünger vollends. Seine Klage: »– was gäbe ich darum, wenn er noch einmal das Licht erblickte, geistig und physisch frei, wenn seine Gesundheit wohl auch für immer gebrochen ist«, sie wirkt darum auf mich erschütternd, weil Jünger sich in seinem Journal stets um einen Stoizismus bemüht hat, der auch mein Leben bis heute steif bis zur Unkenntlichkeit formte. Hier bricht diese Backsteinmauer der Angst im Zeigen von Gefühl auseinander. Meine Mauer schlug die Krankheit in der Endphase in Stücke und ich werde zu tun haben, um sie nicht wieder aufzubauen, sie mir nicht wieder auf den Leib zu schneidern.

Meine Gebete in persönlicher Sprache lassen mich noch einmal in Jüngers Tagebuch zurückblättern. Er erwähnt (Eintrag vom 5. Januar 1945) das Buch ›Dionysos‹ von Walter F. Otto, »das in diesen Tagen zu meiner Lektüre zählt und dessen Einleitung ein gutes Bewußtsein unserer theologischen Lage verrät: ›Der Grundcharakter der Kultakte ist nicht dadurch bestimmt, daß ihre ersten Vollzieher etwas Wünschenswertes herbeiführen wollten, sondern dadurch, daß sie das Wünschenswerte, die Gottesnähe, besaßen.‹« – Gott, gebe mir die Ehrlichkeit, die Geduld und die Nichtenergie zur selbständigen Klärung meiner derzeitigen theologischen Situation. Nach diesem Gebet führe mich in Besinnung, dann zur Sprache durch Besinnung.

Saarbrücken, den 28. November 1974 Vor einer Stunde bin ich hier im Funkhaus angekommen. Otto Düben, der Regisseur meines Hörspiels ›Geburtsprobe‹, hatte mich gebeten, wegen der großen Mittelszene, in der die Sprecher schreien sollen, hierher zu kommen. Die Angst vor furchtlosem Schreien ist groß. Ich habe in der Kullenmühle geschrien, aber dann habe ich damit bald ein Ende gemacht und habe den dortigen Chefarzt angebrüllt, denn ich hatte früher bar-

barischer und qualvoller geschrien, als in einem psychotechnischen Schreihaus je geschrien werden kann. Mit Werner Klippert habe ich die Termine für morgen geklärt. »Glauben Sie, daß Sie die Leute im Studio da morgen auf die Matte bringen, daß die wirklich richtig schreien?« fragte er. Ich sagte: »Wenn ich es ihnen vormache, wird es gehen.«

In der Pension: Komme aus der Stadt, wo ich mit Werner Klippert und dem Schauspieler Ernst Jacoby zu Abend aß. Die Unterhaltung ging über ›Produktivität‹. Ernst Jacoby stellt politische Anforderungen an das Kunstwerk und den Künstler und an sich, den Schauspieler. Ich kann ihn begreifen. Dann sagte er, mein Hörspiel habe ihn fasziniert, es sei, in sehr freier Weise, hochpolitisch, weil es zeige, wie in einem verminten Gelände, wo sonst nur massenhaft krepiert würde, überlebt werden könne. Ich erwiderte ihm, mein Interesse sei es gewesen, eine Geschichte zu erzählen, mit Mitteln, die der Rundfunk biete, eine widersprüchliche Geschichte von einem zuletzt bestandenen Abenteuer, das wäre alles. Der Schauspieler Jacoby lächelte dazu so scheu und so fein und dennoch so voller entschiedenstem Zweifel, daß mich dieses Lächeln, in Verbindung mit seinem Blick, sehr unheimlich berührte. Dazu wohnt dieser Mensch an einem Ort, der den Namen ›An der Nachtweide‹ trägt. Ich hatte ohnehin nicht vor, mich zur Ruhe zu legen, und plante bereits auf der Herfahrt eine stille Nachtwache in der Pension, um mich auf die Arbeit morgen durch eine ausgedehnte innere vollständige Abwesenheit vorzubereiten, aber in dieser Nacht hätte ich ohnehin nicht geschlafen. Der Schauspieler Jacoby hat etwas in mir angesprochen, was mich ängstigt. Als trüge er Schizophrenie mit sich, in der Aktentasche, wie der Angestellte der niederen Bürokratie sein Vesperbrot und seinen Apfel. Befragt von ihm, wie ich denn nun arbeite, sagte ich steif: »Ach, die Beschreibung meiner Lage ist nicht das Problem, ich habe zuviel um die Ohren, um meine Lage einigermaßen im Griff zu behalten.« Ich sagte es darum so schrecklich steif und mit einem Unterton bebender Zuneigung zu diesem schrecklichen Ernstel, weil ich ihm die Frage signalisieren wollte: »Kerl, begreifst, was ich damit meine?« So saßen wir da miteinander am Tisch, einander gegenüber, der eine Ernstel und der andere Ernstel. Werner Klippert blieb davon auch nicht ganz unberührt. Die zurückhaltende Querulatorik des einen, schrecklicher als Unmut, die die Ichspaltung erfahren umkapselt, und die steinerne Trockenheit des anderen, ritualisierte Angst, sie zerrten erkennbar an Klipperts Nerven. Das Restaurant war gut besucht und füllte sich immer mehr. Das gab uns eine Gelegenheit, ohne auffällige Hast den Aufenthalt zu beenden.

Saarbrücken, den 29. November 1974 In der Pension: Pünktlich um 9 Uhr kamen wir im Produktionsraum zusammen. Das Studio war vorbereitet mit Matratzen in doppelter Lage, mit Kleenex in Großpackung. Die Matratzen in doppelter Lage empfehlen sich, damit sich niemand, wenn das Schreien aus ihm rauskommt, beim Umsichschlagen und im Wälzen auf der Erde und bei dem Schlagen mit den Fäusten auf den Boden verletzt; die Kleenex-Großtücher sind für Rotz und Wasser und Ausgebrochenes im Schreien, für alle Fälle. Otto Düben, Ernst Jacoby, Rolf Becker, Charles Wirths, Elisabeth Schwarz, Gunter Cremer, Wolfram Weniger, Susanne Barth, Renate Heilmeyer, Matthias Ponnier, Mechthild Grossmann, Christine Weber, Ingrid Braun, Alwin Michael Rueffer und Elke Twiesselmann gingen ins Studio. Wir nahmen auf einem Rund von Stühlen Platz, vor den so breit ausgelegten Matratzen, daß dort im Bedarfsfall die ganze Besetzung sich schreiend wälzen konnte. Ich hatte die Mitwirkenden in den Produktionsanweisungen für diese Szene gebeten, in Trainingsanzug und festen Turnschuhen zu kommen. Zuerst gab ich einige kurze Erläuterungen. Dann legte ich mich auf den Boden und sammelte mich dort einen Augenblick und begann mit Schreien. Ich schrie zuerst in Angst, dann schrie ich in Wut, dann im Schmerz. Da Freude in dieser Szene nicht vorkam, beschränkte ich mich auf

Schreien in diesen drei Erlebnisbereichen, was ich vorher kurz erläutert hatte. Ich ließ meine Angst, die Wut und den Schmerz nach und nach voll raus. Mein Schreien kam ziemlich bald aus den Tiefen meiner Eingeweide. Als ich zu mir kam später, stand ich auf und meine Stimme war nicht beeinträchtigt. Die Runde war ziemlich betroffen. Ich bat nun jemand aus der Runde, es zu versuchen. Kein Freiwilliger. Das ist vollkommen normal. Ich sagte deshalb der Runde, daß das normal sei, und ich fügte hinzu: »Ich hatte auch Angst vor dem wirklichen Schreien, aber ich habe das zugegeben und dann konnte ich schreien. Es ging nicht sofort los, aber es war dann schließlich doch möglich. Wer also von euch empfindet deutlich Angst, sich jetzt hier auf die Matte zu werfen und dann richtig zu schreien?«

Becker machte den Eisbrecher. Er stand auf, sagte: »Ich kann von mir schon sagen, daß ich Schiß habe vor dem Schreien, und gehörige Wut!« Lachend sagte ich: »Vorwärts, Becker, auf die Matte, du machst ja hier den Weißkittel, deine Aufgabe ist ja die Wut.« Rolf stand auf, legte sich auf die Matte und versuchte, seine Wut schreiend rauszulassen. Es ging nicht sehr gut am Anfang, ich warf mich zu ihm und schrie ihm meine ganze Wut gegen die Weiße Branche voll und mit Mordlust und unartikuliert entgegen und Rolf Becker kam aus der Deckung heraus und schrie nun auch, schon ganz schön böse werdend. Ich stand auf und legte ihm die Hand fest auf eine Schulter und er hörte auf mit dem Schreien. Ich sagte zu ihm: »Bleibe liegen, entspanne dich. Du hast noch richtige Angst, deine Wut schreiend rauszulassen, du schreist dir noch die Stimme weg. Entspanne dich einen Moment.« Becker entspannte sich im Liegen. Ich sagte: »Jetzt stehe auf, ich will dir etwas zeigen.« Er stand auf. Ich legte ihm meine flache Hand sanft und fest ganz unten auf seinen Unterbauch, ich sagte: »Hier unten, da sitzt dein ganzer Zorn, mordlüsterne Wut, hier unten, unter den Eingeweiden. Stelle dir einen Patienten vor, der dich, den Chefarzt, vor versammelter Krankenbelegschaft, hart und rücksichtslos angreift, mit eisigem Hohn, rücksichtsloser Ablehnung, der dich im Zentrum aller Berufsehre und in deiner persönlichen Würde massiv und vor den versammelten anderen Kranken angreift. So, Becker, jetzt runter auf die Matte und jetzt schreie voll und dann schreist du dir die Stimme nicht mehr weg.« Becker warf sich auf die Matratze. Zuerst kam wenig, dann leises Stöhnen, dann Worte, dann Grollen, dann kam bereits Unartikulierteres und dann ließ dieser Hund seine Wut langsam hochkommen aus den Eingeweiden und schrie. Er schrie so lange und so entfesselt, daß er später, wie auch ich vorher, einige Zeit brauchte, bis er wieder zu sich kam. Er stand auf und hatte seine Stimme noch. Er entfernte mit den Kleenex Rotz und Wasser, setzte sich auf seinen Platz. Alle seine Kollegen hatten nun miterlebt, daß Schreien geht.

Dann kam Ernst Jacoby. Er schrie in Angst. Er wendete sofort alles an, was er bis jetzt gehört, gesehen und miterlebt hatte. Ich habe selten jemand so in Angst schreien hören wie Jacoby heute, damals im Schreihaus habe ich keinen so in Angst schreien hören. Ich hatte ihm nur sehr kurz mitgeteilt, wo seine Angst sitzt, nämlich in der unteren Haut seiner Eier. Dann schrie Jacoby schließlich im Schmerz, wie es seine Rolle in diesem Hörspiel erfordert. »Wo sitzt mein Schmerz?« fragte er mich, nachdem er sich schreiend seiner tiefen Angst versichert hatte. Bei seiner Frage, wo sein Schmerz sitze, schaute der schreckliche ganz andere Ernstel mich wieder so an wie bei dem Abendessen am Vortag: entsetzlich ruhig, mit gedrosselter Scheu im Blick, mit so feinem und so entschiedenem Zweifel in der Andeutung eines Lächelns in beiden ruhigen Mundwinkeln, daß ich den Blick senkte, mich erforschte und dann zu ihm sagte: »Ernst, mein Schmerz sitzt hier«, wobei ich beide flachen Hände langsam und sanft und fest über meine Schläfen und über meine sich schließenden Augen legte. Als ich meine Hände dort fortnahm, nickte mir Ernst Jacoby, bei ganz unverändertem Ausdruck seines Antlitzes, leicht zu. Dann legte er langsam seine beiden flachen Hände auf die Schläfen und über seine sich schließenden Augen. So brach er, in erschütternder Langsamkeit, auf die Knie, fiel dann vornüber und lag am Boden. Dann schrie er.

Frankfurt/M., den 3. Dezember 1974 Abends im Dominikanerkloster. Ich bin müde. Die Stille draußen in der Kastanienallee kommt bis in mein Zimmer. Drei Bogenlampen graben Lichtschneisen in diese Dezembernacht. Schneeflocke hat mir Post vom Vormittag auf meine Schreibmaschine gelegt. Es kommt wieder Post. Die Mahnbriefe und die Postzustellungsurkunden und die Einschreiben nehmen ab, die andere Sorte Post nimmt wieder zu. Ich habe den Packen zur Seite gelegt. Ich bin so müde, wahrscheinlich völlig überarbeitet. Das Beste wird sein, im Buch weiterzumachen.

Frankfurt/M., den 5. Dezember 1974 Todestag Mozarts. Ich liege seit gestern im Bett, die linke Gesichtshälfte, vom Hals, dem Kiefer, bis über die Augen, schmerzt ziemlich. Aufflammen, dann langsames Nachlassen, dann neues Aufflammen. Begonnen hatte das vorgestern nacht mit der wohl ärgsten Depression dieses Jahres. Ich spreche diese Notiz leise und, in Abständen, auf meinen Sony.

Falk hat mich besucht. Später kamen Henry und Klaus. Zu Ehren dieser Burschen wollte ich aus dem Bett aufstehen, kam auch in meinen grünen Sessel am Glastisch, aber dann ging es los und ich habe mir mit beiden Händen die linke Gesichtshälfte gehalten und mir liefen die Tränen aus den Augen, so nahm der Schmerz zu, ich dachte, er zementiert mir die Hälfte der Stirnhöhle. Ich habe mich wieder hingelegt. Die beiden Burschen sitzen jetzt drüben im Salon und nehmen das alles nicht sehr wichtig. Das ist mir auch lieber so. Schließlich sind wir alle drei trocken. Sie geruhen, ins Meeting nach Sachsenhausen zu gehen, in einer halben Stunde.

Henry liest mir einen Brief von Rudi vor, der heute angekommen ist. Er gratuliert mir, daß ich Holunder aufgesucht habe, und schreibt: »Damit dürftest du einen der stärksten Unruheherde in dir beseitigt haben.«

Er hat inzwischen die ersten Strecken Ananasbäume gepflanzt, außerdem Papayabäume und Mangos. Am besten bekommt ihm die Stille, schreibt er. Klaus und Henry sind gegangen.

Dachte den ganzen Tag immer wieder an Mozarts Sterben. Memorierte im Gesichtsschmerz, wenn er wüst wurde, beständig das klare Wort aus Jacobus 5,13: »Leidet jemand unter euch, der bete; ist einer guten Mutes, der singe Psalmen.« Viele Erkenntnisse, ganze Sprachen werden vergehen, dahinsinken wie nichts – diese Empfehlung Jacobus' wird noch helfen, wenn sogar die Zeit in Stücke geht.

Frankfurt/M., den 6. Dezember 1974 Noch krank, aber etwas Erleichterung. Las von Friedrich Percyval Reck-Malleczewen dessen ›Tagebuch eines Verzweifelten‹ (Stuttgart 1966). Es umfaßt die Zeit von Mai 1936 bis Oktober 1944, es bricht ab mit Reck-Malleczewens Verhaftung durch die Gestapo. Im Februar 1945 starb er im Konzentrationslager Dachau. Las dieses Journal mit dem Gefühl zunehmender Ohnmacht. Zur Erkenntnis der Lage gesellte sich bei diesem Schreiber Inspiration, Klarsicht von seinem kommenden Ende. Furchtbar seine Abrechnung mit den Generälen des 20. Juli 1944. Mehr als einmal notiert er, daß nur Gott wisse, warum sich dieses alles an ihm und an allen anderen so und nicht anders nun vollziehe. Er beschreibt eigene Zustände, die kein Trost berühren konnte, mit vollkommener Empörung und mit ruhiger Zuversicht in die nie zu erfahrende Weisheit des Willens Gottes.

Frankfurt/M., den 7. Dezember 1974 Bin abends aufgestanden und habe mich von Schneeflocke ins amerikanische Meeting fahren lassen.

Weiter in den ›Kirchhorster Blättern‹. Am 19. Juni 1945: »Die Fehler, die Irrtümer, die Laster können zu Bildungselementen werden, und zwar gerade dann, wenn sie zum Scheitern, zum Zusammenbruch geführt haben. Doch vermögen unsere Augen den Bauplan nicht zu erfassen, nach dem das Leben sich ausrichtet. Uns fehlt die Perspektive, um zu begreifen, daß seine Werke und Taten wie Bögen und Pfeiler einer Kuppel zustreben. Jenseitiger Einsicht bedürften wir dazu. Es ist ja auch immer Hilfe nötig, wo das Leben zur Frucht gedeihen soll, so wie bei der Geburt das Kind die Hilfe der Mutter nicht entbehren kann.«

Was Jünger hier über Fehler, Irrtümer und Laster sagt, gilt in noch höherem Maße für bestimmte nichtheilbare Krankheiten, von denen wir befallen werden, ohne ihren Nutzen, Sinn und Zweck zunächst fassen und ertragen zu wollen. Erst der persönliche Tiefpunkt in dem als unerträglich empfundenen Leben, in dem wir uns »anders als die anderen« erfahren, ein Zusammenbruch erst bringt die Wende.

Schneeflocke, um es zu verdeutlichen, sagte es auf ihre Weise, indem sie einem guten Bekannten, der meine Zurückgezogenheit beklagte, erwiderte: »Der? Ach, da machen Sie sich nur keine Sorgen um den, der lebt recht ordentlich, der lebt jetzt intensiver als je früher. Und natürlich, natürlich hat er sich sehr zurückgezogen, denn er hat etwas erlebt.«

Ich habe es erlebt, daß ich fähig wurde, in meinem bisherigen Leben zweimal eine selbständige Entscheidung zu treffen. Mit siebzehn Jahren sagte ich meinem Vater, daß ich Schriftsteller würde. Ich erlebte, indem ich auf die Frage meines Vaters ehrlich und in einem Satz antwortete, daß es sich hierbei um eine vollkommen freie und selbständige Entscheidung handelte. Es war kein Wunschdenken, es war eine Entscheidung. Ich bin bis heute bei ihr geblieben und habe nahezu alles im späteren Leben bereut, aber diese Entscheidung habe ich nicht bereut. Die zweite freie Entscheidung vermochte ich zu treffen, indem ich, auf meinem Tiefpunkt, Gott für alles, was ich erlebt hatte bis dahin, dankte. Auch hier kein Wunschdenken, sondern Entscheidung. Im selben Augenblick konnte ich vor meiner längst erfaßten schweren und nichtheilbaren Krankheit kapitulieren, kam auf die Füße und habe bis heute nicht mehr getrunken.

Es hat auch geholfen, weiterzulesen in einem Werk meiner Wahl. Dort habe ich unversehens die Anregung, mit dem, was mir möglich wurde, innere Zufriedenheit zu finden, entdeckt. Mehr Wirklichkeitssinn, meinen Mangel an jenseitiger Einsicht gelassen hinzunehmen, das wird die Kuppel.

Frankfurt/M., den 8. Dezember 1974 Zweiter Advent. Vestigia terrent. Die Sache selbst, sonst nichts. Advent besseren Mutes, endlich, endlich heute. Und noch einmal halte ich mich an Jacobus, singe zwar keine Psalmen; um aber im Geist mitzusingen, las ich heute meinen Lieblingspsalm wieder, Psalm 139:

»Von David, ein Psalm. (1) Gott, du hast mich erforscht und erkannt. (2) Du kennst mein Sitzen und mein Aufstehen, du verstehst meine Gedanken von ferne. (3) Du sichtest mein Wandeln und mein Liegen und bist vertraut mit allen meinen Wegen. (4) Denn das Wort ist noch nicht auf meiner Zunge, siehe, Gott, du weißt es ganz. (5) Von hinten und von vorn hast du mich eingeengt, und auf mich gelegt deine Hand. (6) Kenntnis, zu wunderbar für mich, zu hoch: ich vermag sie nicht zu erfassen. (7) Wohin sollte ich gehen vor deinem Geiste, und wohin fliehen vor deinem Angesicht? (8) Führe ich auf zum Himmel, du bist da; und bettete ich mich im Sumpf, siehe, du bist da. (9) Nähme ich Flügel der Morgenröte, ließe ich mich nieder am äußersten Ende des Meeres, (10) auch daselbst würde deine Hand mich leiten und deine Rechte mich fassen. (11) Und spräche ich: Nur Finsternis möge mich umhüllen, und Nacht werde das Licht um mich her: (12) Auch Finsternis würde vor dir nicht verfinstern, und die Nacht würde leuchten wie der Tag, die Finsternis wäre wie das Licht. (13) Denn du besaßest meine Nieren; du wobest mich im Leib meiner Mutter. (14) Ich preise dich darüber, daß ich auf eine erstaunliche, ausgezeichnete Weise gemacht bin. Wunderbar sind deine Werke und meine Seele weiß es sehr wohl.«

Bis an diese Stelle leitet mich, was sie im Englischen ›total recall‹ nennen, vollständige Erinnerung. Darum beende ich hier meinen zitierenden Versuch zum Mitsingen.

Frankfurt/M., den 11. Dezember 1974 Erster Wunsch aus meiner bisherigen Arbeit am Buch: wieder erzählerisch schreiben zu lernen und die Traumwirklichkeit bei Tageslicht furchtlos anzuerkennen und neu gestalten lernen, nach so langem Niedergang in gelähmte Furcht eben davor. Zweiter Wunsch aus den bisherigen Versuchen: dem geistigen Schutz und die ergreifende Dauer alltäglicher Liebe, höherer Liebe nach dem Zusammenbruch allen Glücks, die Schneeflocke meinem Wiederanfang als Schreiber widmet, besser zu verstehen. Kein dritter Wunsch.

Beendete die Lektüre der ›Strahlungen‹ mit Jüngers letzten Aufzeichnungen in Kirchhorst im Dezember 1948. Am 24. Januar 1947 notierte er: »Es gibt in unseren Krisen Augenblicke, in denen wir ahnen, daß der Tod von unserer Seite wich und Heilung naht.« Das wagte ich, am Morgen meiner Kapitulation, noch nicht zu ahnen. Ich war ganz sicher, es nicht noch einmal durchzuhalten. Als ich aber in die Klinik fuhr und mir, in der Stunde der Abreise, dieses Tagebuchwerk von Jünger dorthin mitnahm, als ich es in der Hand hielt, es wog, mich dabei fragte, ob ich nun vollends wahnsinnig geworden oder instinktiv wohl doch noch gescheit wäre, und als ich es schließlich da zu meinen wenigen Reisesachen legte, da ahnte ich zum erstenmal seit dem letzten Glas, daß ich mir wahrhaftig wünschte, noch einmal der Gier nach Selbstvernichtung zu widerstehen.

Frankfurt/M., den 1. Januar 1975 Schneeflocke und ich waren im Meeting in Eschborn, das einer von uns um 00 Uhr 01 eröffnete. »Wünsche für das begonnene Jahr« schlug er vor. Schneeflocke: »Daß der Gnädige auch in diesem Jahr trocken bleibt.« Größte Heiterkeit. Ich: »Schließe mich an.« Dreckiges Gelächter.

Frankfurt/M., den 2. Januar 1975 Bin sauer. Das ist mein seit Jahren üblicher Zustand, immerzu sauer. Wenn ich Leuten zuhöre, bin ich sauer; wenn ich schreibe: stocksauer; wenn ich bete, bin ich hochsauer. Ich danke Gott für diese, immerhin, fühlbare emotionale Bandbreite. So bin ich wenigstens nicht durchaus böse.

Frankfurt/M., den 3. Januar 1975 Bei der Truppe im Dominikanerkloster. Wiedersehen, als wären wir von Expeditionen zurückgekommen. Ob ich in diesem Jahr mit meiner Flachmannschaft fertig werde, meine Furcht vor fremden Frauen außerhalb der Selbsthilfegruppen verliere? Der Aussatz, den ich vorschiebe, ist nur eine Kaschierung meiner Angst vor Ablehnung. Ich will mir vornehmen, ein Ja von einer fremden Frau mit Freude anzunehmen und ein Nein nicht als Kränkung mißzuverstehen. Wenn ich nicht wieder kippe, müßte mir das möglich sein.

Frankfurt/M., den 1. Februar 1975 Toms Sterben begann in meiner Wohnung. Rückfall nach einem halben Jahr Trokkenheit in der Truppe. Vor zwei Tagen trank Tom das erste neue Glas, dann nahm er Tabletten, Lebersprengware. Karel und ich haben nun das Ende dieser Krankheit gesehen. In der Uniklinik ist Tom vorhin gestorben.

Frankfurt/M., den 6. Februar 1975 Mein 43. Geburtstag. Ich bin heute trocken. Ruhiger Tag. Gegen Mittag Besuch aus London, von einem Freund Toms. Er wollte Einzelheiten wissen. Ich beschränkte mich darauf, ihm zu sagen, daß der Tod Toms durch einen Rückfall mit Alkohol und schließlich mit Tabletten eingetreten sei. Abends war ich im Meeting in Sachsenhausen.

Frankfurt/M., den 14. Februar 1975 Geburtstag meines Freundes Max, der nun auch schon zwei Jahre tot ist. Im Jahr seines Todes kapitulierte ich vor der Übermacht des Alkohols und kam sofort frei. Jemand, der die Koinzidenz kannte, besuchte mich letzthin und lieferte mir dafür eine psychoanalytische Erklärung. Ich habe mir das, merkwürdig genug, ohne Verärgerung angehört. Als der Besucher gegangen war, verstand ich meine sonderbare Gelassenheit besser: die Fülle der Liebe in der Freundschaft zwischen Max und mir duldet sogar Erklärungen von fremden Menschen und meine Ruhe war ein Versuch der Demut vor dem Besucher, der vielleicht nicht das Glück und nicht den Schmerz erlebte, eine solche Freundschaft zu wünschen, sie zu vereinbaren und sie dann zu verwirklichen.

Frankfurt/M., den 26. Februar 1975 Jane. Das Ende meiner sexuellen Impotenz durch eine furchtlose Bitte und eine großartige Reaktion und durch das erste Abenteuer einer Liebe, nur für heute.

Frankfurt/M., den 31. März 1975 Ostermontag. Tuula und Henry waren zu Besuch. Tuula lebt wieder in Finnland. Henry leidet darunter und kann es nicht aussprechen. Tuula ist Henrys Holunder. Sie ist die Frau in seinem Leben, die ihn zwingt, sich für den Schmerz und gegen das Selbstmitleid zu entscheiden, oder in den Rückfall zu gehen. Das ist Henry so klar, wie es mir mit Holunder klarer wurde. Wenn Henry und ich im Alleingang hätten trocken bleiben wollen, wären wir beide längst wieder gekippt. Die Truppe, die wir mitgestalten, hilft nicht durch eine bestimmte Therapietechnik, sondern durch die Übung, die individuelle Erfahrung, Kraft und Hoffnung gemeinschaftlich miteinander zu teilen, kostenlos und auf Dauer.

Frankfurt/M., den 3. April 1975 Beendet heute im Buch das Pariser Kapitel mit der ›Botschafterphantasie im Hotel Descartes‹, diese wohl bestimmende Geschichte aus der Pariser Zeit mit Sverker im Jahr 1958. Sverker habe ich dann aus den Augen verloren. Er lebte später wieder in Südschweden.

Es kam, Anfang 1960, ein Brief aus Löderups Strandbad. Briefe, die ich hinsendete, blieben ohne Antwort.

Frankfurt/M., den 5. April 1975 Sverker hat mich angerufen. Vor einer Stunde. Ganz aus der Nähe, aus Karben. Siebzehn Jahre haben wir nichts voneinander gehört. Ich beendete meine Niederschrift unserer gemeinsamen Geschichte, erstmaliger ganz anderer Phantasie in unserem damaligen Leben – und das Telefon geht und Sverker ist am Apparat, fragt, was ich mache? Ich habe es ihm erzählt. Er sagte mir, daß er in Paris eine Frau kennengelernt hätte, Marieluise, in der Bibliothèque Nationale habe er sie kennengelernt. Er führe jetzt gleich nach Düsseldorf und flöge dann nach Stockholm. Er sagt: »Wir sehen uns wieder.«

Frankfurt/M., den 7. April 1975 Besuch von jener Marieluise. Sie hat einen sonderbaren Namen: Christadler. Sie ist ziemlich entkirchlicht. Scheußlich gescheit. Und mit einem Rhetorikdünkel, dessen ich mich nur erwehren konnte, indem ich erzählte, von Sverker und mir, aus Paris. Immerhin, wenn Sverker sie verehrt, kann sie nicht ganz schlecht sein. Ich sagte es ihr. Da hielt die das für geistreich. Da habe ich zu ihr gesagt: »Liebe Marieluise, Ihre Vorstellungen von dem, was bei mir geistreich ist, werden sich wohl im Verlaufe einiger Jahre noch ändern.« Ich glaube, ich habe ihr einen wahnsinnigen Schrecken eingejagt. Es ist meistens so.

Zuerst halten mich sehr kluge Leute für verrückt. Dann steigert sich das, bis sie fast durchdrehen. Dann werden sie wirklich klug und geben es auf, mich ununterbrochen verstehen zu wollen. Dann kommt eine Phase, wo sie Geistiges als Eventualität heftig genießen. Dann kommen sie dazu, mich für normaler als sich selber zu halten. Dann machen sie meistens den Fehler, andere Leute ihres Bekanntenkreises an meiner sogenannten normalen Verrücktheit zu messen, und werden prompt alle unglücklich. Dann stehen sie vor ihrem leisen Damaskus: Entweder befassen sie sich mit sich selber, ob Süchtige oder Nichtsüchtige, oder sie flüchten. Und das wird der scheußlich gescheiten Marieluise nun unweigerlich genauso ergehen. Und ich werde zu tun haben, um nicht wieder zu saufen.

Frankfurt/M., den 14. April 1975 Marieluise holte mich im Wagen ab, wir fuhren zu ihr nach Hause. Ich kam in das Haus und sah mich um und mein erster Eindruck war: »Echte Professorenheimat.« Dann erzählte mir Marieluise von Martin, ihrem Mann. Er ist ein Professor. Amerikanistik. Wir tranken Kaffee und Marieluise sprach über ein Bild, das an der Wand hing, ein Bildnis zweier Kinder, zweier Mädchen. Marieluise phantasierte vor dem Bild von kindlicher Einsamkeit. Das berührte mich so tief und ich bekam beim Zuhören eine erste Anwehung von sehr weit draußen: Da erzählte mir eine Stimme in meinem Inneren, wie ich mich als frühkindlicher Autist selber in einen inneren Kerker auf Lebenszeit eingeschlossen hätte. Mich durchfuhr, während Marieluise noch phantasierte und mir Einzelheiten des Gemäldes erläuterte: ›Auf Lebenszeit. Merke es dir gut, was dir die Stimme im frischesten Anlauf gesagt hat: Auf Lebenszeit.‹

Frankfurt/M., den 2. Mai 1975 Habe Martin in Karben kennengelernt. Ich bin doch noch sehr besessen von meiner Angst vor dem Rückfall. Redete mit Überdruck nur von Alkoholismus und der Gruppenselbsthilfe. Ich habe in diesem Jahr noch kein Meeting im Dominikanerkloster verpaßt. Martin merkte das, aber er nahm es hin. Er ist Schwabe, ein Schwabe und ein Philosoph; seine denkende Qualität schafft Güte.

Frankfurt/M., den 17. Mai 1975 Heute anderthalb Jahre frei vom Glas und frei von Tabletten und fest in der Truppe. Trockenbleiben war bis heute eine Pferdekur. Das erste Jahr ohne Glas war rabenschwarz. Aber es war auch ein intensives Jahr: Jeder unbetrunkene Tag ein neues qualbesetztes Erfolgserlebnis, täglich die Gruppen, die intensiven Einzelgespräche, der Anfang mit dem Aufräumen des Trümmerfeldes. Das alles war verdammt hart, aber es war auch intensiv, ein Hammerjahr.

Jetzt bin ich mitten im zweiten Jahr und mit Marieluise und Martin beginnt etwas, was ich noch nicht ganz fasse: erste zaghafte neue Versuche der Selbstorientierung in der Nichtgruppenwelt. Und der aufschimmernde existentielle Erfahrungsumbruch in meinem Erleben von ganz anderer Phantasie. Das wahre Organon meines Phantasierens habe ich noch nicht entdeckt, vielleicht soll es bei unfertiger Ahnung bleiben.

Frankfurt/M., den 19. Mai 1975 Pfingstmontag. In einem Brief vom 28. Oktober 1808 schreibt Hegel an Niethammer (aus Bamberg, wo Hegel Zeitungsredakteur war): »Die theoretische Arbeit, überzeuge ich mich immer mehr, bringt mehr zustande in der Welt, als die praktische; ist erst das Reich der Vorstellung revolutioniert, so hält die Wirklichkeit nicht aus. An praktischem Tun würde es auch nicht fehlen.« Dazu ist, um die Stelle zu erläutern, die Situation, aus der dieser Brief kommt, kennenswert. Niethammer lud Hegel ein, an der neu geplanten Universität in Nürnberg eine Professur zu übernehmen. Er schildert im einzelnen, inwieweit die ›Maschine‹ (Universität) schon erbaut sei und im vorangegangenen seines Briefs bezieht sich Hegel ausdrücklich und ausführlich auf den Stand der Nürnberger ›Maschine‹, dann erst kommt der Passus über theoretische Arbeit.

Es ist also eindeutig, daß Hegel nicht von theoretischer Arbeit aus dem Nichts, sondern von theoretischer Arbeit auf der Grundlage breiter gemeinsamer Wissenschaftstätigkeit spricht. Erst so kann durch neue theoretische Arbeit das Reich der Vorstellung revolutioniert werden und dann endlich würde es auch »an praktischem Tun nicht fehlen«.

Heute wird die kollektive Alltagspraxis immer freudloser. Der einrastende Mechanismus einer allgemeinen und fortschreitenden Denkfixierung auf Nurökonomie und die schrittweise Verflüchtigung aller geistigen Erlebnisse haben inzwischen eine hochgradige allgemeine Gemütskrankheit als normalen Zustand herbeigeführt. Aber in dieser sich verschärfenden gemeinsamen Freudlosigkeit wird eine selbständigere Beschäftigung mit einer kritischer ausgewählten Theorie langsam für mehr Menschen als früher möglich. Theorie, die dem einzelnen und durchaus alltäglichen Menschen nicht fühlbar nützt, verliert an Bedeutung.

Das gemeinsame Erleiden der Freudlosigkeit enthält auch die Chance, mehr Interesse an mehr persönlicher Geistigkeit zu gewinnen und das einfältige Fixiertsein auf akademisches Schlaubergertum und wirklichkeitsflüchtige Theorietheorie immer bewußter aufzugeben. Erlittenes Leid und beginnende öffentliche Erfahrung von viel vermeidbarem Leid durch gemeinschaftliche Selbsthilfe im Geistigen (im »Reich der Vorstellung«, wie Hegel es nennt) werden allmählich zur immer mehr erfahrbaren Grundlage des Lebens im Heute: Umgestaltung von uns selber, durch Erlernen von Verhaltensweisen, die sich in bedrängter Lage bewährt haben.

Ach, wir brauchten eine Hegelsche Maschine ganz anderer Phantasie! Was habe ich denn selber getan bis heute? Was funktionierte denn tatsächlich, in meinem Fall?

Die Hegelsche Maschine mit dem Niethammer
Einblick · Training · Weitergabe

Einblick worin?

(1) Daß Alkoholismus eine Krankheit ist
(2) Daß Selbsthilfe in dieser Krankheit eine Chance auf Dauer ist
(3) Daß Trinkverzicht beim Alkoholiker möglich ist
(4) Daß praktizierter Trinkverzicht die volle Krankheitserfahrung bringt
(5) Daß dann Training im Trinkverzicht erforderlich wird
(6) Daß dann Training im Umbau der Persönlichkeit möglich wird
(7) Daß das nur in einer Alkoholiker-Selbsthilfegruppe funktioniert

Training wie?

Befunde (bei mir)	*Training* (bei mir)	*Erlebnisse* (bei mir)
(1) Angst	Angst zugeben lernen	Angst erleben
(2) Haß	Haß zugeben lernen	Verstehen erleben
(3) Unterwürfigkeit	Liebe zugeben lernen	Absagen ertragen
(4) Größenwahn	Beten lernen	Mut erleben
(5) Selbstmitleid	Fortschritte erkennen	Nüchterner werden
(6) Ungeduld	Jemandem helfen	Geduld erleben
(7) Selbstisolierung	Liebe erbitten lernen	Liebe erleben

Weitergabe wozu?
(1) Um selber in der Gruppenselbsthilfe bleiben zu können
(2) Um das dort Erreichte vertiefen und ausleben zu können
(3) Um Gott, wie der andere ihn versteht oder nicht versteht, im anderen Menschen lieben zu lernen.

Frankfurt/M., den 18. Juli 1975 Am frühesten Vormittag, ich schlief gerade eine Stunde, gellt das Telefon. Ich denke, es könnte einer aus meinem Friedhofsverein sein, rappele mich hoch, wanke zum Apparat, hebe ab, melde mich, noch benommen.

Eine strenge schwäbische Stimme: »Ha! Sind Sie der Alkoholiker von Frankfurt? Sind Sie das?« Ich, tatsächlich einiges gewohnt an täglichem Aberwitz, muß lachen, und das vormittags. Freundlich sage ich: »Naja, ich bin schon Alkoholiker.« Aber da kenne ich den Schwaben nicht. »Ha! Noi, ich mein' doch der Alkoholiker von Frankfurt, ders Radiostück vom ersten Glas schriebe hat!« – »Ja, der bin ich auch«, sage ich. Jetzt der Schwabe: »Aha. Ja, so, der sind Sie – ich bin der Lehrer von Kugelrund, Kugelrund in Schwaben. Wir arbeiten in der Schule Ihr Radiostück durch. Und jetzt solls diskutiert werden. Und nun haben mich die Kinder von Kugelrund beauftragt, zu fragen, ob Sie inzwischen wieder getrunken habet? Habet Sie wieder getrunken inzwischen?«

Die Kinder von Kugelrund gehen wirklich weit. Mir gefällt das, sehr. Ich sage, plötzlich verflucht demütig: »Herr Lehrer, bestellen Sie den Kindern von Kugelrund, ich wäre bis heute trocken geblieben.« Jetzt hätte man den Triumph in der Stimme des Schwaben hören sollen: »Also keinen Rückfall hattet Sie bisher? In dem Fall kann ich Ihnen versprechen, daß es nun eine heiße Diskussion gibt!« Hängt ein. Oh, heilige nüchterne Kinder.

Frankfurt/M., den 10. September 1975 Am 2. Januar 1817 schreibt Johann Wolfgang Goethe an Maria Paulowna und spricht zu ihr von der Phantasie als vierter Grundkraft des Geistigen, neben Sinnlichkeit, Verstand und Vernunft.

Immermann notiert, nach einem Besuch 1836 in Goethes Haus, über seinen Eindruck von Goethes Arbeitszimmer: »Sehen wir uns in dieser ehrwürdigen Werkstatt noch etwas genauer um! Da hängt an der Türe links eine Art von historischer Conduitenzettel. Goethe ließ für das eine Jahr in der ersten Columne die Weltcharaktere und Corporationen verzeichnen, welche nach seiner Meinung politischen Ertrag verhießen, und in den folgenden Columnen bemerken, ob und inwiefern sie in den Jahren darauf die erwartete Ausbeute gewährten. Von Jackson hatte er sich viel versprochen; sein Benehmen gegen die Indianer aber war in der Folge schwarz markiert worden. Ein Triangel von Pappe, welchen er selbst verfertigt hat, und der im Repositorio zunächst steht, ist als Denkmal eines psychologischen Gedankenspiels merkwürdig. Goethe wollte sich das Verhältnis der Seelenkräfte verdeutlichen. Sinnlichkeit erschien ihm als die Grundlage aller übrigen, er wies ihr daher die Grundfläche des Dreiecks (gemeint ist: der Pyramide) an und färbte dieselbe grün. Phantasie erhielt eine dunkelrote, Vernunft eine gelbe, Verstand eine blaue Seitenfläche eingeräumt.« Immermann: »Goethes Haus« (Memorabilien III, 1843).

Großbergham (Chiemgau), den 20. September 1975 Habe neun Stunden in einem Zug geschlafen. Kaffee bei Renate König in Obing. Sie hat neue Hinterglasbilder gemalt. Sie hat ihre handwerklichen Fähigkeiten so geduldig ausgebildet, daß ihre Bilder immer malerischer werden. Ich saß einige Zeit in Renates Garten, dann fuhren Schneeflocke und ich nach Chiming, um Michl Rotfischer zu besuchen. Dort steht noch ein sehr schöner josephinischer Spiegel, den ich schon vor einiger Zeit für Schneeflocke gekauft (und bezahlt) habe.

Am Nachmittag langsame Autofahrt nach Halfing, wo wir Gabriele besuchten. Die Ziege stand in Cordhosen vor dem Haus und schwatzte mit Gudrun. Sie war vollkommen überwältigt, als Schneeflocke und ich ausstiegen. Dann kam auch Mac ums Haus und wir haben auf der Bank gesessen und zu fünft erzählt. Ich erzählte ihnen, daß ich vorhätte, mir in Westfalen die Leber fotografieren zu lassen. Gabriele entsetzte sich: »Dein Hirngsicht, reicht des net zum Fotgrafiirn?«

Traunstein, wo Sepp, Albert, Gerhard und Toni und ich ein Meeting machten. Im Frühjahr 1974 traf ich im selben Raum Sepp und Albert. Mein Albert war damals noch ganz zerbrochen. Ich kannte ihn nicht wieder, er mußte mir sagen, daß er Albert sei. So konnte es sich aber nicht verhalten, denn dann hätte ich Albert sofort wiedererkannt. Mitten im Meeting kam ich dann darauf: Albert, der neben mir saß, war nicht der Albert von 1974, sondern der andere Albert, der sich aus den Trümmern jenes früheren Albert allmählich hervorgewagt hat. Damals waren wir zu dritt, heute hatten wir ein Meeting zu fünft.

Auf der Rückfahrt nach Großbergham sahen wir, nach langer Zeit, zum erstenmal wieder eine weite Nachtlandschaft im vollen Mondlicht. Schneeflocke fuhr langsam, um keine Tiere zu überfahren. »Wenn so eine Igelmutter totgefahren wird und nicht zurückkommt zu den Igelkindern, ist das eine Tragödie, von deren Ausmaß sich kaum ein Mensch noch eine Vorstellung macht«, sagte Schneeflocke. Zuerst dachte ich: ›Was nützt es, wenn nur die Lor langsam fährt und wenn die anderen hirnlos daherrasen?‹ Aber dann ging mir der Sinn von Schneeflockes Rücksichtnahme auf.

Großbergham, (Chiemgau), den 21. September 1975 Ich habe Kurt in der Wohnung in Lübbecke in Westfalen erreicht und habe mich für kommenden Donnerstag angesagt. Er will mich in Herford am Bahnhof abholen. Die Sache ist damit entschieden.

Im Mai hatten Marieluise und Martin mich eingeladen, bei einer Matinée in ihrem schönen Garten für sie und einige Freunde und deren Bekannte ein Kapitel aus meinem entstehenden Buch zu lesen. Ich hatte angenommen und las die Sträuchergeschichte aus dem Englischen Garten.

Es waren Leute aus der Universität da, dazu Frankfurter Familien und Dr. med. Kurt Rümelin sowie seine Frau Marlene.

Mit Kurt, dem leitenden Chefarzt des Kreiskrankenhauses in Lübbecke in Westfalen, kam ich nach der Lesung zunächst in eine Diskussion und später zu einem aufschlußreichen Gespräch. Ich ließ mich dann auf eine Diskussion ein, weil Kurt nicht die gehörte Geschichte diskutieren wollte, sondern meine Erfahrungen im Alkoholismus vor und nach dem letzten Glas. Es zeigte sich dabei, daß es mir zum erstenmal überhaupt möglich wurde, mit einem Arzt ohne Haß und Erregung zu diskutieren, ja daß ich bereit wurde, kontroverse Auffassungen nicht nur taktisch zu ertragen, sondern daß ich fähig war, ganz offensichtlich, sie zu begrüßen, um eventueller neuer Erkenntnisse willen.

Vier Wochen später kam eine Einladung von Marlene und Kurt, mich eine Woche in Westfalen zu erholen. Ich war so tief im Buch verstrickt, daß ich diese Einladung nicht annahm. Anfang August gingen Marieluise und ich über die Hauptwache und wir trafen Kurt dort. Er stand vor dem ›Café Hauptwache‹ und wartete auf Marlene, die Schuhe kaufte. Sie kamen aus Korsika. Wir tranken später zusammen Kaffee und Kurt besah mich und sagte: »Mein Lieber, du siehst angeschlagen aus. Richtig pustig bist du. Du solltest mal einen gründlichen check-up machen lassen. Du gefällst mir überhaupt nicht.« Marlene sagte: »Kurt, du erschreckst den Ernst. Er ist ein Mensch mit Phantasie. Nie wirst du so einen begreifen!« Woraufhin Kurt meinte: »Ach, Marlene, ich will ihn doch überhaupt nicht begreifen, ich will ihm doch bestenfalls nur helfen.« Marieluise sagte: »Du solltest es dir überlegen. Lore hat mir gesagt, sie befürchtet bei dir einen Praediabetis. Nimm doch diese Gelegenheit wahr.« Ich fragte konsterniert: »Ja, nun höre mal, Marieluise, bin ich denn zwischen Schneeflocke und dir Gegenstand gesundheitlicher Erörterungen und eines mir unbewußten Geheimwissens?« Alle lachten, aber ich zeigte Kurt meine seit Jahren geröteten seitlichen Handballen, die selbst mir aufgefallen sind. Er sagte, mit einem Blick, lachend: »Naja, vielleicht ist die Lore klüger als wir wissen, ich muß sagen, mich würde bei dir die Funktion der Bauchspeicheldrüse und der Zustand deiner Leber zunächst einmal mehr interessieren.« Da sagte Marlene: »Es ist ja schauderhaft, wenn ich schlechte Frau ausgerechnet dir diesen geborenen Chefarzt mit seinem Kasinoton anpreise, aber glaube es mir, Ernst, der Kurt ist ein wirklich guter Diagnostiker, als Fachmann ist er zu empfehlen.« Daraufhin verabredete ich mit Kurt, binnen vier Wochen Bescheid zu geben. Das habe ich nun heute getan.

Ich will am heutigen Tag festhalten, daß ich nun zum erstenmal in mir eine gewisse Zuversicht finde, nicht zum Krieg gegen die Weißkittel hetzen zu müssen, denn ein einziger Doktor entmachtet tausend Weißkittel. Die Zeit zu einer gründlichen Inaugenscheinnahme meiner Innereien ist nun gekommen.

Schneeflocke ist nach Obing gefahren, um Konrad Perl zu

besuchen. Ich habe einen Spaziergang zum Griessee gemacht und traf unterwegs Bekannte vom letzten Sommer. Dann habe ich endlich weitergelesen in Paul Claudels ›Heimat und Fremde‹, heute das Kapitel ›Das Kloster in Corde Maris‹. Dazu noch einmal das Nachwort von Carl Jakob Burckhardt zu diesem Band IV von Paul Claudels Gesammelten Werken (Heidelberg, 1960). Die vielen unterschiedlichen Gruppen von Gestörten und Kranken, die sich freiwillig bilden und regelmäßig zusammenfinden, um Selbsthilfe in den unterschiedlichsten Bereichen zu versuchen, sind die Klöster der Jetztzeit. Die kostenlosen gegenseitigen Hilfeversuche sind eine Klosterregel im Heute. Die selbstfinanzierten Gruppen verhalten sich zu Gott, wie ein jeder ihn unbevormundet versteht oder nicht versteht, wie die Insassen der früheren Klöster in der Zeit der Ordensbildungen sich zum damals eher im geistigen und im weltlichen Raum der Kirche fühlbaren Heil der Gottesnähe verhielten.

Die heute wirklich ernstzunehmenden Gruppen, geschäftsfreie und freiwillige und allein der Selbsthilfe dienende unterschiedliche Gruppen, Notgemeinschaften in immer schrecklicher werdender Gottesferne, sind machtlose und anhängerlose Orte für den zerbrechenden einzelnen. Sein persönlicher Tiefpunkt und die nüchterne Erkenntnis, daß sein Unterfangen hoffnungslos ist im Urteil der Umwelt, aber durchaus praktikabel in der gemeinsamen Erfahrung, Kraft und Hoffnung vieler anderer im selben Boot, sowie die Hilfe aus höherer Macht im Gewissen einer echten Selbsthilfegruppe, das sind die drei Kennzeichen, die es ermöglichen, den Schein und das Geschäft von Hilfe und Genesung exakt zu trennen.

Ich brauche Erzählungen wie die von Paul Claudel über das Kloster von Corde Maris, denn meine Bildung ist um so nackter, je mehr ich mich bemühe, sie durch Beschäftigung mit lohnender Überlieferung zu mindern. Mir kann keine bloße Wissensvermehrung zu nützlicherer Bildung verhelfen, aber die Sprache von Claudel, um nur ein Beispiel zu nennen, gibt mir Sehnen nach mehr selbstbestimmter Urteilsfähigkeit, weil in Claudels Sprache Wert und Würde des Worts von der existentiellen Lage ihres Urhebers mit heruntergelassenem Visier klare Auskunft geben, denn Gott selbst ist der geistige Helfer dieses Schreibers.

Von Claudels Erfahrung kann ich, noch indem ich mich verzweifelt und hoffnungslos von ihr abwende, durch sein Wort, das in seiner selbst oft viehisch ungetrösteten Liebe zu Gott Atem hat, Atem für mein Phantasieren in mir finden, seine Bilder ins Heute fortzuschleppen, wie ein Kuli in der Gottesferne die Last einer bis zuletzt nicht geleugneten Gottesliebe. Gottes Großmut ist schmerzhaft, aber er ist auch wunderbar und in meinem Phantasieren weiß ich es sehr wohl.

Großbergham (Chiemgau), den 22. September 1975 In meiner unaufhörlichen Suche nach dem bequemeren Weg habe ich lange mit der Versuchung gelebt, das Phantasieren dank kollektiver Erfahrung von Mißlungenem und von Gelingenderem in der Selbsthilfe für die derzeit mögliche Form des Betens in der Gottesferne auszugeben. Geradezu gierig sann ich auf diesen Ausweg. Ich habe ihn mir, als eine besonders raffiniert kaschierte Form seelischer Feigheit und trüben, weil so durchaus einleuchtenden, Selbstmitleids abgewöhnt.

Wer Phantasie erhofft, um dem in seinem Inneren murmelnden Wasser der Wahrheit zu entrinnen und ungehöhnt zu bleiben, der wird vorher in einem Meer von Sprachwasser verdursten, bevor ein Hauch Phantasie ihn jemals anweht. Denn Phantasie sucht die Grenzen der Phantasie. Ich wundere mich, daß ich heute hinschreiben kann, welche schlauen Vorsätze ich ausbrütete, um nur ja nirgendwo anzuecken und weiterhin mir in die Tasche zu lügen, daß Phantasie eine unerklärliche Angelegenheit in besonderen Menschen wäre. Daß ich beten müsse, auf die Knie vor Gott müsse, war lange mein steinernes Elend. Ich riskierte es, denn ich sah keinen Ausweg. Da kam Phantasie in mir zu Atem und sagte mir, daß ich beten darf. Aber ganz andere Phantasie, was ist das?

Diese Frage, die mich berennt, ist mit Phantasieren nicht zu klären, das erscheint mir als wahr.

Ich wollte Schneeflocke, ernsthaft, adoptieren, versprach ihr Ehescheidung und alsbaldige Adoption. Vor drei Monaten kam ich damit heraus, bitterernst war mir das, anderthalb Jahre nach dem letzten Glas. Um, so bildete ich mir ein, sie endlich etwas zu entlasten. Schneeflocke war entsetzt und inzwischen, da ich von diesem Plan Abstand gewinne, sagte sie mir: »Damals habe ich kein Wort dagegen gesagt. Du warst in deinem Plan nämlich humorlos bis dorthinaus. Es war schlimmer mit dir als in langen Phasen der Saufzeit. Ich wollte damals, um dich auf den Teppich zu bringen, schon damit anfangen, dich bei jeder Gelegenheit zu fragen: ›Papa, darf ich heute zum Kartenspielen?‹, ›Papa, darf ich noch einen Teller Suppe haben?‹, ›Papa, gehst du nicht bald schlafen?‹. Du hast fast vier Wochen darauf bestanden, mich zu adoptieren, toternst, im Zustand völliger Trockenheit.«

Dies nur als Beispiel für Schneeflockes Job mit mir.

Frankfurt/M., den 23. September 1975 Anruf meiner First Lady. Ruth will wissen, was ich treibe. »Ah, Mutter!« sage ich erfreut. »Nennst du mich jetzt neuerdings Mutter?« fragt Ruth sensibel. »Ja, was treibst du in Frankfurt, erzähle mal«, sagt sie. Ich erzählte ihr vom Chiemgau, von Katzoff und von Fritzlfritzl, vom Helkigen. »Weißt du nicht, was das Wort bedeutet? Helken, das Helkige, Ruthchen, was könnte das wohl bedeuten?« fragte ich. »Du sollst doch nicht dauernd Ruthchen zu mir sagen, ich bin deine Mutter!« sagt Ruth empört. Dann sagte sie: »Nun warte mal, das Helken und das Helkige ... ja, Ernst, es mutet heiter an, und hat bestimmt mit dem Hund zu tun. Wie heißt er noch? Fritzlfritzl? Das ist mir mal ein liebesstarker Name! Wer dem Hund den Namen gegeben hat, der versteht was von der Kunst, einen Hund gemütvoll zu lieben. Aber das Helkige ist von dir, das hört man ja förmlich.« Ich merkte durchs Telefon hindurch, wie Ruth überlegte. Dann sagte sie: »Ja, Sohn, wenn du es nicht weiß, dann will ich mein Vorwitzmaul schön bezähmen und sagen, ich weiß es auch nicht.« – »Aber du weißt es, stimmt's?« frage ich, richtig erklärungsgierig. »Trau nicht mir, traue dir«, sagte Ruth daraufhin sehr provinzialisch.

»Was macht denn deine Hottentottenprosa, du Hottentotte der Selbsthilfe, bist du fleißig?« fragte sie. »Was meinst du denn mit Hottentotten?« fragte ich. »Nichts Schlechtes, Junge. Die Hottentotten kommen auch gut zum Zuge, passe nur auf – naja, und was man von dir in letzter Zeit so hört und sieht, das kommt mir eben afrikanisch vor, frischlebendig, wohl?« – »Ich fahre morgen nach Westfalen, in eine Klinik, um mich mal gründlich durchpusten zu lassen«, sagte ich. »Wieso fährst du denn dazu nach Westfalen?« fragte sie. »Wegen dem Dr. Rümelin und wegen dem Flötenwind«, sagte ich. »Das sind ja schöne Geschichten – Flötenwind? Kannst du dich daran denn nun auch noch erinnern?« – »Ja, doch, jaja ...«, sage ich so komisch verhalten. »Ja, und dieser Herr Dr. Rümelin – willst du den da oben in Westfalen nun auch totschlagen, oder was hast du vor?« fragt sie. »Bewahre, das ist kein Weißkittel, das ist ein Doktor!« sage ich lachend. »Das hast du mit Überzeugung gesagt, gut, dann fahre mal rauf in unsere kleiderzerfetzende und schuhsplitternde Gegend«, sagte Ruth.

»Halt, Junge ...«, sagte sie zögernd, fuhr dann fort: »Ich will dir mal etwas von früher erzählen. Vielleicht kannst du das für den Doktor da oben gebrauchen. Als du noch sehr klein warst, aber schon manchmal gesprochen hast, womit du ja so erschreckend früh und so furchtbar perfekt begonnen hast, da wurde es mir eines Tages zuviel und ich habe den alten Doktor Dissmann aus Ründeroth kommen lassen. Da kam der nun und ich zeigte dich vor und sagte zu ihm: ›Herr Doktor, bekümmern Sie sich mal um dieses steife Kind. Es ist ein Junge und heißt Ernst. Ein Kind noch, das sehen Sie ja. Und sitzt nur immer da, wie leblos, sitzt da, kann aber schon reden, hält aber meistens Maulaffen feil, sitzt und sitzt und ist wie leblos, Herr Doktor. Es bewegt sich nie von alleine!‹ Der alte Dissmann hat dich untersucht und ich sehe es heute noch vor mir, wie du den Doktor, so von unten und so von der Seite her, ganz falsch angekuckt hast. Du hast ihn falsch angekuckt, hast aber keinen Ton von dir gegeben. Ernst, es war damals ganz schrecklich, du warst immer wie tot! Als der Dissmann, übrigens auch ein altes Saufleder, aber in Maßen, mehr so ein redegehemmter Mut-Antrinker, als der mit seiner Untersuchung fertig war, die eigentlich nur darin bestand, daß er dir mal ein Ärmchen hochhob und es fallen ließ, da sagte der zu mir: ›Ruth, das gibt sich, mit der Zeit. Das Jüngelchen da ist eben ein geborenes Sitzekind. Da wollen wir nun mal keine künstlichen Umstände wegen machen.‹ Ernst! Ich weiß es noch, wie ich den armen Doktor Dissmann angeherrscht habe, ob er denn glaube, daß ich mich mit so einem Blümchenbefunde zufriedengebe, und ob er denn glaube, daß du von solchen albernen Sprüchen jemals in Bewegung gerietest! Aber der Dissmann sagte bloß: ›Ruth, wir kennen uns doch hier, wir kennen doch dem seinen Großvater und dich, Mädchen, und seinen Vater. Also, nun rege dich nicht auf. Mit der Zeit wird aus dem Sitzekind schon noch ein tüchtiger Beweger.‹ Das wollte ich dir mal erzählen.«

Im D-Zug Frankfurt/M. – Herford, den 25. September 1975
Ich habe Angst vor dem Op.-Tisch. Ob ich kneife? Oder ob ich das ohne Spritze machen lasse? Ich weiß es nicht. Ich betrachte meine Miene im Spiegel der D-Zugfensterscheibe. Doch, ich sehe schon jetzt ganz schön geküßt aus.

Lübbecke/Westf. (Kreiskrankenhaus), den 26. September 1975
Den Abend verbrachten Marlene, Kurt und ich in Kurts Haus. Kurt sagte: »Die Leute wollen heutzutage auch nicht mehr ein Minimum an Schmerz aushalten. Das wäre aber, wenn Heilung statt Therapie angestrebt wird, notwendig. Weil aber Schmerz immer mehr abgelehnt wird, ist alles mit Pharmaca überflutet. Wir geraten nicht demnächst in eine

Katastrophe, wir sind mitten in ihr: Fort von der Heilung, mitten in einer Medizin, die sich fast nur noch mit der Behandlung von Therapieschäden befaßt. Wer leben will, ob krank oder noch nicht krank, der muß Schmerz annehmen lernen.«

Heute morgen bin ich mit Kurt hierher in die Klinik gefahren. Er gab mir ein Zimmer auf seiner Privatstation. Das Zimmer ist groß und ruhig, es hat ein wandbreites Fenster. Im Klinikhof Birken.

Christa, die Stationsschwester, schickt mich gleich ins Bett. Es geht gleich los: Kurt macht 60 ccm Blutentnahme. Die erste Kanüle ist nicht durchgängig. Kurt probiert eine andere Kanüle aus, sagt: »Das fängt ja gut an.« Es kommt Blut und ich erdulde alles und bin schon froh, daß in mir so etwas wie Blut überhaupt noch vorhanden ist. Alle reden sie Kurt hier mit »Herr Chefarzt« an. Er legt ein Röhrchen nach dem anderen an meine Ader. Es wurde keine Blutentnahme, es war schon Blutmelken.

Das hier ist eine alte Klinik. Hier gibt es noch Improvisation, verwinkelte Gänge, Verschläge und Ecken. Es ist ein Krankenhaus. Das zeitgemäße Klinikum mit seinen Betonausgeburten und seiner technischen Perfektion ist dagegen ein Mausoleum der Therapie. Jeder Ansatzpunkt für Phantasie ist dort eliminiert. Landeskrankenhaus und Krankenhaus: Im Landeskrankenhaus bist du minderwertig, das Kennzeichen der persönlichen Würde, Geist, ist dort in Frage gestellt. Jeder verläßt ein LKH der alten Sorte schlechter, als er es betreten hat, in seinen eigenen Augen und in den Augen der anderen gezeichnet. In einem Krankenhaus kann dir das nicht passieren. Du kannst dort zwar sterben, sei es selbst an einer Pest, die deinen Körper aufbrechen läßt und die deinen Geist auffrißt, deine Seele umnachtet und die deinen Anblick vernichtet. Du verläßt dann dieses Krankenhaus als sterblicher Rest, aber in deiner Einmaligkeit als Mensch unangetastet. Das Wort Krankenhaus ist ein würdiges Wort, denn Krankheit ist keine Schande.

Ich liebe Fremdwörter, sie können mich befremden und aufmerksam machen. Aber inzwischen sind Wörter wie Krankenhaus, Krankheit, Gefängnis zu Fremdwörtern geworden. Verglichen mit dem Wort Zuchthaus und mit allem, was es an üblen und nur zu richtigen Assoziationen auslöst, gehen vom Wort Gefängnis noch Anmutungen von Gefangenschaft, Pause, Besinnung, Inspiration und Übergang zu Hellerem aus.

Kurt war hier. Ausgedehnte Visite, denn wir kamen ins Erzählen. Erste Ergebnisse: Blut besser als erwartet; Röntgen ergab, daß Herz und Lunge in Ordnung sind. Kurt untersucht mich gründlich und klopft mich ab. Klang der Knochen fabelhaft. Atemwege: »Ein paar Rothändle hört man durch, sonst in Ordnung«, sagt Kurt. Dann kommt es: »Ich frage mich: Mache ich nur eine Leberpunktion, also blind, oder mache ich bei dir eine Laparoskopie im OP? Bei der Blindpunktion kann ich an ein Regenerat kommen und mich und dich täuschen, wenn neben dem Regenerat die halbe Leber schon in beginnender Auflösung ist. Bei der Laparoskopie sehe ich die ganze Leber.« Ich weiß das alles längst und weiß auch, daß bei der Laparoskopie die Punktion noch dazu kommt. Und ich weiß auch, daß Kurt die Laparoskopie machen will und nichts sonst. Mir ist das alles längst klar, aber ich stelle mich naiv und sage, um meiner Angst den ersten wilden Schub zu ermöglichen: »Du bist der Arzt. Ich bin freiwillig hierher gekommen. Entscheide, wie du es für richtig hältst, entscheide zu meinem Besten.« Kurt sagt: »Danke. Ich freue mich, daß du das sagst. Vielleicht hast du den Zeitpunkt, an dem man noch alles machen kann, erfaßt.«

Die Nachtschwester heißt Helga. Sie ist ein festes lachendes Mädchen aus Ostpreußen. Helga hat mir um 22 Uhr ein Kännchen starken Kaffee gebracht, auf meinen Wunsch hin, hat gesagt: »Das hat es hier noch nicht gegeben: Die Nachtschwester macht dem Patienten starken Kaffee, damit der schlafen soll!« Damit stob sie davon.

Im Klinikhof geht Nachtwind durch die Birken, die noch

in vollem Blätterwerk sich bewegen. Wie dieser Nachtwind kommt und wie er dann zunimmt im Blättergebüsch und wie er dann, in davonrollenden Luftwogen, in Fernen verschwindet und aufbrausend wiederkehrt und wieder verschwindet, das wirkt auf mich, in der Stille dieses Krankenzimmers, ähnlich heilend wie früher das gute Zuckerwasser, welches Großmutter Wilhelmina mir zu trinken gab, wenn ich diese hirneinreißenden Ohrenschmerzen hatte. Wilhelmina, Gattin des Hohen Vieh, band mir dann jedesmal ein kühles schwarzweißes Seidentuch um den gepeinigten Kindskopf, mit dem Knoten über dem Scheitel gebunden. »Warum tust du das denn verkehrt herum, Oma Wilhelmina?« fragte ich sie jedesmal, fast heulend. »Damit es die Verkehrtheit deines Kopfes heilt«, sagte Wilhelmina dann, setzte mich auf ihre Fußbank, mitten in die mächtige Stube und gab mir dann das Glas mit dem guten heißen Zuckerwasser und sagte: »Hier, du Kopflazarus, trinke es. Es macht dich heil, denn es ist Flötenwasser.« Ich trank es und meine Ohrenschmerzen vergingen dann langsam. Das Zuckerwasser war gut, aber wenn die stolze Wilhelmina sagte, es wäre Flötenwasser, dann wußte ich, daß die Erlösung bald kam. Der Wind heute in den Birken da draußen, das ist der Flötenwind.

Lübbecke (Kreiskrankenhaus), den 27. September 1975 Samstag. 6 Uhr 30: Werde geweckt. Fiebermessen (rektal); ich mache das, aber es ist mir peinlich. Mir kommt diese Art, seine Körpertemperatur zu erfahren, wie ein sarkastischer Ersatz vor für Päderastie. Auszurotten ist dieses Verlangen nicht, also hat man wenigstens einen Ersatz gefunden, der den Nachwuchs an beherrschbaren Kopfnickern nicht gefährdet und der gleichzeitig der organisierten Gesundheit dient. Ich ziehe das Thermometer wieder aus dem Hintern und beäuge es, ob es auch nicht umschmutzt mit Fäkalien ist. Der Teil zum Einschieben ist blitzblank. Auch das gefällt mir nicht, ich fahre vorsichtshalber noch einmal mit einem Tempotaschentuch rundum und lege es mißtrauisch beiseite. Schwester Helga kommt und zählt meinen Puls. Ich denke derweil, daß die vielen von Krankheit aufgeschreckten Frauen ihre rektalen Temperaturerkundigungen ebenfalls für einen bedauerlichen Ersatz halten müssen, falls sie bei Trost sind. Schwester Helga geht lachend aus dem Zimmer. Sie tut, als wäre in meinem Kopf nichts gewesen, aber sie lacht verräterisch. Betreten schlafe ich wieder ein.

7 Uhr 00: Schwester Monika kommt und verlangt Blut. Meine Venen in der Armbeuge sind noch mitgenommen, ihr Umfeld zeigt gelbe und dunkelrote Platschen. Schwester Monika entnimmt mir Blut aus der linken Handvene. Dann spritzt sie dort hinein einen Farbstoff, langsam. Sie geht. Das Handgelenk schwillt an, beginnt zu schmerzen. Ich habe bereits die Einspritzung des Serums als schmerzhaft empfunden. Davon werde ich nicht süchtig. Es ist interessant, daß alle Sachen, die mir zur Erreichung der Diagnosen gegeben werden, mich nicht süchtig machen. Hingegen ein Medikament mit Schlafmitteln und jedes Injektat zur Beseitigung von Angst und Schmerz machen mich unfehlbar süchtig und ich werde mir das dann beschaffen, unter allen Bedingungen, und werde das nehmen, und im Zustand der dann verminderten Aufmerksamkeit werde ich das erste Glas wieder trinken. Und untergehen. Das aber ist heute nicht das Interessanteste; für mich ist derzeit etwas anderes bemerkenswerter: Ohne irgendein Medikament zu kennen, vom Inhalt einer Spritze irgend etwas zu wissen, spüre ich vorher genau, was meiner Diagnose dient und ungefährlich ist und was mich süchtig machen würde. Mein Instinkt ist, wenn ich nicht getrunken habe, unfehlbar.

Lübbecke (Kreiskrankenhaus), den 28. September 1975 Sonntag. Mein Sinn zielt wieder auf Kurt. Bilde ich mir ernsthaft ein, der hätte keine Angst? Dann müßte ich ihm unterschieben, er hätte kein Gewissen. Ich rede nicht vom ärztlichen Gewissen des Chefarztes, mir reicht sein Gewissen. Es ist so unstreitig, daß auch er Angst haben muß. Aber da ist ein Unterschied: Ich kann zu Kurt sagen: »Ich habe Angst vor morgen, vor der Laparoskopie. Tausend Ängste, daß im Bauch durch technische Instrumente etwas verletzt werden könnte, daß ich verblute, daß ich den Verstand verliere während des Eingriffs und dann nicht mehr, nie mehr klar werde im Kopf; ich habe Angst vor der Pein, dem Schmerz ohne Schlafmittelinjektion, die beiden Piekser der lokalen Anästhesie können da nicht viel helfen, ich kriege alles nicht nur klar mit, sondern überklar mit, viel zu überklar für meinen Angstbilderschädel; ich habe überhaupt keine Angst vor den Menschen im OP, nur Angst vor der Technik in meinem Bauch und vor Mißgeschicken durch Technik, verursacht aus Angst in den Menschen im OP; ich habe Angst, heulend durchzudrehen, während operiert wird.« Das alles kann ich zu Kurt sagen, aber Kurt steht schlechter da, er ist der Chefarzt hier, er kann seine Angst nicht offen zugeben, mir gegenüber zumindest nicht. Wenn Kurt, mir gegenüber, auch nur durch eine Miene, durch ein Zucken seines Mundes, geschweige durch ein Wort ausdrücken würde, daß auch er Angst hat vor dem, was er morgen im OP mit mir vornimmt, ich würde sofort flüchten, nicht nur aus Lübbecke flüchten, sondern fortan ginge ich auf keinen OP-Tisch mehr, selbst dann nicht mehr, wenn eine Appendizitis mich umbringen würde.

Ein Arzt, der seine Patienten nicht in der besonderen Erlebnisphase des Krankseins versteht und der ihnen dort nicht durch eine einfache und illusionslose Haltung beisteht, ohne das Selbstverständliche mit Gerede zu zerfleddern, ist einfach ein Gesundheitsklempner. Ich muß mir klarmachen, daß die Rollen zwischen Kurt und mir am Montag angemessen verteilt sind. Ich darf meine Angst hier offen aussprechen und muß Schmerz ertragen, eine Stunde.

Ich habe mit Schneeflocke telefoniert. Sagte ihr, es sei alles in bester Ordnung, ich käme noch heute nach Hause. »Ach, Ernstl, was redest denn da, was redest denn auch nur?« fragte Schneeflocke. Sie lacht hellauf. Fischig frage ich: »Lor, was gibt es hier zu lachen? Ich bin ganz in Ordnung, der Bauch bleibt zu, basta!« Schneeflocke: »Gestern habe ich zu Martin Christadler noch gesagt: ›Martin, die wollen ihm da nun in Westfalen die Leber inspizieren. Er reißt denen sicher aus und der steigt denen auch, betäubt oder nicht betäubt, noch vom Operationstisch hinunter.‹ So, Ernstl, nun ist es also soweit.« Ich sagte, voller Angst: »Lor, es bleibt dabei, ich komme mit dem nächsten Zug.« Sie sagte: »Ach, nun mache doch nicht wieder halbe Sachen. Du hast doch nur Erfolg, wenn du ganze Sachen machst, wie im Nichttrinken und mit dem Schreiben. Du weißt doch, daß bei dir nur das sich wirklich lohnt.« Ich sagte: »Ich habe einfach Angst, Lore, Schiß, banale Angst.« Da hörte ich ihre geliebte heitere Stimme: »Das verstehe ich gut, ja, ich verstehe dich. Aber überlege doch – weiß denn einer, ob du jemals noch mal in ein Krankenhaus gehst? Und wenn ja, dann vielleicht erst in vielen Jahren, wenn alles für dein Leben zu spät ist.«

Ich sagte: »Aber du mußt es nicht unseren Bekannten sagen, daß ich ausrücken wollte, wie?« Lachend sagte Eleonora: »Oh, Fischkopf, bitte sage das noch einmal!« – »Weil ich eben doch ein feiges Liebchen bin und es wäre mir unangenehm, wenn die das wüßten«, sagte ich. »Das gibst du zu?« fragte Schneeflocke gerührt. Dann sagte sie: »Du bist wahrscheinlich doch ein Genie, ein Genie in Ahnungslosigkeit. Es ist mit dir ja doch ein großes Vergnügen, trotz allem. Ach, halte nur das jetzt morgen noch aus, oder!« Ich sagte: »In Ordnung.« Sie sagte: »Du wirst sehen, alles ist nach der Laparoskopie in Ordnung und dann, dann kommen auch später noch andere Dinge in Ordnung bei dir.« Ich bedankte mich herzlich bei ihr, daß sie mich so ermutigte.

Lübbecke (Kreiskrankenhaus), den 29. September 1975 Montag. Es ist 8 Uhr. Ich bin aufgestanden und habe mich vollständig angekleidet. Bin ich verrückt? Was soll das? Schwester Gerda kommt und sagt: »Hier ist ein OP-Hemd, das müssen Sie tragen. Ziehen Sie es gleich an.« Sie legt es über mein Bett.

Ich stehe da, starre auf das Hemd. Es ist hinten offen, hat hinten so ein Schlüppchen, es ist weiß, aus Leinen. Mich überkommt Furcht, ich fange an zu zittern. ›Hauptsache, trocken heute‹, denke ich und sage: »Ich wußte nicht, daß es schon so früh losgeht, Schwester.« Ich frage doch tatsächlich: »Kriege ich jetzt die Schlafspritze?« Schwester Gerda: »Nein, der Chef hat angeordnet: Kein Thalamonal.« Sie fragt: »Wollten Sie ausgehen?« – »Nein, das nicht«, sage ich beklommen. »Ja, im Anzug können Sie nicht in den OP gehen, der Chef operiert bestimmt niemand im Anzug. Er ist schon drüben. Nun ziehen Sie schnell das Hemd an, Sie werden auf der Trage rüber gefahren«, sagt Schwester Gerda. Sie geht aus dem Zimmer.

Ich ziehe mich aus und ziehe das OP-Hemd an. Ich habe Angst. Auf dem Flur sehe ich die Trage. Ein Meer von Weiß. Ich gehe darauf zu. Stehe vor der Trage. Schwester Ulrike und Schwester Ursula stehen neben der Trage. Ich zögere noch ein bis zwei Sekunden, aufzusteigen und überlege: ›Blase alles ab . . .‹ Dann: ›Nein . . . steige auf die Trage . . . du hast schon soviel im Leben bekommen, nimm das jetzt an, wie es kommt, mache die Augen auf dabei, du hast kein Schlafmittel, du wirst alles genau mitkriegen . . . entmystifiziere die Laparoskopie . . . in Gottes Namen, Mensch, steige da jetzt drauf.‹ Ich steige auf die Bahre, in diesem fürchterlichen Hemd. Schwester Ulrike deckt mich zu. Sie fahren mich über die Gänge.

Es ist 9 Uhr 10. Ich bin wieder in meinem Zimmer, wurde, verbunden, in mein Bett gehoben. Es ist vorüber. Es geht mir gut. Ich habe alles ohne Geschrei überstanden.

10.00–11.00: Zweite Stunde nach der Operation. Kein postoperativer Schmerz. Jetzt weiß ich, wie hell das ist: Sich klar fühlen. Schwester Ulrike sitzt an meinem kleinen Tisch. Sie sagt: »Sie sind der erste Patient hier, der das ohne Betäubungsspritze mitgemacht hat.« Ich weiß es. Kurt hatte es, als er nach beendeter Operation abtrat, bereits im OP mitgeteilt. »Es ist durchaus zumutbar, Schwester Ulrike, denn es ist sogar bei mir verrücktem Angsthund gegangen«, sage ich. Ich wollte noch etwas sagen, aber ich muß es erst verarbeiten, was mir da langsam klarer wird: Was da vorhin und was jetzt hier abläuft, ist der Beweis, daß ein Alkoholiker die Laparoskopie ohne einschläfernde Mittel gut überstehen kann. Er kann sich volle Gewißheit über den Zustand seiner Leber verschaffen, ohne sich in die Gefahr zu begeben, später auf Schlaf- und Schmerzmittel umzusteigen und dann, in vermindertem Beisichsein, den Rückfall mit dem ersten Glas neu zu erleiden. Wenn er, wie ich heute, rechtzeitig eine Laparoskopie riskiert, kann mit der Hilfe von Leberregeneraten später das Organ in seiner Selbstregenerierung früh genug noch unterstützt werden und er erspart sich und seinen Angehörigen ein jahrelanges Dahinsiechen. Daran hatte ich nicht gedacht, als ich auf die Trage stieg. Da hatte ich nur gedacht: ›Mach's, dann kriegst du alles genau mit, was im OP bei diesem Hergang passiert.‹ Für mich steht jetzt fest, daß mein Freund Tom aus London noch leben könnte.

13.15 Uhr: Schwester Waltraud ist gegangen. Kurt war da. Er ist zufrieden und ich bin auch zufrieden. Er sagte: »Es war heute übrigens, zum erstenmal, seit ich im OP laparoskopiere, daß nicht nur ich den Beteiligten an der Operation am Ende gedankt habe, sondern daß sich einer, den ich operierte, ebenfalls auf dem OP-Tisch bedankt hat. Allerdings hättest du dich, bei deiner chinesischen Höflichkeit, auch mitten aus der Betäubung heraus vermutlich noch bedankt, toxingewohnt, wie du bist.«

14.20 Uhr: Sechste Stunde nach der Operation. Ich habe geschlafen. Schwester Gerda bringt Kaffee, dazu Weißbrot mit Butter und Konfitüre. Habe schon alles verschlungen. Die erste Tasse Kaffee schmeckt, als hätte ich lange keinen mehr genossen. Zur zweiten Tasse rauche ich die erste Zigarette. Christa, die Stationsschwester, war hier und sagte: »Alles das hier ist sehr erstaunlich.« Habe vermutlich recht einfältig dazu gelächelt.

15.15 Uhr: Siebte Stunde nach der Operation. Ich habe mir

von Schwester Ulrike die Reiseschreibmaschine geben lassen und setze sie vorsichtig, auf doppelter Bettdecke, nieder auf meine Oberschenkel, fein in Distanz zum Bauchverband. Ich liege nun flach im Bett auf dem Rücken, die Maschine am richtigen Ort. Mit der linken Hand greife ich vorsichtig neben dem Bett an den Hebel und ziehe ihn hoch. Das Rückenteil kommt automatisch nach oben und ich sitze, fabelhaft und wie gewünscht, in Reichweite meiner Maschine. Die Sieben, meine Glückszahl, wird die siebte Stunde nach der Laparoskopie, meine nüchterne Stunde, denn ich schreibe schon wieder.

Lübbecke (Kreiskrankenhaus), den 30. September 1975
Dienstag. Bin 5 Uhr 30 erwacht, habe richtig geschlafen. Die Nachtschwester bringt das Thermometer. Sie lacht, als sie meine gute Stimmung erkennt. »Komisch, Sie sind immer wach, wann schlafen Sie denn überhaupt?« fragt sie. »Wahrscheinlich am tiefsten, wenn ich wach bin«, sage ich und messe rektal. Schwester Christa und Schwester Gerda kommen und machen mein Bett. Ich ziehe das OP-Hemd aus und stehe auf. Gehe zum Spülstein. Schwester Christa sagt: »Ich sehe, Sie sind schon wieder selbständig.« Es sieht so aus. Schwester Christa injiziert mir das Kontrastmittel für die Röntgenaufnahmen der Galle.

Kurt, bei der Mittagsvisite: »Paß mal auf, wie dir das Auftrieb gibt in der kommenden Zeit, daß hier alles so klappt. Aber das Verrückteste weißt du noch nicht. Wir fahren doch am Freitag zusammen nach Frankfurt – da werde ich also am Sonntag dich besuchen und dir die Fäden in deiner Wohnung ziehen. Mit Köfferchen. Wie gefällt dir das?« Die Fäden hatte ich ganz vergessen. »Ich bin ja froh, daß du dran denkst, die hätte mir sonst Eleonora gezogen, denn bei der herrscht Ordnung«, sage ich und male mir das aus. In dem Moment ruft Lor an.

Lübbecke (Kreiskrankenhaus), den 1. Oktober 1975 Mittwoch. Bereits der dritte Tag nach der Operation. Bewege mich schon wieder etwas sicherer. Der Pflasterverband über dem Einschnitt schmerzt, die Naht wächst zusammen. Wieder am kleinen Tisch gearbeitet, wie in den Tagen zuvor. Nachmittags mit Marlene schöne Autofahrt durch die Umgebung, im Königshof in Bad Oeynhausen später Kaffee. Kaufte für Lor einen Ingwertopf. Abends mit Kurt und Marlene in ihrem Hause. Habe aus diesem Journal vorgelesen.

Lübbecke (Kreiskrankenhaus), den 3. Oktober 1975 Freitag. Letzter Tag im Krankenhaus. Am Nachmittag fahren Kurt, Marlene, Dirk und ich zusammen nach Frankfurt. Ich will versuchen, zu erzählen, wie ich die Operation erlebt habe.

Ich lag auf der Bahre, bedeckt mit einem weißen Tuch. Schwester Ursula und Schwester Ulrike rollten mich über die Gänge. Wir hielten vor einer Doppeltüre mit der Aufschrift ›Operationssaal‹. Ein Grünvermummter öffnete die Doppeltüre. Die Bahre wurde in den Vorraum des OP gerollt. Ich konnte, wach, die schauderhaft mir vorgestellte unsichtbare Eintrittslinie überwinden. Ich lag nun auf der Bahre im Vorraum und hatte Angst und fühlte die Nichtenergie meiner Angst. Ich fühlte, wie in dieser Angst meine Feigheit verging.

Ich sah zwei anderen Grünvermummten und der ebenfalls grünvermummten OP-Schwester, drüben im OP, bei ihren Vorbereitungen zu. Die OP-Schwester war schon gewaschen und steril angekleidet, hatte den Instrumententisch nun gedeckt. Schwester Ulrike und Schwester Ursula verließen den Vorraum des OP. Die zwei Grünvermummten kamen auf mich zu, sagten ihre Namen hinter ihren Mundkappen: Herr Ortmann, der OP-Pfleger, und Herr Gliffe, der Springer. Herr Gliffe sagte: »Bitte kommen Sie von der Trage herunter, treten Sie in diese weißen Schuhe.« Herr Ortmann sagte: »Wir operieren im aseptischen OP, dem OP für die sauberen Sachen.«

Ich stieg von der Trage herunter und trat in dicke weiße Schuhe, ging in den OP und Schwester Waltraud begrüßte mich, sagte: »Bitte, legen Sie sich auf den OP-Tisch.« Ich machte das. Der Tisch war sehr schmal, ich legte mich langsam auf den Rücken und Herr Ortmann schnallte mich oberhalb der Fußgelenke und an beiden Handgelenken locker an. Herr Gliffe, der Springer, deckte mich ab. Er rasierte mir den Bauch, nicht die Schambehaarung. Schwester Waltraud trat an den OP-Tisch, mit einer Kodanzange und mit zwei Tupfern. Sie kodanisierte meinen Bauch mit jodfreiem Desinfektionsmittel. Sie sagte: »Machen Sie sich keine unnötigen Gedanken, da Sie nicht schlafen werden, wird der Chef Ihnen alles Wissenswerte während der Operation mitteilen. Er ist beim Waschen. Haben Sie Angst?« – »Ja, Schwester«, sagte ich und sofort wurde mir ruhiger zumute.

Kurt kam in den OP und trat an den Tisch. Er war gewaschen und ebenfalls steril angekleidet, grünvermummt, mit grüner Mundkappe. Er sagte: »Morgen, allerseits. Ernst, alles in Ordnung?« – »Alles klar, fang nur an, Kurt«, sagte ich. Sein Gesicht verschwand, er stand nun an meiner linken Seite. Ich betete: »Lieber Gott, gebe mir Nichtenergie, alles in Geduld über mich ergehen zu lassen, danke, daß ich nicht betrunken bin . . .« Es fiel mir auf, daß ich beten konnte, ohne die Friedensgebärde der gefalteten Hände. Es ging, weil meine Handgelenke festgeschnallt waren.

Schwester Waltraud reichte eine Spritze mit Scandicain, einem Lokalanästheticum. Kurt sagte: »Ich mache die erste lokale Anästhesie.« Er machte sie. Ich fühlte den Einstich. Die Wirkung des Mittels fühlte ich nicht. Schwester Waltraud reichte die Lanzette. Kurt setzte mit der Lanzette einen Stich im linken Unterbauch, unterhalb des Nabels. Schwester Waltraud reichte die Verreskanüle. Sie war, über Kunststoffschlauch, mit dem Lachgasgeber verbunden. Kurt sagte: »Wir führen jetzt mit einer Kanüle Gas in deinen Bauch ein, natürlich bringen wir dich nicht zum Platzen.« Ich fühlte das Eindringen der Kanüle. Kurt gab dem Springer das Zeichen, den

Lachgasgeber aufzudrehen. Ich spürte das Einströmen des Gases, das Heben meiner Bauchdecke. Im Rücken entstand qualvoller Druck. Ich stöhnte leise auf. »Gegeben werden zwischen drei und fünf Litern. Wir geben dir drei Liter«, sagte Kurt und das Einströmen des Gases und der qualvolle Druck im Rücken hörten auf. Schwester Waltraud reichte noch einmal die Spritze mit dem Scandicain und Kurt sagte: »Ich mache die zweite Lokalanästhesie.« Er setzte den zweiten Einstich, zwei Fingerbreit oberhalb des Nabels. Auch hier fühlte ich keinerlei Wirkung. Schwester Waltraud reichte das Skalpell. Kurt nahm es und sagte: »Ich mache den kleinen Schnitt für die Einführung des Laparoskops.« Er setzte, zwei Fingerbreit oberhalb des Nabels, einen Schnitt von etwa einem Zentimeter Länge und ich fühlte die Schnittlänge, die Schnitttiefe und die Schnittsicherheit als Einheit, fühlte dabei keinen Schmerz. Schwester Waltraud reicht den Trokar. Der Trokar ist ein dolchartiges Instrument, umgeben von einer Hülse. Kurt sagte: »Ich führe den Trokar durch den Schnitt in die Bauchhöhle.« Er stieß den Trokar durch den Schnitt in die Bauchhöhle. Ich empfand einen Druckschmerz, er war kompakt und ich nahm ihn innerlich an, der Schmerz nahm zu und ich nahm auch das innerlich an und Kurt zog das dolchartige Mandrain aus der Hülse.

Während ich den Schmerz annahm, hatte ich, in rascher klarer Abfolge, ein Inbild aus sieben Wörtern. Sie lauteten, in dieser Reihenfolge: Liebe, Arbeit, Erinnerung, Ernüchterung, Lernen, Wirklichkeit, ganz andere Phantasie. Ich fühlte in dem kompakten Schmerz, daß er ein bleibender Gedächtnisort für diese sieben Wörter in dieser bestimmten Abfolge wurde.

Die Hülse stand nun aufrecht in meinem Bauch. Durch diese Hülse führte Kurt das Laparoskop ein, ein starres Instrument mit Fiberglasstäben. Kurt sagte: »Die Fiberglasstäbe leiten das Licht von oben nach unten in den Bauch. Dieses Licht wird nicht gebrochen, das ist das Kunststück dabei. Ich schaue durch ein Okularfenster in deinen Bauch.« Kurt tat das. Er sagte: »Ernst, du hast ein Leberchen, beneidenswert!« Der Springer reichte Kurt jetzt die Rolleiflex. Ich sah im Spiegel, wie Kurt den Adapter der Rolleiflex auf der Spitze des Laparoskops, seinem Okularfenster, anschloß. Er schoß eine Anzahl Farbaufnahmen, nannte die Nummern der Bilder, die Reihenfolge der Bildorte und der Springer bestätigte sie langsam. »Ich gebe die Kamera ab«, sagte Kurt. »Ich nehme die Kamera«, sagte der Springer. Schwester Waltraud reichte noch einmal Scandicain und Kurt sagte: »Ich mache die dritte Lokalanästhesie.« Er setze sie, dicht unterhalb des rechten Rippenbogens. Er sagte: »Ich nehme nun, unter Sicht, die Leberpunktion vor.« Schwester Waltraud reichte die Menghini, eine Leberpunktionskanüle. Kurt setzte die Menghini genau in den Stichkanal der lokalen Anästhesie, dicht unterhalb des rechten Rippenbogens. Ich empfand einen sehr starken Schmerz. Ich nahm auch diesen Schmerz innerlich an. Er war heftiger und kompakter, als ich erwartet hatte, aber ich nahm ihn innerlich an. Dabei stöhnte ich auf und dann konnte ich diesen Schmerz, der nur sehr kurz dauerte, aber eine Fastewigkeit zunahm und anhielt, vollkommen ruhig aushalten.

In der sehr kurzen Zeit, in der ich diesen ungleich stärkeren Schmerz aushielt, geschah in meinem Inneren eine Einklinkung: Die sieben Wörter von vorhin klinkten, in einem Atemschlag von körperlich fühlbarer Phantasie in dem ausgehaltenen Schmerz (was ich zum erstenmal und fühlbar zum letztenmal erlebte), mit sieben Erfahrungen vor meinem Delir machtlos ein. Und ich sah, in dieser Reihenfolge:

(1) Angst – Liebe
(2) Unterwürfigkeit – Arbeit
(3) Größenwahn – Erinnerung
(4) Suche nach fremden Schuldigen – Ernüchterung
(5) Retterwahn aus schlechtem Gewissen – Lernen
(6) Selbstmitleid – Wirklichkeit
(7) Gier nach geistiger Macht über Menschen – Ganz andere Phantasie

Dieser Vorgang des Einklinkens und erstmals körperlich gefühlter arbeitender Phantasie dauerte so lange, bis ich in Ruhe die Erfahrungen vor dem Delir mit den einklinkenden Wörtern aus dem angenommenen Schmerz in einfach zuordnender Abfolge deutlich gesehen und im dieses Mal stärkeren Schmerz in meinem Gedächtnis speichern konnte. Ich tat das und fühlte, daß Angst nur mit Liebe in nüchterne Angst umgewandelt werden kann, daß Unterwürfigkeit nur mit Liebe in nüchterne Arbeit umgewandelt werden kann, daß Größenwahn nur mit Liebe und mit nüchterner Angst und mit nüchterner Arbeit in nüchterne Erinnerung umgewandelt werden kann, daß Suche nach fremden Schuldigen nur mit nüchterner Erinnerung in Liebe und nur so in Ernüchterung umgewandelt werden kann, daß Retterwahn aus schlechtem Gewissen nur mit vollkommener aktiver Demut, zurückgenommenem Mut und nur so noch möglichem Mut zum Möglichen, in ein Erlernen von Liebe im Heute umgewandelt werden kann, daß Selbstmitleid nur durch gemeinsames Erleben von einsam erlernter Liebe im Heute in Wirklichkeit umgewandelt werden kann, daß Gier nach geistiger Macht über Menschen nur durch gemeinsam erlebte und weitergegebene Liebe im Heute in ganz andere Phantasie umgewandelt werden kann und daß Gott, wie ein jeder ihn unbevormundet versteht oder nicht versteht, dem liebenden, arbeitenden, erinnernden, ernüchterten, lernenden und wirklichen Menschen kraft ganz anderer Phantasie den Mut zu demütigen und selbstbestimmten Gebeten und Gebetsübungen geben kann, weil Menschenmacht in fortschreitender organisierter Gottesleere und in rapide sich vergrößernder Gottesferne keinen Glauben mehr zustande bringen kann.

Der Springer hielt Kurt nun ein Gläschen mit Formalin hin. Kurt holte aus der Leber mit der Menghini etwas Gewebe, unter Sicht. Er zog die Menghini aus meinem Bauch und tat das gewonnene Gewebe in das Gläschen mit Formalin. Er schaute noch einmal durch das noch in der Bauchdecke steckende Laparoskop und sagte: »Ich betrachte die durch die Punktion entstandene kleine Blutung auf der Leber ... ich sehe, daß diese Blutung auf der Leberoberfläche zum Stehen kommt.« Er wartete noch einen kleinen Moment, schaute noch einmal durch das Laparoskop und sagte: »Ernst, alles in Ordnung ... es ist gleich vorbei ... was jetzt kommt, spürst du nicht mehr.« Ich schloß die Augen.

Ich hätte allen Schmerz gerne noch einmal ertragen, wenn ich dafür das körperliche Erlebnis des Einklinkens der Phantasie noch einmal hätte erfahren dürfen, aber ich wußte in diesem Augenblick, daß ich es nie mehr erleben würde und, Wunder, ich nahm es innerlich an. Da fühlte ich die tiefste Ernüchterung seit meinem letzten Glas, erfuhr, was ich gelebt habe bis heute, mit überflutender Einfachheit: Für mich, den Schreiber, gab es und gibt es wichtigere Dinge als Literatur. Kurt zog die Trokarhülse aus meinem Bauch. Das Lachgas entwich. Kurt nahm die anatomische Pinzette und bewegte sie in der Bauchöffnung hin und her und das restliche Gas verließ den Bauch. Kurt nähte die Schnittwunde. Ich fühlte nichts dabei. Kurt trat ab, dankte allen Beteiligten.

Schwester Waltraud und Herr Gliffe säuberten, von außen um die beiden Nahtstellen herum, den Bauch vom Blut. Ich wurde steril verbunden. Herr Ortmann und Herr Gliffe hoben mich vom OP-Tisch ab und trugen mich auf die fahrbare Trage. Ich wurde aus dem OP gefahren.

Frankfurt/M., den 6. Oktober 1975 Ich habe mich durch diesen Tag geschleppt. Es ist 21 Uhr. Ich habe die Arbeit am Buch ›Kapitulation‹ eingestellt; mit der Beendigung des ersten Bandes von meinem Journal ist alles in mir erloschen. Ich bin fertig. In mir giert alles danach, alles hinzuwerfen, fortzugehen, mich endlich zu besaufen. Ich muß verrückt geworden sein in dieser Trockenkrankheit, debile Selbstverkennung nur kann mich dahin gebracht haben, mir einzubilden, ich könnte mein Buch vollenden. Ich sehe auf Stöße geschriebenen Argumentationsdrecks, auf eine Halde meiner Überarbeitung, toten Überzeugungsschutt.

Frankfurt/M., den 8. Oktober 1975 Böse ist, daß eine ablehnende Haltung, je begründeter sie wird, um so niederträchtiger ist, weil sie auf einem sprachlichen Können beruht, welches sich auf den Knochenbergen und namenlosen Leiden von unzähligen Wehrlosen errichtet, auf einem Berg von Schmerz, abgezapft den Heeren von Armen und reichen Armen, denen nicht einmal das Glück geistigen Unglücks erfahrbar wird. Mein innerer Zustand aus Ekel vor meinem Können und aus Angst vor meiner Pferdenatur und aus Scham vor Gott und seinen wahren Beweisen, denen, die geistig arm sind und die dafür alle Niedertracht zu schmecken kriegen, dieser mein innerer Zustand verschlimmert sich zusehends. Von meinen Minima theologica wollte ich erzählen und nun quillt er hervor, der Eiter. Übrigens, Pferd, das ist ein starkes Wort, ein reines starkes Wort. Schmerz, Pferd, Gott, Eiter, Wort, das sind ein paar Wörter, die heute geschrieben zu haben ich nicht bereue, denn ich habe sie in meinem Zustand inwendiger Verreckung heute gebraucht, um nicht alles hinzuwerfen.

Frankfurt/M., den 9. Oktober 1975 War im Meeting in Sachsenhausen. Edith erstrahlte. »Ach, mein Stern«, sagte dieses Truppenqueenchen in dicker sorgloser Liebe. Ich habe dazu genickt, denn ich habe noch nicht das Handtuch geworfen.

Frankfurt/M., den 10. Oktober 1975 Ich habe die Nacht in meinem Schreibzimmer verbracht und habe versucht, eine innere Inventur zu machen. Furchtlos ist sie nicht geworden und darum ist sie auch nicht gewissenhaft. Ich habe wieder nur herausgefunden, was für mich spricht. Es ist das alte Lied.

Ich bin furchtsam, kleinlich, unterwürfig vor meiner inneren Misere und größenwahnsinnig vor beständiger innerer Entrüstung über die Misere aller anderen. Ja, ich bin ein Wicht vor der menschlichen Misere. Ich will ihn nicht zu mir nehmen, den Essig meiner Misere und den Essig der Misere aller anderen. Oh, Essig, tiefes Wort. Gott, was weht mich an aus der Ferne? Einer war doch unter uns, der nahm den Essig. Ja, einer litt nicht wie ein Wicht. Er wurde ärger versucht als ich, alles hinzuwerfen, seinem Glauben abzuschwören in einer Nacht ohne seine Freunde. Ich aber bin in keiner Nacht ohne Freunde, denn ich bin seit meinem letzten Glas Gift, dem Essig meiner sehr simplen Unehrlichkeit gegen mich selber (und keinesfalls dem Essig der menschlichen Misere!), keinen Tag ohne Freunde gewesen.

Aber Jener dort, in seiner Nacht bitterer Verlassenheit, er litt wirklich viehisch, ohne Sprache seiner Freunde. Und wurde kein Wicht. Denn er nahm sein inwendiges Krepieren schließlich machtlos an, und er stellte die Liebe über den Glauben und warf die menschliche Misere nicht hin, sondern trauerte und stellte sich seiner damaligen Mitwelt und nahm den Spott, die Tortur der Geißelung vor seinem Sterben, die Kreuzigung und das qualvolle ungetröstete einsame Absterben an dem Kreuz hin, sprach am Kreuz, seufzte und verschied. Als es ganz hart kam für ihn, stellte er die Liebe noch über den Glauben und handelte dann dementsprechend und gewann ganz anderen neuen Glauben. Er hat gelebt und phantasiert und gesprochen und gehandelt und geliebt und gezweifelt und gebetet. Er hat sich, vor seiner Hinschlachtung auf dem Kreuz, beschimpfen, verhöhnen, zusammenschlagen lassen. Er hat das Martyrium auf dem Kreuz auch noch durchgestanden und hat seine letzten Worte vor dem Hinscheiden als seine Botschaft von der Liebe von sich gegeben, der größte Lehrer der Liebe, bevor Gott ihn endlich aus seiner Qual erlöste, Gott in ihm selber und Gott ganz woanders, Gott in der tiefsten Tiefe eines jeden leidenden und wahrhaft freudigen Menschen, und Gott noch ganz woanders, im Geheimnis seines Seins, dem Geist der Liebe. Das hat Jesus Christus, um der Wahrheit willen, in Wirklichkeit für uns alle und somit auch für mich getan. Seine Liebe, höher als jeder Glaube ohne Liebe, wirkt machtlos weiter, bis die Zeit in Stücke geht und dann aufs neue, in ganz anderer Wirklichkeit und in anderer und heute noch nicht verstehbarer Zeit.

Das weiß ich allein deshalb, weil er auch mich leeren und panischen Menschen fühlbar geliebt hat, mit seinem nicht mitschuldigen, stellvertretenden seelischen, geistigen, leiblichen und gesellschaftlichen qualvollen Absterben um der menschlichen Misere willen.

Frankfurt/M., den 11. Oktober 1975 Schneeflocke war beim Frühstück heiter. Ich bin ruhiger geworden, aber lediglich ruhiger verzweifelt. Und die Lor erzählt und hält Henry, Baiba und Viktoria die Predigt des Tages. Ich bin froh, daß wenigstens sie froh ist. Schneeflocke, in Gottesfragen neutral wie die Schweiz, aber nicht aus Gleichgültigkeit, sondern aus Mäßigung, ist freudig und heiter. Ich, der ich mich inwendig um wenigstens ein Minimum an Liebe und Vertrauen zu Gott bemühe, bin sehr bedrückt. Schneeflocke hat gute Werke getan und ist dabei uneitel geworden; ich habe nichts Gutes vollbracht und bin hochmütig, voller Schuldgefühle ohne echte Reue, und daß ich heute nicht mißgünstig bin, ist nicht mein Verdienst, sondern nur die unfaßbare ferne Erbarmung Gottes, daß er mich mein erstes Buch schreiben ließ, vor vielen Jahren, daß er mich lebend aus der Hölle meiner Weitertrinkerei führte und mir den geistig-praktischen Schutz durch Schneeflocke bis heute erhalten hat, trotz meiner üblen Taten und überlegen meinem Hochmut, dieser inneren Kleinlichkeit.

Kraft wessen aber ließ Gott mich entrinnen ins Heute? Juliana von Norwich gibt mir die Antwort: Das Martyrium des Mannes am Kreuz, der dort, zerbrochen und angespien, qualvoll verendete, wurde das Singen der Freude in der Sprachlosigkeit meiner nicht mehr zu verkappenden schlechten Taten und freudlosen Gesinnung. Juliana hat es, krank geworden in ihrem Mauerloch in Norwich, dann ernst geworden beim Abfallen der Krankheit von ihr, und schließlich froher geworden in ihrer urverlassenen weiteren Reklusenschaft bis zu ihrem Ableben, mit unzerstörbarer inniger Stärke und mit nicht leichter Einfachheit aus persönlicher Erfahrung ihren Mitlebenden gesagt und für uns Nachgekommene, so auch für mich, aufgeschrieben. Werde ich mich dessen endlich entsinnen, anstatt weiter meinem Hochmut und meinem Selbstmitleid zu unterliegen?

Ich fragte Schneeflocke: »Wie kommt es, daß du, mitten in unserer vollständigen Unsicherheit, so heiter bist heute morgen?« Sie vollendete zuerst ihre Liebespredigt für die aufhorchenden Katzen, dann sagte sie zu mir: »Ach, heiter sein ist doch leicht für mich, wie es jetzt aussieht bei dir, oder!« Hörte ich richtig? Aber sie sagte: »Früher, als du noch getrunken hast, da habe ich versprochen, mich nicht mehr zu beklagen über allen möglichen Krampf, solltest du je aufhören können mit diesem Trinken. Du trinkst schon solange nicht und nun will ich mich streng daran halten, was ich versprochen habe. Das macht mich heiter, oder! Das Wissen, daß ich tue, was ich versprochen habe, das macht heiter.«

Ich fragte sie: »Hast du das damals Gott versprochen?« Schneeflocke sagte: »Weiß nicht.« Dann schaute sie mich sehr jakobähnlich an und sagte: »Aber eines weiß ich: Zum erstenmal, nach der ›Homburgischen Hochzeit‹, schreibst du nun an einem Buch, von dem ich fühle, daß es dir gelingen wird.«

Ich bin leer, Gott, leer bis auf ein Sehnen, liebender zu handeln. Wie aber soll das zugehen, im Angesicht Julianas? Denn nicht nur bin ich leer, Erbauer meines Sehnens, ich bin auch kalt und kleinlich, schlucke schwer an allen Kränkungen, die ich Nichtmitschuldigen an meinem langen Elend antat, und schlucke ebenso schwer an erlittenen Kränkungen, langer Unbill. Aber ich bin nicht nur leer und kleinlich, ich bin auch hart im Geben, denn ich war hart im Nehmen und wild und sehr hochmütig bin ich geblieben in meiner Leere.

Abends. Ich habe am Mittag die Arbeit am Buch neu begonnen. Ich weiß nicht, ob es jemals wird, aber das Anfangen hat mich entkränkt, weil ich in Schneeflockes Äußerungen vom Vormittag die Sprache der einzigen Autorität, die ich anerkenne, mich ansprechen fühlte, des liebenden Gottes, der sich für mich in anderen Menschen, in ihren geistigen Werken und in ihren Taten und Unterlassungen äußert.

Frankfurt/M., den 13. Oktober 1975 Die Anerkennung meines Leidens durch die Anerkennung der Trunksucht als Krankheit durch ein Bundesgericht und sodann durch mehr Öffentlichkeit hat mir geholfen, einzuhalten mit meiner kränkenden Flucht vor mir selber und vor euch. Ich habe diese Anerkennung dringend gebraucht und habe sie von euch erhalten.

Ich will mir das heute den ganzen Tag klarer machen: daß ich in diesem Land von Nichtkranken kostenlos erhalten habe, was ich wirklich brauchte, um zu mir kommen zu dürfen: Anerkennung meiner Krankheit als einer Krankheit. Versorgung, Hätschelei und falsches Mitleid habe ich nicht gebraucht und das habe ich von euch auch nie bekommen. Aber was ich lebensnotwendig brauchte, habe ich kostenlos bekommen: Anerkennung eines bestimmten Ausschnitts von Wirklichkeit: daß Trunksucht Krankheit ist. Ich danke jedem, der in der langen Vorbereitungszeit dieses Gesetzes geholfen hat, diesen damals kaum schon zu begreifenden Wirklichkeitsaspekt mit Gesetzeskraft festzustellen. Ich danke den Richtern, die dieses Gesetz formuliert, verkündet und unterzeichnet haben mit ihren vollen Namen. Diese Namen bleiben gute Namen. Ich will meine kommende Kraft, Erfahrung und Hoffnung weiterhin denen mitteilen, die eines Tages, wenn mehr öffentliche Erfahrung gesammelt ist, dazu übergehen, aufbauend auf dieser rettenden Gesetzestat, eine wiederum einen neuen Schritt wagende Einsicht in diese Krankheit zu tun. Denn das ursprünglich Rettende veraltet im Fortgang der von ihm ermöglichten Genesung. Stets ein Dokument der Sicherung von mehr Menschenwürde, regt es nun mehr Kraft zur Vermeidung vermeidbaren Leids beständig an, unaufgefordert und in Nichtenergie.

Frankfurt/M., den 14. Oktober 1975 Auf dem Isenheimer Altar des Mathias Grünewald steht Johannes der Täufer unter dem Kreuz und zeigt mit ausgestrecktem Zeigefinger auf den, der dort die Qualen ausgehalten und seine letzten Worte gesprochen hat und der nun von uns geschieden ist. Auf diesen zeigt Johannes der Täufer und über seinem ausgestreckten Finger stehen, in lateinischer Inschrift, die Worte: »Er muß zunehmen, ich muß abnehmen.«

War bei der Truppe. Jupp, diese Schindmähre der Krankheit, stur trocken, machte Durchzug. Habe ihm dabei ruhig und hell die ganze Zeit in die Augen gesehen. Mit Jupp habe ich heute wieder erfahren, in wogender aufrichtiger Wutsprache, daß es genügt, wenn ich heute trocken bleibe.

Zum Abschluß dieses Tages und Jupps gedenkend, die Zweite gehört und mitdirigiert: D-Dur. Sie entstand 1802 in Heiligenstadt bei Wien. Beethoven schrieb sie in der Erkenntnis seiner beginnenden Ertaubung. Indessen im Sommer 1802 komponiert, hat sie allen hohen Mut, der Beethoven in diesen Sommertagen beseelte, weil er schreibend fühlte, wie er fähig wurde, jeder eigenen Schwärmerei und jeder unmäßigen Verzweiflung komponierend zu widerstehen. Im Oktober des Jahres seiner Krankheitseinsicht, am Ende der Arbeit an der Zweiten und gerettet durch einen klar verstandenen persönlichen Tiefpunkt, schreibt Beethoven sein ›Heiligenstädter Testament‹. Es ist nicht, wie ich persönlich finde, Ausbruch einer tiefen Verzweiflung, sondern ein Dokument nüchtern angenommenen Zweifelns an sich selber, eines Zweifelns in beginnender Krankheit an sich selber. Seine innere Not aussprechend, wendete er in seinem ›Heiligenstädter Testament‹ das Selbstmitleid, Tod aller geistvollen Produktivität, in intensive Weiterarbeit an der Dritten (›Eroica‹), die er bereits 1803 dann, ein Meister in höherer Macht, vollendete. Denn in seinem Dokument des Zweifelns an sich selber als dem Ende aller Verzweiflung, dem ›Heiligenstädter Testament‹, notierte Beethoven sich den Namen der einzigen bleibenden Helferschaft, das Wort Gott.

Besinnung nach dem Schweigen des Orchesters. Ich habe die Anerkennung meiner Krankheit als Krankheit gebraucht, denn sie enthält die Anerkennung des Leidens in nicht erkannter Krankheit. Das hat mir am meisten geholfen. Den harten Entzug machte ich allein und ohne fremde Hilfe ab. Aber durch die geistige Hilfe der Anerkennung meiner Krankheit als Krankheit lernte ich, die Flasche bis heute stehen zu lassen. Aber was will ich nun tun? Will ich, anerkannt im Leiden als einer nicht nur destruktiven Beschädigung, denn nun noch mehr? Bekomme ich nie genug? Will ich nun Anerkennung einsammeln und einschlürfen dafür, daß ich anerkannt worden bin? Oder will ich einhalten und mich ändern?

Drittes Buch
Schatten des Mondes

Frankfurt/M., den 21. Oktober 1975 Tagsüber ein erstes offeneres Gespräch mit Schneeflocke über meine Geschichte mit Holunder. Das Faktum der Liebe zu Holunder habe ich nicht mehr mit den Schuldgefühlen aus der nassen Zeit geleugnet, immerhin, nach fast zwei Jahren ohne Rückfall ist das möglich. Das will ich mir merken für Freunde im selben Boot. Schneeflocke lebte sofort sichtbar auf, weil ich endlich sagte, was immer eindeutig war: daß ich Holunder, ohne Besitzanspruch inzwischen, ungegängelt liebe und daß es mein größter Wunsch ist, mit Holunder befreundet zu sein, solange wir leben.

Frankfurt/M., den 27. Oktober 1975 Juliana muß zunehmen, ich muß abnehmen. Wenn ich weiterhin im Heute das erste Glas stehen lasse, wird Juliana zunehmen und ich werde abnehmen. Denn es ist mein geistiger Wunsch, unbetrunken zu bleiben, dafür zu leben.

Frankfurt/M., den 28. Oktober 1975 Schneeflocke ist seit vier Tagen zu Besuch bei ihren Eltern in der Schweiz. Ich halte es ganz gut aus, allein mit den Katzen in unserer Wohnung. Keine Telefonitis, wie früher, in der nassen Zeit.

Falk besuchte mich in der Nacht. Früh gegen 06 Uhr fuhren wir ins Hotel Schwille, zum Frühstücken. Das halbe Elend dieser Welt kommt von Leuten, die nicht anständig zu frühstücken wissen. Wer das für Ironie hält, hat noch einen schweren Weg vor sich. Wir frühstückten mundfaul bis 09 Uhr, verließen das Hotel, verabschiedeten uns vor meinem Haustor mit einem lakonischen Gute Nacht. Ich will jetzt mit Schneeflocke telefonieren, Zeitungen lesen, dann schlafen gehen. Ich bin jetzt erholt genug, um schlafen zu können, bin zuversichtlich schläfrig.

Mittag. Ich habe vier Stunden ausgezeichnet geschlafen, habe mit den Katzen eine schöne Erzählstunde in Schmusesprache selbviert gehalten. Was diese drei Tiere mir seit meiner letzten Flasche an Chancen zum Verlassen meiner Lähmung geschenkt haben, indem sie mich zum Schmusen verlockten, kann ich diesen Tieren und allen anderen Tieren nie mehr gutmachen. Darum ist meine Liebe zu Tieren keine äffische Liebe, sondern meine beständige Bereitschaft zu geduldigem und liebendem Sprechen mit Tieren. Jetzt sitze ich, geduscht und rasiert und mit Zähnen ohne den »Pullover« der Nachtangst, wieder in frischen Erzählerei-Karawansereiklamotten (steifes leinenes Nachthemd, weiße Pyjamahose, Ledersandalen an den nackten Füßen) am Tisch und will versuchen, den Horror vor dem weißen Blatt Papier in die Weiterarbeit an ›Kapitulation‹ zu transformieren.

Meine Angst arbeitet mich durch die Schreibfurcht, die nur Anmaßung ist. Ich muß nicht meisterhaft sein, ich darf alles so oft neu schreiben, bis ich meine, daß es genügt.

Frankfurt/M., den 31. Oktober 1975 Es ist etwas passiert. Wie soll ich mich kurz fassen? Am besten, indem ich heute Fasten vom Schreiben übe und sogleich damit beginne.

Frankfurt/M., den 1. November 1975 Falk und ich gingen gestern mittag hinüber zu Franco. Die Pizzeria war ziemlich besetzt. Franco wies uns Plätze an einem Tisch mit zwei jungen Frauen an. Wir bestellten etwas.

Die Frauen unterhielten sich miteinander, die eine wirkte ernst, die andere etwas bissig. Die Bissige war grazil und ihr Blick dunkler als schwarz. Notgedrungen hörte ich den beiden zu. Links ist kein Wort mehr dafür. Das Essen kam. Falk und ich fingen an zu essen. Wir aßen schweigsam. Kontakt? Heute nicht. Ich ertrage diese Divisionen von Sozialhelfern nicht mehr, deren Weltveränderungssucht mir aus eigenem Erleben nur allzu bekannt ist. Beim Essen dachte ich: ›Höre du wenigstens auf, andere Leute zu verändern, vertilge die Carbonare, dann gute Nacht . . .‹ Da blickte die Grazile auf. Sie schaute her zu mir, hob, sehr langsam, ihre Wimpern. Sie lächelte, hochabwesend und dabei sonderbar präsent, durch mich hindurch.

Ich fühlte den Blick und schaute vom Essen hoch, sah in dieses fremde Lächeln, eine ganze Weile. Dabei kam die Grazile zu sich. »Wie heißt du mit Vornamen, ich heiße Ernst«, sagte ich. Die Frau sagte: »Tülym heiße ich«, wendete sich wieder ihrer ziemlich ernsten Begleiterin zu. Ich fragte: »Was bedeutet Tülym?« Tülym schaute noch einmal her zu mir und sagte, leicht verärgert: »Du, es hat keinen Sinn, ich bin Feministin.« Ich sagte, unverärgert: »Ich bin Alkoholiker.« Tülym bekam einen vagen Schlag, sie schaute auf mein Glas mit Wasser, sagte dann zu mir: »Tülym bedeutet Schatten des Mondes.« – »Das ist sehr schön, Tülym«, sagte ich und aß nun weiter.

»Was ist das, ein Alkoholiker?« fragte sie mich, als ich die kleine Mahlzeit beendete. »Ein Alkoholiker, der nicht mehr schluckt, ist zeitweise schon fast kein Mensch mehr, aber das gibt sich.« Tülym maß ihre Begleiterin mit einem nachdenklichen Blick, dann schaute sie mich voll an, entschied sich und sagte: »Und ich bin Feministin und ich bin auch schon fast kein Mensch mehr, denn ich bin eine Frau.« Ich bekam einen Schock. Falk bekam auch einen Schlag. Ob es ein Schock bei ihm war, weiß ich nicht; bei mir war es ein Schock.

In meinem Schock sah ich Juliana von Norwich, ausharrend in ihrer Mauer.

Ich fragte die beiden Frauen, ob sie bei mir drüben einen Kaffee trinken möchten? Die eine Frau lehnte ab. Tülym stimmte zu. Wir bezahlten und Tülym und Falk begleiteten mich in meine Wohnung, wo wir Kaffee tranken.

Das Gespräch kam nicht in Gang. Da entschloß ich mich, Tülym und Falk von Juliana von Norwich zu erzählen. Ich erzählte wenig, langsam und mit zunehmender Ausgewogenheit, forschend für mich, froher für Tülym und Falk, staunend vor Juliana. Ich erzählte den beiden das wenige, was ich von Juliana wußte.

Frankfurt/M., den 2. November 1975. Ich will versuchen, auch heute Fasten vom Schreiben zu üben, noch inständiger und noch stiller und noch unbeweglicher in den holden Schatten der geliebten Juliana in der Mauer zu treten, mich dort in ihren Schatten vor ihrem Mut zu beugen.

Frankfurt/Main, den 3. November 1975 Habe auch heute, tagsüber, mein Fasten vom Schreiben fortgesetzt, bis zum Abend. Komme von der Truppe. Ich will nun versuchen, mich kurz zu fassen, damit ich erzählen kann:

Nachdem ich Tülym und Falk in meiner Wohnung von Juliana erzählt hatte, sagte Tülym: »Ernst, du hast eine wunderbare Sprache, wenn du erzählst.« Froh sagte ich: »Tülym, es war der wunderbare Gegenstand meiner Erzählung und es ist wohl auch der Fall, daß du fühlst, daß ich dir die wenigen Tatsachen, die ich von Juliana von Norwich weiß, in tiefer Betroffenheit von dem, was du über dich als Frau gesagt hast, hoffend erzählte. Denn so ist es. Ich habe dir aus tiefer Betroffenheit erzählt, denn ich leide mit dir und will nicht im tatenlosen Jammer ertrinken. Darum habe ich dir einen Gegenstand der Sprache, Geist, der zuversichtlicher macht durch Juliana, mit langsamer Ruhe erzählt.« Tülym schaute mich lange an, wendete den Blick ab und schaute durch die Wohnung mit den offenen Türen und betrachtete die Katzen, fragte: »Lebst du hier allein mit diesen Katzen?« – »Nein, ich lebe hier mit einer Frau, mit Schneeflocke. Wir sind seit vielen Jahren verheiratet, sie ist zu einem Besuch in die Schweiz gefahren«, sagte ich. »Schneeflocke?« fragte Tülym. »Naja, die ist schon manchmal eher ein Schneesturm, ein Schneesturm der Liebe der höchsten Härteklasse, bejahter Bindung, wohl?« sagte ich.

Tülym sagte: »Gibt es das? Bejahte Bindung? Ich war verheiratet, mehrere Jahre. Mein Mann war nicht bereit, gewisse Dinge in seiner Rolle wenigstens in Frage zu stellen. Es war eine Tortur, dauernde Gewalt im Bett, dauerndes Benutztwerden. Ich habe mich scheiden lassen, habe einen Job als artdirector in einer Frankfurter Werbeagentur an den Nagel gehängt, habe angefangen zu studieren. Bejahte Bindung,

Ernst – das gibt es wirklich?« Ich sagte: »Verdammt, Tülym, es ist vielleicht ein großes Wort und vielleicht ist auch viel von bloß bejahrter Bindung drin, aber Schneeflocke und ich bejahen unsere Bindung doch schon etwas länger als üblich. Ich denke, uns muß Liebreich mit dem Beil auseinanderhauen, wenn es denn sein soll. Sonst wohl wird uns zu Lebzeiten beider nichts auseinanderkriegen.« – »Liebreich?« fragte Tülym. »Der Tod«, sagte ich und Tülym wurde unendlich stille und heiter. Als ich Tülym so heiter sah, packte mich wildes Sehnen, sofort mit ihr zu schlafen. Aber ich bekam Angst, dachte: ›Oh, Herre im Holz, für die bist du bloß ein altes Kalkwerk, vielleicht kein übler Geselle, aber bloß ein wanderndes Kalkwerk, denn die ist schwer links, und Feministin noch dazu, die kann nun denken, denn die ist aus der Versorgung durch Männer ausgestiegen. Das ist eine Frankfurter Stirnschlange mit ausländischer Triebkapazität, die ist abgebürgert ...‹ Dann bekam ich noch mehr Angst und dachte: ›Mann, du kannst zwar stürmische Mädchen träger kriegen im Bett, die Entartilleriesierung bringst du ja zur Not, aber die Tülym da, die kannst du sexuell garantiert nicht befriedigen ...‹ Ich sagte zu ihr: »Ich möchte mit dir im Holzhausenpark spazieren. Ich spaziere sonst selten, aber ich möchte dich etwas fragen, dich alleine.« Falk wollte sofort gehen, aber Tülym stand auf und sagte: »Es ist schade, ich kann jetzt nicht mit dir spazieren, muß für morgen ein Seminar vorbereiten. Aber ich rufe dich morgen gerne an.« Falk und Tülym gingen.

Tülym hat angerufen, gestern. Als ich ihre Stimme hörte, riß Gott die Zeit der Sorge auseinander, gab Juliana das Morgen, Tülym das Heute und mir das Gestern und ich hörte Tülyms Stimme: »Ernst, was wolltest du mir sagen?« Ich sagte: »Tülym, als ich dich so stille erheitert sah, da packte mich ein wildes Sehnen, sofort mit dir zu schlafen. Das wollte ich dir alleine sagen. Tülym, kannst du kommen und mit mir schlafen?« Ich fühlte, wie es Tülym am anderen Ende der Leitung die Sprache nahm, für eine Weile, die unendlich schien.

Dann fragte sie: »Wann denn, Ernst?« Ich sagte: »Wenn es dir erwünscht und möglich ist, dann heute.« Wieder eine Pause. Dann sagte sie: »Ich komme. Es dauert etwas, ich wohne in Waldacker, aber ich habe ein Auto. Bis in einer Stunde.« Wir hingen ein.

Tülym ist dann gekommen, eine Süße in Bluejeans, Schatten des Mondes ohne großen Hut und ohne hohe Absätze. Letzteres leider.

»Was mache ich nur? Was ist mit Schneeflocke? Sie ist auch eine Frau«, sagte Tülym bange. »Wir haben keinen Pacht- und Leihvertrag auf unsere Sexualität, wir schätzen unsere Gesellschaft, keine Bange, oder um mit der Konsulin Buddenbrook zu reden: Courage, Tülym, Courage . . .« Ich zog mich aus. Es war nicht legal, aber gerecht. Tülym zog sich auch aus.

Um sie zu necken, fragte ich sie: »Du Kröte der überfälligen Erkenntnis, sind hohe Schuhe im Bett bei deinem erfolgreichen Feminismus noch drin?« Verärgert sagte Tülym: »Nein, höre sofort auf!« Ich sagte: »Gut, im Namen der Solidarität, gut.«

Tülym sah mir zu, wie ich das Bett arrangierte. »Du siehst aus wie siebzehn, du bist eine richtige Süße«, sagte ich staunend. Tülym sprang fast wieder in die Bluejeansklamotten, ich hielt sie an der Hand fest und sagte: »Hiergeblieben, Dame, vorwärts ins Heute, du Kröte.« – »Süße, Dame – es ist grauenhaft, grauenhaft, Ernst«, sagte Tülym entsetzt und sie wurde jetzt wirklich wütend und riß ihre Hand aus meiner Hand. Ich bekam Angst und sagte: »Du, ich will dich gerne möglichst immer nur Tülym nennen, aber wenn ich zu dir Süße oder Mädchen oder Dame sage, dann ist das bei mir kein daddyhafter Beschlagnahmeakt, sondern mühsam durch Nichtsaufen zurückeroberte anständige deutsche Liebessprache. Bei mir ist das so und ich bitte dich, das zur Kenntnis zu nehmen. Sonst können wir uns nämlich beide gleich wieder anziehen. Ich habe seit langem mit keiner Frau mehr geschlafen, Tülym, und du gefällst mir, daß es mir den Atem nimmt. Aber ich rede, verdammt noch mal, meine ordentliche alltagsdeutsche Liebessprache, denn die ist erliebt und erstritten, vom Tod erstritten. Und die rede ich, wo es mir paßt und wann es mit paßt und wie es mir paßt. Bitte, freue dich darüber. Ich verzichte eher auf Sexualität mit der Königin von Saba, als mich in meiner Sprache, wenn sie haßfrei ist, beeinflussen zu lassen. Du gehst mit einem Typ ins Bett, falls du es in ungegängelter persönlicher Freiheit willst, der nur aus Sprachgeschenken überlebt. Und was mich sonst angeht, ich schlafe mit keiner Frau aus Notdurft, sondern mit schmerzensfrohen vitalen Bedürfnissen, denn sexuelle Notdurft gewöhne ich mir betend ab. Tülym, entschuldige meine lange Rede, aber um der Achtung willen, die ich für dich empfinde, weil du nicht gefeilscht hast, bin ich dir diese Einzelheiten schuldig gewesen, bevor wir ins Bett gehen. Wir heben im Bett bestimmt nicht die Welt aus den Angeln, denn ich bin fortschrittlich müde, aber wenn wir uns ohne Getue und in Liebe und das auch nur für heute machtlos in die Arme nähmen, so wäre es schon unendlich besser als Verzicht auf solche Liebe.«

Tülym setzte sich auf das Bett und fing an zu weinen. Sie weinte sich richtig in Stimmung, in erkennenden Liebreiz. Rotzend und nach einem Tempo die Hand ausstreckend sagte sie: »Ernst, was bin ich für eine verdorbene Frau – ich habe das doch alles längst gemerkt!« – »Hör mal, du sprichst aber auch ein schönes wärmendes Alltagsdeutsch, verdorbene Frau, das ist aber schon hell und stark«, sagte ich und Tülym stand auf von der Bettkante und ich nahm sie in die Arme, wiegte sie ein wenig hin und her und sang ihr leise und etwas kratzig eine Flüsterstrophe, die ich eben erfand, als Liebeslumpenliedchen ins Ohr:

Die Tülym fern von Kasse,
bestrickt vom Fischkopf fern vom Hasse,
will alle Fraun emanzipieren,
und wird es leider, ach leider

nur bei einer Dame heute probieren,
nur bei einer, leider, ach leider,
aber da lohndes,
mit einem Fischkopf bei Schatten des Mondes.

Tülym ließ sich innig wiegen und kratzleise besingen, mit ernstem Lalala und Hmhmhm, wenn mir beim Erfinden für Sekunden nichts einfiel. Sie seufzte vor Wonne und wir gingen ins Bett. »Sei ganz faul, du Süße«, sagte ich zu ihr und streichelte sie lange und murmelte ihr Schmusesprache zu, leise ernste frohe Ländlichkeiten, vom Ginster und vom Sträucherlieben und vom Sehnen nach andächtiger Geilheit und vom Birkendenken und Münnenfangen. Ach, was sind wir beide hochzeitsheiß geworden in dieser Schmusesprache.

Schließlich hauchte Tülym: »Komm rein bei mir, komm . . .!« Ich tat es in großer Ruhe. »Erscheint es dir als Gewaltakt?« fragte ich leise. »Nein, nein! Oh, Gott, Ernst, nein . . .!« stieß Tülym, in einem plötzlichen Tränenausbruch, innig hervor. Ich ging wieder heraus aus ihr und legte mich auf den Rücken neben sie, um es fassen zu können, daß dieses Wunder der Zuneigung passierte, nachdem ich das Hecheln nach Frauen aufgab. Ich sagte zu Tülym: »Komme auf mich, dann bist du frei im Rücken und kannst dich nach deinem Willen bewegen, und ich ergebe mich dir in inständigerer Liebe, machtloser als sonst.« Tülym tat das und umhalste mich, ich war ruhevoll in ihr und Tülym tat es mit mir, vollkommen träge und seufzend und dann machtvoll aufholend; aus mir redete dabei schambefreite Schmutzsprache, säuische Prosa der Lust aus der tiefsten Ebene, der Schweinsebene, wo die Genesung wogt und harrt. Dann kam es uns und es kam uns und kam und kam und kam.

Mir war zumute wie in einer Erlösung, mein Leben trank Liebe zu Gott und Liebe zu Juliana und Liebe zu Tülym.

Dann erzählten wir uns im Bett, denn nur Bettsprache ist kommende Schreibsprache bei mir; Schmusesprache und Schmutzsprache und Erzählsprache sind Bettsprache.

»Und was bedeutet Ernst?« fragte Tülym. Ich sagte: »Ursprünglich sollte ich Benedikt heißen. Aber ich war eine Zangengeburt. Wilhelmina half mir mit der Zange aus Ruth heraus. Als das, soeben, gutgegangen war, sagte Ruth zu meiner Großmutter: ›Wenn er schon heil aus mir herausgekommen ist, dann soll er einen weniger prächtigen Namen haben, dann wollen wir ihm den kargeren Namen Ernst geben.‹ Und Wilhelmina sagte später zu mir: ›Damals habe ich deine Mutter kennengelernt und, Ernst, es blieb für mich von da an ein würdiges Vergnügen, eine so kluge maßvolle Tochter zu haben. Denn Ernst, wie du heißt, das ist zwar ein bei weitem kargerer Name als Benedikt, aber dafür haben deine Mama und ich uns geeinigt, was er bedeuten soll hinkünftig: der von der Furchtlosigkeit der Frauen und der Liebe Gottes mit Zange und Glücksmütze ans Licht der Welt Gezerrte, das soll dieser Name bedeuten.‹« Ich hatte langsam, fast tonlos gesprochen, ruhig referiert. Tülym sagte, ganz sonderbar lächelnd wie zu Anfang unserer Bekanntschaft: »Ernst, was für eine phantastische Geschichte.« Ich sagte: »Phantastisch wie viele Geschichten, die geschehen sind.«

Als Tülym ging, sagte sie: »Was du mir von Juliana von Norwich erzählt hast, hat die Liebe zu dir ausgelöst, denn du liebst Frauen. Schreibe auf, was du mir von Juliana erzählt hast. Für andere Frauen.«

In ihrer Kindheit bat Juliana Gott um drei Gnaden: Die Passion Christi zu schauen, um eine Krankheit, um den Empfang von drei Wunden durch Gott.

Die Anmutung, die erste Gnade zu erbitten, kam Juliana im Gebet. Die Anmutung, die zweite Gnade zu erbitten, kam Juliana im Erlebnis einer Zerknirschung. Die Anmutung, die dritte Gnade zu erbitten, kam Juliana beim Denken an die ihr erzählte Geschichte von der heiligen Cäcilia, die drei Wunden an ihrem Hals empfing und verblutete. Beim Denken an diese Erzählung erbat Juliana von Gott die Wunde der Reue, die Wunde des Mitleidens und die Wunde sehnenden Verlangens nach Gott.

Ihre drei Wünsche in der Kindheit äußerte sie im Gebet, in Zerknirschung und denkend. Die Krankheit erbat sie, wenn es Gott gefiele, für ihr dreißigstes Lebensjahr. Die beiden ersten Wünsche (Schau der Passion Christi und Krankheit) vergaß Juliana, aber der dritte Wunsch (Sehnen nach Gott) verließ sie nie mehr. Um ihr dreißigstes Lebensjahr erkrankte Juliana so schwer, daß alle meinten, sie müsse sterben und daß auch sie selber meinte, sterben zu müssen. Dann fiel die Krankheit von ihr ab und Juliana erklärte, sie führe es nicht auf ein Wirken der Natur zurück, sondern auf die bleibende Hilfe Gottes: die Liebe Gottes.

Sie bat darum, auf Lebenszeit als Rekluse eingemauert zu werden. Nach einer gründlichen Prüfung dieses Verlangens durch den Conseil du Riwle wurde diesem Wunsch der Dreißigjährigen stattgegeben. Juliana wurde im Seitentrakt eines kleinen Kirchleins oberhalb der Normannenstadt Norwich, Grafschaft Norfolk, eingemauert.

In der Ummauerung begann sie ihr Liebeswerk bis heute, Selbsthilfe, Hilfe für sich selber durch ihre Hilfe für andere. Denn Juliana erzählte Menschen, die zu ihr an ein kleines Loch in der Mauer kamen, um Trost und Zuversicht zu finden, von der bleibenden Hilfe, der Liebe Gottes. Welche Hilfe mußte für Bedrückte und Leidende und Unglückliche darin liegen, daß eine Eingemauerte ihnen so ernst und freudig und geduldig von Selbsterlebtem erzählte, anstatt sie zu belehren, zu fordern, zu tadeln. Mit unekstatischer Einfachheit, die ihr nicht leichtfiel, erzählte sie denen dort draußen, ungezähmt liebend, sinnlich nüchtern. Hatte sie sich, vielleicht, darum einmauern lassen, um in Kenntnis ihrer Leidenschaft, anderen Menschen ihr Wissen von der Liebe Gottes nicht ungebeten aufzudrängen?

Am 8. Mai des Jahres 1373 empfing Juliana in ihrer Mauer, in einer geistigen Schau und in rascher Aufeinanderfolge, sechzehn Offenbarungen göttlicher Liebe. Juliana schrieb sie auf, zunächst in einer kürzeren Fassung, die sie 1373 vollendete. Es wurde das erste Buch, das in England von einer

Frau geschrieben wurde, es wurde das lebendigste Werk der Literatur aus Betroffensein, welches bis heute in England geschrieben wurde, sprachliches Nebenbei-Ereignis einer freiwilligen, geschäftsfreien und erzählenden Hinwendung zu anderen bis zum Tode, denn Juliana blieb auch nach der Niederschrift in ihrer Ummauerung, wo sie 1416 noch am Leben war.

Die »Sechzehn Offenbarungen göttlicher Liebe«, Bericht Julianas von ihrer Liebe zu uns allen, wurden ein Sprachwerk von Julianas Unbeugsamkeit vor der größten Mutprobe in der Geschichte des menschlichen Denkens: die Liebe Gottes anzunehmen. Juliana wagte es. Sie wagte es aus Liebe zu vielen von uns, die ohne Hoffnung und Liebe nahe dem Tod sind. Und eine Stelle in ihrer kürzeren Fassung, die mich am tiefsten erschüttert in meiner versteinerten Rolle als Mann, heißt, wissend und alles Kommende schon ahnend: »Ich, eine Frau.«

Zwanzig Jahre hindurch wendete diese Frau dann ihren Zweifel gegen sich selber und gegen die von ihr geschriebene »Kürzere Fassung«. Unekstatisch durch Hilfe für die sprachlich ärmeren, die zu ihr an die Mauer kamen, denen sie, in zwanzigjähriger Liebe zu Frauen, Kindern und Männern als einem Akt schrittweiser Selbstdesillusionierung, Botschaft, Kraft und Hoffnung gab, wendete Juliana ihren Verstand gegen alles, was sie erschaut hatte, stellte sie ihr Leben in das Feuer ihrer Freude vor Gott und ihres Zweifelns an sich selber. Dann schrieb sie eine »Längere Fassung« (ab 1393).

Juliana gibt mir Zuversicht, daß Gott mich, trotz meiner inneren Ungebessertheit, sicher vom Glas weghält, solange ich mit Kranken in meiner Lage freiwillig zusammenbleibe. Ohne Julianas selbsterlebten Bericht hätte ich nicht einmal das erste Jahr ohne Glas in meiner Truppe überstanden, wäre aus Hochmut fortgegangen aus der Truppe.

Als mein schlimmster Leidensdruck nachließ, weil ich anfing, mein Trümmerfeld aufzuräumen, brach mein durch Nichttrinken keineswegs mitgebesserter Charakter aus

Hochmut, Jähzorn und Wildheit neu und voll hervor. Ich hielt mich in der Truppe für den einzigen Kranken; die anderen übersah ich in ihrer Krankheit. Selber nur durch deren Leiderfahrung und Duldung meines Unflats wieder auf den Füßen bleibend, verachtete ich deren oft elenderen Zustand mit zunehmender Kälte. Wollte weg von denen. Julianas Erzählung von dem Geschehen in ihrer Mauer und Gottes Hilfe durch schreckliche Anfälle plötzlichen neuen Suchtdrucks haben es dahin gebracht, daß ich endlich anerkannte, daß auch die anderen in der Truppe Kranke sind. So begann ich zurückzustecken.

Die äußere Ummauerung war der Mantel der Liebe Gottes, den der gekreuzigte Mann um Juliana von Norwich hielt, als sie ihre sechzehn Offenbarungen von göttlicher Liebe in der Zelle niederschrieb. Die innere Ummauerung ist der Mantel der Liebe Julianas, den ihre Erzählung um mich hält, seit ich im Gefängnis meiner nicht heilbaren Trunksucht das Buch von meiner Kapitulation zu schreiben versuche.

Juliana bereute ihre Sünden. Wo, frage ich mich, hat diese Frau gesündigt? Juliana nannte die Sünde, mit der ihr eigenen inneren Vernünftigkeit, »das von ihr, der Sünde, verursachte fremde Leid«. Wo war ein von Juliana je verursachtes fremdes Leid? Ihre Aussage, sie hätte gesündigt, erschüttert mich immer mehr, denn meine Sünden ohne Zahl, hervorgerufen von meinem Hochmut, meinem Jähzorn und meiner Wildheit, und alles von meinen Sünden verursachte fremde Leid sind Narben der Peinigung auf den Leibern der von mir Gekränkten und Peinigung dieser nicht mitschuldigen Frau, die sich für uns alle verbrauchte.

Frankfurt/M., den 4. November 1975 Verbrachte den Tag in Besinnung und in entspannter Weiterarbeit am Buch ›Kapitulation‹; ich habe fünfzehn Stunden ruhig durchgeschrieben, fühle mich nun erholt und belebt und nicht überdreht und fühle, daß ich schlafen werde und im Schlaf weiterarbeiten kann.

Frankfurt/M., den 5. November 1975 Komme von der Truppe. Das Nichttrinkenmüssen ist für mich so verrückt, wie wenn ein lebendig Begrabener nicht mehr über Mangel an Luftzufuhr klagt.

Frankfurt/M., den 6. November 1975 Sverker schreibt aus Lund. Der Herbst ist da und Sverker beginnt wieder mit dem Billardspielen, wie immer im Herbst, um seine Todessucht tiefer zu erfahren und sie noch einmal abzuwenden. So hielt er es schon vor zwanzig Jahren in Paris; im Herbst Billardspielen, im Hinterzimmer des Bistros von Monsieur Émile, Place de la Contrescarpe.

Fasten vom Schreiben. Ich will eine Besinnung auf Tülyms Zuneigung versuchen, auf die Tatsache, daß sie ein Geschenk ist.

Frankfurt/M., den 7. November 1975 Um Mitternacht rief ich Tülym an und fragte sie, ob ich ihr einen Besuch machen dürfe? Sie bejahte es sofort. Ich bat Falk, mich nach Waldacker zu fahren. Dort tranken wir mit Tülym Kaffee und unterhielten uns bis zum Beginn der Frühdämmerung. Dann fuhr Falk heim, Tülym und ich gingen ins Bett. »Ich brauche erst nachmittags in der Universität zu erscheinen. Es ist schon ein Grund, dich zu lieben, weil du Zeit hast«, sagte sie später. »Ich arbeite so, daß ich mir wirklich Zeit nehmen kann«, sagte ich.

»Glaubst du, daß es Zufall ist, daß wir uns getroffen haben?« fragte sie. »Nein, kein Zufall«, sagte ich. »Was, glaubst du, war es denn dann?« fragte sie. »Gott«, sagte ich. Tülym war geschockt. Sie war so geschockt, daß ich vorschlug: »Komm, laß uns einfach frühstücken.« – »Oh, ja! Ich mache uns ein Frühstück!« sagte sie und floh in die Küche.

Gegen Mittag sagte sie: »Ernst, ich verstehe dich so oft nicht, denke oft, du bist ein Geisteskranker. Und daß ich dich so oft nicht verstehe, werfe ich mir jetzt bereits vor und quäle mich deswegen.« Ich sagte: »Oh, Tülym, wo steht geschrieben, daß du mich verstehen mußt? Es reicht, wenn du mich so nimmst, wie ich mit dir bin.«

Tülym begann zu denken. Dann ging es ihr auf. Begeistert sagte sie: »Ja, das ist es! Stelle dir vor: ich bin keineswegs verpflichtet, dich zu verstehen, es genügt, wenn ich dich so nehme, wie du mit mir bist! Aber, Ernst, das ist ja wirklich phantastisch! Du bist sehr weise!« Sie freut sich jetzt.

»Weißt du eigentlich, was für Sachen du mir mit der größten Ruhe bietest? Leben im Heute, nun Gott, wie selbstverständlich. Und ich denke dann: ›Der Mann ist schwer verrückt . . .!‹ Aber du bist nicht verrückt, du bist vollkommen wahnsinnig! Mir, einer linken Marxbiene und Feministin, erzählst du mutterseelenruhig von Gott!« Ich sagte: »Tülym, du Schwester der Tülle in uns allen, du machst keinen Kompromiß mit Strapsen und hohen Absätzen und ich mach eben keinen Kompromiß mit Gott, wohl?«

Sie mußte sehr lachen und dann lachte sie schließlich vergnügter. »Tülle? Was ist denn eine Tülle? Ich kenne nur das Wort Tussi. Eine Männertussi, eine Tussi, so eine Boutiquenhalbidiotin, eine Versorgungstussi. Aber was ist denn eine Tülle?« fragte sie. »Eine Hure für Geld«, sagte ich. »Ja, Moment mal, sind nicht alle, die Geld nehmen, Huren?« – »Nein, Tülym, es gibt auch Freudenhuren, die nehmen kein Geld.« – »Also nichtkäufliche Huren, ja, stimmt, die gibt's«, sagte Tülym. »Nichtkäuflich ist jede Hure, aber manche sind – also kurz und gut: Auch eine Hure für Geld ist unkäuflich, aber nicht unbezahlbar, und eine Freudenhure ist eine Lustfrau durch Selbständigkeit.« Tülym lachte schon wieder und sagte: »Bin ich deine Freudenhure?« – »Ja«, sagte ich. »Behure ich dich freudig?« fragte sie. »Ja, so ist mir«, sagte ich.

Tülym wurde plötzlich sehr ernst und ich begriff das nicht. Aber ich muß sie ja nicht begreifen, es genügt, wenn ich sie so nehme, wie sie zu mir ist.

Sie sagte: »Lieber Tülle als Tussi.« – »Hm, aber lieber noch Tussi als Mausi«, sagte ich. »Was ist denn da der Unterschied?« fragte Tülym. Sie war nicht mehr so ernst und ich sagte gefaßt: »Die Tussi säuselt von Liebe und will finanziell versorgt werden, eine Tülle ist eine Nachtjackenbraut, die für Geld das einzige ehrliche Gewerbe der Welt aufrechthält, eine Mausi ist einfach dämlich, ein Herzchen, welches Zeitunglesen bereits für politisch hält und mit absonderlicher Hochnäsigkeit eine hektische Geschäftigkeit an den Tag legt, um vor den Männern tüchtig zu erscheinen, die eine katastrophale Nichtbeziehung zu Frauen für feminin hält und völlig abhängig von der Meinung unterschiedslos angehimmelter Männer bleibt.« – »Also so eine Strapsbiene«, sagte Tülym. »Aber nein, oh, nein! Um holder Freudenhuren willen, Tülym – von den anregenden Chancen der Nacktheit in Straps und Seidenstrümpfen, hohen Schuhen und lässigen Hüten und sonst nichts im Bett hat eine Mausi keinen Schimmer. Das sind die fashionablen Herrlichkeiten der erotischen Weisheit einer gescheiten Spitzentülle. Eine Mausi demonstriert Kühnheit in Strumpfhosen!« Tülym lag auf ihrem Bett und lachte. »Du hast Nerven . . .!« sagte sie dann. »Ich habe keine Nerven mehr, ich habe bloß eine völlige Sprachverödung überlebt, und du hilfst mir, das zu erkennen«, sagte ich.

»Am liebsten möchte ich jetzt wieder mit dir schlafen, du Hirte der Sprachen«, sagte Tülym feierlich. »Warum tust du's nicht?« fragte ich. »Hast du noch Lust auf mich?« fragte Tülym. »Komm nur, behirte mich, Tülym«, sagte ich. Da wurde sie sehr weich und sagte: »Behirten, Ernst, was für ein schönes Wort für Behuren!« – »Na, behuren ist aber auch nicht ganz wirkungslos für unser Armensilber«, sagte ich. »Was ist denn das nun wieder, Armensilber?« fragte Tülym und zog, nackt, Schuhe mit sehr hohen Absätzen an, legte sich aufs Bett und war mit einemmal zum Behirten nackt. »Armensilber? Was das ist? Das ist unsere schöne und geile und finanzfreie Liebe im Heute«, sagte ich und Tülym rekelte sich nackt und in ihren hohen Schuhen auf dem Bett und ich dachte: ›Das ist ein Feminismus, der wird politisch . . .‹

Frankfurt/M., den 8. November 1975 Fasten vom Schreiben, denn ich habe gestern in der 2. Fassung von ›Kapitulation‹ elf Seiten Suchtprosa verfaßt, sofort wieder im alten Großtran. Habe diese trockenräuschigen Seiten wieder aus dem Typoskript entfernt. Der Große in mir hat den Kleinen in mir vielleicht angeherrscht, aber der Kleine ist stur geblieben.

Mit einem nassen Alkoholiker und seiner Freundin gesprochen, abends dann zur Truppe, zu den amerikanischen Freunden.

Später gingen Henry und ich zu mir. »Kannst du es gut alleine in der Wohnung aushalten, wenn Schneeflocke so lange verreist ist?« fragt er. Ich gebe zu, daß das vor einem Jahr nicht einfach gewesen wäre. Inzwischen bin ich wieder wirklich einsam, weil ich nicht mehr allein bin in mir. »Ich arbeite ungerührt einfach weiter, immer um die Uhr. Bis ich umfalle und schlafe«, sagte ich. »Hast du keine Schlafschwierigkeiten mehr?« fragte Henry. »Ich hatte sie nur etwa ein Jahr lang, allerdings ununterbrochen. Damals traute ich mir in meiner Arbeit überhaupt noch nicht und konnte nie einschlafen, nur duseln. Inzwischen traue ich mir in der Arbeit wieder zeitweise und kann schlafen, weil ich einfach umfalle«, sagte ich.

Natürlich ist das alles noch von wünschenswerten Zuständen entfernt, aber es ist besser, viel besser, als ich es hätte erwarten können. Denn außer Abgeholtwerden, Eingesperrtwerden, Verrücktwerden und Geschlagenwerden, so mir nichts dir nichts, einfach aus dem Leeren im Rücken heraus, habe ich im ersten Jahr ohne Glas eigentlich nichts wirklich erwartet.

Frankfurt/M., den 9. November 1975 Schneeflocke ist zurück aus der Schweiz. Hat sich fabelhaft erholt und erzählt schon den ganzen Tag. Sie kann sich nicht genug wundern, daß die Wohnung in Ordnung ist und daß die Katzen noch fidel sind. »Es geht dir besser«, stellt sie fest. Dann läßt sie die Maske fallen: »Ernst – und die Mädchen?« Ich sage: »Keine Mädchen.« Schließlich ist ja Tülym eine Frau.

Schneeflocke bekuckte mich, sagte dann: »Früher, beim Trinken, da hast du schlecht gelogen. Ohne Alkohol lügst du mit würdiger Festigkeit.« Ich lüge keineswegs und schon gar nicht mit Festigkeit, aber ich schweige, wo Reden Dummheit wäre.

Frankfurt/M., den 10. November 1975 Seelischer Rückschlag. Es hat keinen Zweck, ihn erklären zu wollen, ich muß ihn ausleben. Liebe für immer und ewig ist eine legalisierte Schlamperei aus Unehrlichkeit gegen sich selber und denjenigen, den man begehrt hat; Liebe im Heute ist kein solches Glyzerin, das ist Nitroglyzerin, aufregend, hochexplosiv und geistig anstrengend. Hinzu kommen Schuldgefühle wegen Schneeflocke.

Ich habe Sverkers Brief beantwortet und intensiv im Buch weitergearbeitet; es geht nicht, so geht's. Abends bei der Truppe.

Tülym holte mich nach dem Meeting ab; wir fuhren nach Waldacker. Kein Behirten, kaum Mut zum Sprechen. Tülym begriff alles, tadelte mich nicht, erzählte von dem Nichtleben in der Universität. »Dort müßtest du deine Erfahrungen einbringen«, sagte sie. »Gott bewahre mich und euch davor!« sagte ich, angewidert, aber wahrscheinlich nur angewidert, weil ich das Wort »einbringen«, seine sozialpathologische Frigidität, einfach nicht mehr hören kann. Na, wenigstens hat Tülym Frigidezza, erotisierende Geduld trotz Durchblick und kraft ihres ehrlichen und grauen Denkens. Wenigstens das sagte ich ihr, wenigstens das brachte ich über die Lippen. Hätte ich doch nur den Mut gefunden, Tülym einzugestehen, daß ich Schuldgefühle wegen Schneeflocke habe. Aber nein: viel wissen und wenig riskieren, c'est moi. Ich will es ertragen, für heute.

Frankfurt/M., den 14. November 1975 Verringerte Kraft. Habe endlich mit Tülym gesprochen. Sie sagte nur: »Das verstehe ich gut.« Habe dann mit Schneeflocke gesprochen. Sie sagte: »Seit du dieses Mädchen kennst, bist du ausgeglichener. Ich merke es, wenn du telefonierst. Früher kam, wer dich anrief, kaum zu Wort. Schließlich rufen dich ja Leute an, die etwas von dir wollen. Inzwischen hörst du besser zu, bist auch etwas herzlicher zu denen. Mithin kann dieses Mädchen keinen schlechten Einfluß auf dich haben. Und es redet dir nicht mehr, wie in den Saufjahren, zum Hintern heraus. Es normalisiert sich bei dir. Wenn du dem Mädchen keine wilden Luftschlösser ans Hirn hebst, kann ich nichts Böses darin sehen, denn es geht dir besser seit meiner Schweizreise. Und ich, ich bin ja wohl langsam richtig prüde geworden, oder!« – »Schneeflocke, du bist ein Hammer«, sagte ich und kann es wieder nicht fassen, wenn funktioniert, was mir die erfahreneren Freunde in der Truppe sagen, daß es funktioniert: etwas ehrlicher und furchtloser mit denen, mit denen man lebt, von den eigenen Gebrechen und Bedürfnissen zu sprechen.

Frankfurt/M., den 17. November 1975 Heute 2 Jahre ohne Rückfall. Im letzten Jahr habe ich wöchentlich noch drei Meetings genommen. Ab heute nehme ich zwei Meetings pro Woche. Zunächst für dieses dritte Jahr. Ich betrachte den Vorsatz und seine pünktliche Durchführung auch als Willensübung. Ohne diese oft ärgerlichen Stupiditäten gibt es keine Willensfreiheit in wichtigeren Bereichen.

Frankfurt/M., den 20. November 1975 Mit Tülym im Theatercafé, später nach Waldacker. »Ob wir eines Tages Freunde werden?« fragte sie. Ich sagte: »Sind wir das nicht schon?« – »Wenn eine Frau und ein Mann so heftig etwas miteinander haben, ist denn da zugleich auch Freundschaft möglich?« fragte sie. »Ich empfinde beides«, sagte ich. Sie überlegte gründlich und sagte: »Bei Liebe im Heute, immer nur für heute, ist vielleicht selbst das normal.«

Frankfurt/M., den 24. November 1975 Nach der Truppe Nacht mit Tülym. »Uns fehlt der genitale Ernst«, erklärte sie am Morgen. »Es ist unsere Bettsprache, die uns erheitert«, erkennt sie.

Manchmal vergesse ich mich wochenlang. Ich bin vorhin die Treppe hochgestiegen wie eine siebenundachtzigjährige Larve des Klemens, die linke Flosse in Gicht, die Füße in Lehm, ein Wesen in einer Kiste, das langsam die Treppe hoch geht, wieder einmal trocken für heute.

Frankfurt/M., den 28. November 1975 Sverker schreibt, unter anderem: »Ich kann Ende Dezember kommen und dich einige Tage in Frankfurt bereisen, vorausgesetzt, daß meine Schwiegelmutter keinen Ischiasangriff bekommt.« Und: »Mein nächstes Poemen soll ›Acedia‹ heißen, die Krankheit, die ich im Herbst mit Billard kurierte.«

Frankfurt/M., den 29. November 1975 Bei der Truppe. Ich stecke zurück, fange damit an, mir die Fürstenschuhe auszuziehen, die mir Leute verpaßt haben, die noch trinken wollen. Sie kleben wie das Pech der Eitelkeit und der Schwefel des Mangels an Nüchternheit. Aber wenn ich sie mir nicht von den Füßen bringe, indem ich die Krankheit eines jeden in der Truppe anerkenne und helfe, wo es von anderen gewünscht wird, dann werde ich kippen.

Die Arbeit am Buch hilft keineswegs, trocken zu bleiben; sie belastet mich; nur die Truppe ist geeignet, selbst diese Belastung durch den Zweifel am Gelingen der Erzählung aufzufangen. Ich habe es erlebt, wie es mir nach meinem ersten Buch, als trockener Alkoholiker im Alleingang, erging: nachdem das Buch erschien und alles ausgestanden war, ging ich vor dem ersten neuen Glas in die Knie und Schneeflocke und ich gingen noch einmal in die Hölle, für sechs Jahre.

Frankfurt/M., den 30. November 1975 Durch Tülym bin ich weniger verzweifelt als vorher. Aber das hat viel mit Tülym und wenig mit Feminismus, wie er heute noch sich versteht, zu tun. Wie ja auch mein Unbetrunkensein alles mit Selbsthilfe und wenig mit Alkoholismus zu tun hat. Aber Tülyms Widerstand gegen ihre bisherige Rolle als Frau und ihre bisherigen Schritte in mehr Selbständigkeit helfen mir, einige meiner typischen Männerängste als falsche Ideen von mir selber zu erkennen. Insofern ist die Tatsache, daß Feminismus existiert, eine Hilfe für mich. Aber das wird erst dann einen Schritt in gelingendere Frauenselbsthilfe ermöglichen, wenn von Frauen, die kapitulieren in der Übermacht ihrer Rolle, erlebt und anerkannt wird, daß es eine Krankheit ist, heute eine Frau zu sein, eine Krankheit mit einem phasenhaften Suchtverlauf.

Tülym hat heute fast durchgedreht, als ich ihr das sagte. Ich gebe zu, daß es für sie kaum zu ertragen ist, daß ausgerechnet ein Mann ihr das sagt.

Ich leide darunter, daß Tülym mich immer leidenschaftlicher im Bett liebt und daß sie, wenn wir uns in der Pizzeria bei Franco treffen, immer weniger bereit ist, ihre Beurteilung von Erfahrungen unabhängig davon zu finden, ob es eine Frau oder ein Mann ist, der etwas mitteilt. Die zunehmende Leidenschaft Tülyms im Bett kommt mir deshalb vor wie ein sprachloser Wunsch: »Fischkopf, ich will dich ja behirten, so tief und hoch du nur willst, aber zerreiße mir nicht meine Euphorie von der Alleinmenschlichkeit der Frauen!«

Tülym liest nur noch Bücher von Frauen. Es ist besser, als läse sie überhaupt nichts. Und es ist eine Genesungsphase, eine trockene Überreaktion. Ich habe ihr aus dieser Gruppenphase von mir erzählt. Sie schaut mich an, als sei ich der Satan (nicht Diabolos). Anstatt nun zu sagen, was sie denkt, umarmt sie mich und verschließt mir mein Krankheitsmaul mit wilden Küssen. »Tülym, diese Sorte Küsse führen nur dazu, daß du anfängst, dich zu verurteilen, und da ich dich liebe, weil ich dich nur im Heute liebe, zerreißt es mich, wenn du dich verurteilst, wo du nur aus den Motiven deiner Liebe leidest«, sagte ich abends zu ihr.

Ihr Schweigen ist durch kein Verlangen zu beheben; nur durch geduldiges Ertragen und durch Zuhören und durch Für-sie-da-Sein ist dieses furchtbare Schweigen Tülyms zu beheben.

Bevor ich ging, sagte sie: »Ernst, ich beginne zu erleben, daß wir zumindest keinen Krieg gegeneinander führen.« Ich habe sie stehend in die Arme genommen und habe zu ihr gesagt: »Bevor ich gegen dich Krieg beginne, will ich lieber sterben. Der Friede in den Hosen führt zum Krieg, er ist ein Friedhofsfrieden. Er erzeugt eine Gewalt, die um so furchtbarer ausbricht, je mehr sie geleugnet wird. Du hast den Frieden in meiner Hose beendet. Ich bin zu mehr bereit, als für dich notfalls zu sterben, ich bin bereit, zu überleben. Dennoch zittere ich.« – »Warum?« fragte sie. Da kapitulierte ich und brachte es zum erstenmal heraus: »Weil ich Angst vor dir habe.« – »Du Angst? Vor mir? Mein Gott ...«, sagte Tülym. Sie ging aus dem Zimmer. Als sie wieder hereinkam, hatte sie geweint. »Warum hast du geweint?« fragte ich. Sie zögerte, sagte dann: »Eines Tages wirst du es erfahren, falls ich noch, irgendwie, bei Trost bin.« Das verursachte mir noch stärkere Angst, aber ich sah Tülym an, daß sie nicht sprechen würde.

Ich habe mir vorgenommen, das für heute zu ertragen, ohne sie mit Fragen oder mit Forderungen zu drangsalieren. Es fällt mir nicht leicht, denn ich bin kein Heiliger. Leider bin ich das nicht. Denn sonst lebte ich ohne Liebesverzicht und würde Tülym für jede Qual, die sie mir zufügt, noch demütiger lieben. Daß ich nur notgedrungen und mit äußerster Selbstbeherrschung wenigstens dahin komme, sie nicht mit Forderungen zu drangsalieren, zeigt mir in nüchterner Härte die Verkommenheit meiner inneren Welt, in der ich solche Hiebe brauche, um das Wort Heiliger endlich wieder mit der Ehrfurcht, die ihm zukommt, vage zu erahnen.

Frankfurt/M., den 14. Dezember 1975 Die Schauspielerin Maria Wimmer schreibt aus Como: »Sie haben einen wunderschönen Artikel über Marie Luise Kaschnitz geschrieben, nach ihrem Tode. Ich bekam ihn erst jetzt in die Hände. Und er ist so bewegend, er sagt so genau das, was auch ich über sie und ihre Dichtung empfinde, aber nicht so wie Sie in Worte zu fassen vermochte, daß ich Ihnen dafür danken möchte.«

Ich bin sehr dankbar für diese Mitteilung, denn wenn etwas, was ich geschrieben habe, gedruckt ist, dann ja erst beginnt der wildeste Zweifel an allem. Das geht dann schließlich soweit, daß ich mir sage: ›Du hast noch nie einen einzigen richtigen Satz geschrieben, alles ist nur ein Irrtum, und sie werden dir bald hinter die Schliche kommen und dieser ganze anmaßende Provinzialismus mit dir wird beendet sein.‹

Ein Brief wie der, den ich heute von Frau Wimmer erhielt, beseitigt keineswegs meine Zweifelsucht, aber ein solcher Brief erneuert sie zum Wunsch, noch sorgsamer zu arbeiten. Dafür danke ich dieser Schreiberin.

Frankfurt/M., den 17. Dezember 1975 Mittagessen mit Tülym. Sie hat heute von ihrer Kindheit erzählt, von ihrer Liebe zum Vater, von der Liebe der Mutter zu ihr, von der Erfahrung der Abhängigkeit in der Familie und von der Eliminierung aller Liebe durch Erlebnisse dieser Abhängigkeit. »Ich habe mit neunzehn Jahren nur noch einen Gedanken gehabt: heiraten, um aus dieser familiären Abhängigkeit herauszukommen. Dann habe ich geheiratet. Kam in eine noch üblere Abhängigkeit. Sechs Jahre habe ich mitgespielt. Als ich es schließlich wagte, mich scheiden zu lassen, tat ich es mit den größten Schuldgefühlen. Nach der Scheidung flüchtete ich in mein Apartment in Waldacker, erlebte eine Zeit lähmender Angst. Nach etwa vier Monaten wurde es besser. Und heute weiß ich, daß ich in meinem bisherigen Leben nur einmal etwas getan habe, was ich nicht sofort wieder bereute: mich scheiden zu lassen. Jetzt lebe ich endlich, denn ich lebe mit selbständigen Entscheidungen. Und sie funktionieren erstaunlich, obwohl ich immer noch so verdorben bin durch diese Sucht nach Abhängigkeit von Männern, daß ich kaum zu denken wage, was ich doch nun erlebe: daß Selbständigkeit möglich ist«, sagte sie.

Sie zögert und sagt dann: »Ernst, ich habe gestern mit einem Mann geschlafen, und die Woche davor habe ich mit einem anderen Mann geschlafen.« – »Ja, und?« fragte ich. Ich habe ihr zu Beginn unserer Freundschaft und Liebe im Heute gesagt, sie solle unsere Beziehung lediglich als zusätzliche Möglichkeit und keineswegs als Verpflichtung verstehen. »Erträgst du das?« fragt sie und schaut mich schief an. Ertragen? »Tülym, wir haben uns nicht gekauft, was wir uns geben, geschieht freiwillig und ist ein Geschenk«, sagte ich. Nach einer langen Pause sagte Tülym: »Ernst, ich muß dir etwas sagen: ich habe mit diesen beiden Männern nur geschlafen, weil ich mir meine Unabhängigkeit von dir beweisen wollte.« Sie brauchte noch einen Moment, dann sagte sie: »Ach, Fischkopf, ich habe es getan aus Angst, aus Angst, von dir abhängig zu werden.« Da ich weiter schwieg, fiel Tülym in noch größere Nachdenklichkeit. Dann fragte sie: »Oder habe ich es getan, weil ich mit dir, da du verheiratet bist mit Schneeflocke, gleichziehen wollte?« Alles in mir belebte sich sofort. Tülym bemerkte es und fragte: »Nicht wahr, das letztere hat wohl noch am meisten für sich, stimmt's?« Ich sagte: »Es hat mich nur deshalb so belebt, weil es eine Mitteilung in Frageform war, geliebte Tülym.« – »Bist du überhaupt nicht wütend?« fragte sie. »Nein«, sagte ich. »Findest du mich nicht ekelhaft jetzt?« fragte sie. »Nein«, sagte ich. »Und du liebst mich auch jetzt?« fragte sie. »Sehr, Tülym«, sagte ich. »Das gibt es alles nicht, ich träume!« sagte sie. »Früher hätte ich geheult: er liebt mich nicht, er liebt mich nicht! Scheitan und Schafjammer, er liebt mich nicht, er liebt mich nicht!« sagte sie heftig. »Und heute?« fragte ich. Sie sagte: »Du liebst mich, denn ich erlebe es ja. Es ist alles anders mit dir.« Sie fragte: »Was hältst du davon, von Armensilber jetzt?« – »Viel«, sagte ich.

Später sagte sie, als wir im Bett rauchten und Kaffee tranken: »Erzähle mir eines deiner Abenteuer in der Gottesferne.« Ich fühlte, wie die Wohltat, von Tülym aus Liebe geliebt worden zu sein und sie aus Liebe lieben zu dürfen, mein Phantasieren in Gang brachte, aber allein Tülyms Bitte, ihr zu erzählen, brachte die Sprache in Gang.

Schließlich erzählte ich ihr, wie Gott seinem Halbbruder, Sterns Christian, eines Tages vorgeschlagen hatte: »Du, Christian, was meinst du, sollen wir aus dem Ginsternträumer und Heimatdenker und Weiberfreund da unten im Kaff in Westfalen einen Alkoholiker machen?« Sterns Christian hat gehustet. Sein Halbbruder ging mal wieder weit, immer voller Überraschungen. »Naja, Halbbruder, zimperlich bist du ja nicht. Was hat der Kleine dir getan, daß du ihn derart strapazierst?« Gott kuckt erstaunt. Gott sagt keinen Ton und kuckt bloß unschuldig. »Halbbruder, ich will dir ja nichts unterstellen, aber oft kannst du einen ganz krank machen mit deinen Einfällen«, sagt Sterns Christian. Da lacht Gott ganz heimelig und sagt: »Stimmt, Junge, ja, das stimmt, Bruderherz, ach, es stimmt!« Sterns Christian hat genug und befaßt sich wieder mit Mondfragen. Aber sein Halbbruder sagt zu ihm: »He, Christian, wir müssen dem Kleinen da unten im Kaff trotzig vor die Knochen treten, und zwar nicht zu knapp, begreifst du?« Wütend unterbricht Sterns Christian seine Mondinventur und sagt geilfalsch: »Laß ihn doch Bürokrat werden, wir brauchen bald Sturherrenbürokratie, verdammt und zugenäht!« – »Nanana«, sagt Gott milde. »Ist doch wahr, Alkoholiker gibt's schließlich genug«, lenkt sein Halbbruder ein. Gott freut sich seines Halbbruders und sagt gerissen: »Es kommt nicht auf die Menge an, es kommt mir auf jeden einzelnen und mithin auch auf den Kleinen an. Sieh mal, wenn wir ihm nicht trotzig genug hart vor die Knochen treten, dann wird aus dem noch ein gesunder Atheist. Also machen wir ihn krank für immer, denn, Christian, das gibst du wohl zu: bei aller unserer Freude an jeder ehrlichen Atheistenhaut, aber als Atheist ginge mir dieses dörfliche Kerlchen ja glatt kaputt.«

Dem hat Sterns Christian zugestimmt und Gott ist endlich

zufrieden, und sein Halbbruder wendet sich wieder seinen Mondfragen zu. Gott wirkt derweil. Da hustet sein Halbbruder zum zweiten Mal und sagt: »Gut, mache du aus ihm einen Alkoholiker, aber ich besorge ihm später Schatten des Mondes.« Gott wirkt weiter und sagt so nebenbei: »Ja, ein wenig Beschattung durch dich könnte nicht schaden.« Da hustet Sterns Christian zum dritten Mal und denkt: ›Bruderherz, wenn du wüßtest ...‹ Aber Gott wirkt weiter und grinst sich einen und denkt nun ebenfalls und denkt: ›Bruderherz, wenn du wüßtest, daß ich das Kerlchen im Strauch schon längst in die normannische Seele Julianas verknallt gemacht habe, damit deine Fortuna mit Hirn, Schatten des Mondes, die neuen Mauern ihrer hellesten Krankheit, Liebe, in Ansehung ihrer wundervollen Atheistinnenhaut, in einem Abenteuer der Minderungen zum Schutz vieler anderer Frauen mit dem Fischkopf erbaut ...‹

Sterns Christian stellt sich ganz dumm und winkt Liebreich. Der ist unwirsch, hat viel zu tun. Aber Liebreich stellt immerhin ein Ohr auf Sturm. »Zögere noch, Liebreich, alles kommt anders«, sagt Sterns Christian. »Wieso?« fragt Liebreich barsch. »Mein Halbbruder denkt«, sagt Sterns Christian. »Und du denkst nicht?« fragt Liebreich. »Ich herze und kose Schatten des Mondes«, sagt Sterns Christian. Liebreich winkt nur ab und geht wieder in seine Dengelbude. Ich höre das Klopfen harten Dengelns auf Liebreichs Sensenblatt. Und ein Klopflaut fällt aus in Liebreichs stiller Dengelbude. Noch einer fällt aus, dann fallen fünf weitere aus. Was, Tülym, mag da geschehen sein in der Bude?

Frankfurt/M., den 19. Dezember 1975 Es gibt Augenblicke am Schreibtisch, in denen ich einhalte und von Tülyms Dasein so ergriffen werde, daß ich besser verstehe, was Juliana in ihrer Ummauerung in Norwich niederschrieb vor sechshundert Jahren: »Bist du ganz froh, daß ich für dich litt?« Ja, Juliana, ich bin ganz froh, daß ich ergriffen werde und fühle, daß ich noch sehr viel erfahren werde aus meiner ebenso tiefen Unwürdigkeit, ebenso ich nicht trinke, derart geliebt worden zu sein von Tülym, daß ich am Schreibtisch einhalte und dich, Juliana, immer anspruchsloser verstehe und dich immer schmerzwilder liebe. Vollends überwältigt von tausendfältiger und unterschiedlichster Liebe bin ich aber, du rauhe normannische Anmut in der Mauer, wenn ich mir, wie heute, bewußt zu machen wage, daß Schneeflockes Duldung es ermöglicht, meine Erfahrung, Kraft und Zuversicht aus meiner Gruppenselbsthilfe an Tülym kostenlos weiterzugeben, sie erzählerisch anzuregen zu ihrer Frauengruppen-Selbsthilfe. Schneeflocke könnte, bei der Tiefe meiner Schuldgefühle vor ihr, wegen des zu langen Trinkens, ohne jede Mühe die Liebe zu Tülym zum Krieg machen, mir meine ohnehin von Angst und Scham gedrosselte Einkehr in deine Sprache noch mehr erschweren. Wer ist Schneeflocke, du wissende Juliana? Wer ist Tülym, du sendende Juliana? Wer bist du, du Scheherazade aus England?

Frankfurt/M., den 21. Dezember 1975 Bis Mittag Fasten vom Schreiben, bis zum Abend Vollendung des Schneeflocke-Kapitels in ›Kapitulation‹, dann bei der Truppe, nun weiter mit Fasten vom Schreiben.

Frankfurt/M., den 22. Dezember 1975 Tülym beabsichtigt, Ende dieses Jahres von Waldacker nach Frankfurt umzuziehen, sie hat bereits eine Wohnung gemietet. Ich sagte heute zu ihr: »Mit dir in Waldacker, das war romantisch, es war der deutsche helle Wahnsinn, von allem Wahn befreiter Sinn durch absolute Minderung, absolute Liebe und absolute Arbeit.« Tülym holte ihr Tagebuch, welches sie seit ihrem Aufenthalt in Waldacker, nach ihrer Ehescheidung, regelmäßig schreibt. Sie las mir vor.

Frankfurt/M., den 23. Dezember 1975 Brief meines Sponsors Beilrudi von den Seychellen. Letzter Satz seiner Malicen: »So, alte Saufnase, bleibe krank, so bleibe trocken, und alle anderen Schwierigkeiten lösen sich dann auch.« Oh, Erleuchteter, jedes deiner Worte gefällt meiner Seele.

Frankfurt/M., den 24. Dezember 1975 Heiliger Abend, das heißt heute für mich: Dankbarkeit, die Truppe erreicht und in ihr trocken geblieben zu sein.

Mein Journal ist nur trocken, keineswegs nüchtern. Hinzu kommt, daß es aufschlußarm ist aufgrund meiner Notizen im Hergang des Erlebens, denn echte Probleme lassen sich auf der Stufe, auf der sie sich stellen, niemals lösen. Ich habe aber so viele Alkoholiker, die schon trocken waren, wieder kippen sehen, ich habe soviel neues Leid über Alkoholiker, deren Frauen und Kinder, brutal und hinterrücks neu hereinbrechen sehen, weil die Kranken nicht vorbereitet waren auf die Phasen im Genesungsgeschehen, daß ich mein Journal, trotz dieser Einschränkung, veröffentlichen werde.

Frankfurt/M., den 25. Dezember 1975 Weihnachtsmorgen. Ich fühle, daß ich auch heute das erste Glas stehen lassen kann. Das ist tatsächlich möglich. Ich denke schon den ganzen Morgen mit inständiger Liebe an meinen Freund Hermann aus der Gruppe, der dort, mit dem Geistesmut eines Kranken in der Löwengrube unserer verzweifelten und krankhaften und dummdreisten Überheblichkeit, einfach sagte: »Ich heiße Hermann und bin Alkoholiker. Ich komme immer in die Gruppe und das hilft mir. Und ich bete jeden Morgen meinen Rosenkranz und dann bete ich: ›Lieber Jesus, ich liebe dich und will dir Freude machen und heute nicht trinken.‹«

Ich bin heute genauso krank wie gestern, vollkommen weihnachtsgerädert, aber ich denke an Hermann, den Katholiken, den wir in unserem jammervollen, dünkelhaften und lebensgefährlichen Neckermann-Atheismus für einen Naiven halten. Ich glaube, Hermann ist derjenige in meiner Gruppe, mit dem ich die höchste geistige Schwierigkeit besprechen könnte. Denn im selben Geist mit Hermann, wenn auch ohne Kirche, ist es mir tatsächlich möglich, heute nicht zu trinken.

Frankfurt/M., den 1. Januar 1976 Unbetrunken angekommen im neuen Jahr. Wunsch für dieses Jahr: Trocken und in der Truppe bleiben.

Große Freude: Mein Freund Hermann hat heute, 00 Uhr 01 in Eschborn, sein erstes Meeting geleitet. Er leitete unser Rundgespräch ›Wünsche für 1976‹. Schneeflocke sagte, als sie an der Reihe war: »Ach, wißt ihr, mir geht es doch so viel besser inzwischen, daß ich bei dem bleibe, was ich mir voriges Jahr gewünscht habe: Dem Gnädigen hier wünsche ich, daß er nicht mehr trinkt.«

Schneeflocke ist im Stande höchster Alkoholikerseligkeit, Seligkeit dritten Grades: sonnenklug und sinnlich nüchtern. Indem sie mir etwas Optimales wünscht, verwirklicht sie bereits ihren eigenen Wunsch. Sie starrt nicht auf ihre Person, hat es nicht nötig. Ihre Klugheit reicht aus, um festzustellen, daß es ihr gut geht, wenn ich nicht trinke. Unendlich höher als diese Klugheit ist aber ihre Tugend, mit dem zufrieden, ja heiter zufrieden zu sein.

Frankfurt/M., den 2. Januar 1976 Kaffee mit Martin Christadler in Karben. Er und Schneeflocke und ich saßen am Fenster, unterhielten uns und sahen dabei in den verschneiten Garten. Martin registriert meine soldatische Sprache. Ein Alkoholiker, der trocken bleiben will, gleicht dem Soldaten: wie der Frontsoldat und der Soldat im Frieden ist er machtlos. Als Alkoholiker machtlos vor Alkohol wie der Soldat machtlos vor den Militaristen. Aus dieser Prüfung nicht zu flüchten, darin liegt das Geheimnis des guten Namens, den der Soldat im Bewußtsein der Völker hat.

Frankfurt/M., den 3. Januar 1976 Neujahrsvisite bei Tülym in ihrer neuen Wohnung in Frankfurt, am Nordfriedhof. Vom Fenster ihres kleinen Studios im ersten Stockwerk schauten wir hinüber in die verschneite Baum- und Gräberlandschaft. Eine formelle Visite ist die einzigartige Gelegenheit, an denen, die man liebt, Anteil durch persönliche Fragen zu nehmen und das Vergnügen aufrichtiger Antworten zu genießen. So fragte ich Tülym, was sie sich wünsche für dieses Jahr? »Einen Schritt zu mir selber zu tun«, sagte sie. »Das kann dir gelingen«, sagte ich. »Meinst du?« fragte sie. »Es wird dir gelingen«, sagte ich, vollends sicher durch ihre Frage.

Ich war bei meiner Geburt älter als heute. Daher später auch oft das sichere Gefühl im Zentrum meiner splitternden Angst, nichts zu verlieren, alles gewinnen zu können. Die Frauen, die in meinem Leben rettende Wirkung hatten, weil sie mich durch ihre geistige Fremdhilfe zur Selbsthilfe ermutigten, schon lange vor dem Erreichen der Truppe, haben mich, nacheinander, den jeweils erforderlichen neuen Schritt zu mir selber hingeliebt. Keine hat *sich* mir geschenkt, jede hat mir *mich* geschenkt und hat mich sodann der nächsten Frau überlassen.

Frankfurt/M., den 4. Januar 1976 Abend mit dem Schauspieler Ernst Jacoby, seiner Frau und mit Schneeflocke, in Ernstls Haus mit dem Straßennamen, der mich so unheimlich berührt: ›An der Nachtweide‹. Der eine Ernstl und der andere Ernstl, beide bewacht von päpstinnenhaften Weibern, das war die Lage. Der Ernstl und ich horchten klug auf jeden Zwischenton in unserer Konversation, die nach und nach den Charakter eines einsamen und furchtgeprägten Komplotts bekam.

Auf der Heimfahrt sagte ich zu Schneeflocke: »Ich habe nun zum Jahresbeginn drei Visiten gemacht. Das reicht als gesellschaftliches Leben für dieses Jahr. Es wird nun wohl gearbeitet werden müssen.« Schneeflocke sagte: »Gut, daß du das sagst, denn ich habe schon das Gefühl bekommen, daß du sehr weit gehst mit deinen gespenstischen homburgischen Neujahrsfeierlichkeiten, drei Visiten pro Jahr, ach, Ernstl, das ist ja wirklich zum Erschrecken, oder!«

Frankfurt/M., den 6. Januar 1976 Abends bei der Truppe. So, das ist auch wieder in der Reihe. Ich bleibe im Dominikanerkloster, auch für dieses Jahr. Zwar stinkt mir dieser Durchgangsbahnhof oft furchtbar, aber seine Abwässer sind mein Nektar, lebensrettende Kodderbrühe. Die Drecksfront im Domklo wird es hoffentlich noch lange verhindern, daß ich in Gruppen ausweiche, wo smarte Könner sich mit »Geistigerem« befassen.

Nach dem Meeting bei Tülym. Als wir uns auszogen und ich in meiner weißen amerikanischen Leinenunterhose im Bermudastil dastand, sagte Tülym fassungslos: »Oh, Gott, Ernst, du siehst wieder aus wie im Röckchen!« Dann lachte sie, und als sie mein empörtes Gesicht sah, lachte sie Tränen, wischte sich die Tränen aus den Augen und sagte: »Du regst dich ja auf wegen meiner Strumpfhosen und sagst, die wären das Ende der Erotik. Jeden anderen Mann, der das zu mir sagte, würde ich vor die Tür setzen, denn Strumpfhosen sind gut gegen Unterleibserkältung und erotisch ist Tülym, wenn du sie erotisierst und wenn sie dich behirtet. Und deine amerikanischen Unterhosen sind mindestens so arg, du siehst wirklich aus wie im Röckchen.« Ich sagte: »Diese engen deutschen Dinger behindern den freien Schwung der Hoden, der ist aber wichtig für mich, denn sonst kann ich nicht schreiben.« Tülym brach in neues Lachen aus und sagte: »Ernst, trage auf dir, was du willst, entschuldige, ich bin eine zickige Frau – ach, deine Unterhosen passen schon zu dir, denn so irre es sich anhört, ich stelle mir vor, daß eines Tages ein tolles Buch von dir existiert, weil Amerikaner Unterhosen für den freien Hodenschwung erfunden haben!«

Frankfurt/M., den 7. Januar 1976 Rückschlag. Wenn die Liebe sich in Sprache äußert, wird die Zuneigung so intensiv, daß ich hinterher den Rückschlag ins Aufhören solcher besitzlosen Liebe, des größten säkularisierten Erlebnisses der Gnade, wie ein absterbendes Vieh erfahre, als sprachlose Kreatur.

Abends bei der Truppe. Die Truppe ist keine Heilung, denn sie ist meine Rettung.

Frankfurt/M., den 8. Januar 1976 Ich habe mich, im Lokal bei Franco, vor Tülym entsetzlich aufgebaut. Mir kam das hoch, es war entsetzlich. Keine Erfolgserlebnisse, das Gefühl, der einzige in der Welt zu sein, der mich für einen richtigen Schreiber hält – das hat zu dieser Selbstaufblasung geführt. Ich merkte es, konnte es aber nicht stoppen, wollte es stoppen, es wurde immer heftiger, lauter, schamloser. Tülym ist erstarrt. Ich dachte, sie steht jeden Moment auf und verläßt wortlos die Pizzeria. Sie hat es nicht getan. Sie hat mich nicht einmal getadelt, nicht einmal das. Sie wurde nur immer trauriger. Ich sah auch das. Dann verließ Tülym mit mir das Lokal und sagte, draußen am Wagen, statt jeder Empörung: »Rufe mich an, wenn du magst.« Damit fuhr sie.

Frankfurt/M., den 9. Januar 1976 Schlimmer Tag in der Wohnung, in der ich meine Unfähigkeit zur Umkehr in mich hineingeschluckt habe. Abends bei der Truppe in Sachsenhausen. Auch die Gelassenheit von Queenchen hat mich nicht dazu bringen können, mich auszusprechen. Will ich denn nicht umkehren?

Frankfurt/M., den 10. Januar 1976 Habe Tülym angerufen und habe sie gefragt, ob wir uns bei Franco treffen könnten? Sie kam aus der Universität und richtete es ein. Wir sahen uns und ich sagte zu ihr: »Ich habe mich vor dir aufgebaut, Tülym. Keine Anerkennung, keinen Erfolg, das hat mich soweit gebracht. Ich habe alles gemacht, um mich vor den Leuten aufzubauen und dich nur benutzt als Gelegenheit. Ich habe mittendrin erkannt, wie ekelhaft es war, wie ungerecht vor der Tatsache, daß ich nicht betrunken bin seit so langer Zeit. Ich schäme mich entsetzlich vor meinen Freunden in der Truppe, vor mir selber und vor dir. Ich bitte dich um Verzeihung für das alles, was du ertragen hast, ohne mich zu tadeln.« Sie fiel mir im Lokal um den Hals und fing an zu schluchzen, leise und stürmisch und innig.

Frankfurt/M., den 11. Januar 1976 Ich glaube, Tülym hat mich mit dem Tod in mir befreundet, liebend hat sie mich ihm entwunden, liebend hat sie mich dann mit ihm befreundet. Und ich habe Tülym auch geliebt, das kann ich sagen.

Frankfurt/M., den 13. Januar 1976 Ruths Geburtstag, mein vorprogrammierter Einstand auf Erden, denn ich war von Ruth und Wilm gewollt, Frucht einer erfolgreichen Empörung gegen des Hohen Vieh Hochzeitsverbot. Habe meine Mutter angerufen und habe ihr etwas aus dem heutigen Tag erzählt. Es hat sie nicht geradezu begeistert, aber sie hat die Tatsache, daß ich anrief, einigermaßen gnädig zur Kenntnis genommen. »Ernst, ach, Ernst – was du mich alles lernst. Es dauerte nicht lange, da ward mir angst und bange«, sagte sie sardonisch. Wilm, im Hintergrund, hielt sich düster am Schimpfen. Das ist sein Beitrag zur Familienerneuerung, seit er so krank bleibt, wie er es offensichtlich wünscht.

Frankfurt/M., den 14. Januar 1976 Abends bei der Truppe. Henry hat harten Durchzug gemacht. Seine Steinmiene blieb dabei ganz unbewegt. »Ich bitte, daß hier einer mal endlich wieder von sich erzählt, anstatt Noten zu Schritten zu geben, verdammt noch mal! Und daß einer endlich mal wieder erzählt, warum sich das Nichtsaufen bei ihm gelohnt hat! Und zwar aus seinem Heute und nicht aus dem Vorvorgestern! Damit klar ist, was für eine Sorte Trost und Genesung ich hier brauche. Und wer dazu nichts mitzuteilen hat, der soll hier zuhören und aufhören mit seinen Interpretationen! Das ist allmählich wieder zum Kotzen, was hier eingerissen ist an Sabbel! Wer zu so einem einfachen Thema nichts Konkretes zu erzählen hat, der soll zuhören, denn er hat's verdammt nötig!« Ich meldete mich, bekam das Wort und sagte: »Henry, fange gleich mal an und erzähle, warum sich das Nichtsaufen bei dir gelohnt hat.« Henry starrte mich steinern an. Dann bewegte er den Kopf, daß es im Halsscharnier fast knirschte. Dann fing er an, bei sich fing dieser Hund endlich an. Er wurde dann recht deutlich. Ein Glück, daß Smartie mit seinen geistigeren Leuten eine Weizentruppe (nur für Schritte) aufgemacht hat. Nach Henrys Primitivitäten hätten ein paar geistigere Freunde ihre Hosen wieder in die Chtonische Reinigung bringen müssen.

Nach dem Meeting sagte Henry in der Halle zu mir: »Mein lieber Mann, du hast mir aber quer vor die Selbstmitleidschnauze gegeben.« Lachend sagte ich: »Klar, Henry. Ich habe mir Beilrudis Methode zur Selbsthilfe gemacht und davon teile ich aus, wenn es mir scheint, daß es sich lohnt. Bei dir lohnt es sich, denn du bist ja schließlich nicht besoffen.«

Frankfurt/M., den 16. Januar 1976 Vormittag mit Haydns Sinfonie Nr. 87 in A-Dur. Der Tutti-Einsatz des Vivace zu Beginn hat mich hingerissen. Habe mitdirigiert. Die innere Bewegtheit wurde durch die äußere Selbstkontrolle intensiv verstärkt, freudig-ernst war alles.

Das erste Jahr ohne Glas war mein Bachjahr, das zweite war mein Beethovenjahr, das dritte Jahr wird ein Haydnjahr. Zur Bachübung hörte ich viel Strawinskij; zur Beethovenübung immer wieder die Werke von Schönberg und im Haydnjahr will ich die Meisterwerke von György Ligeti wieder hören. Und freue mich schon heute auf Brahms und Bartók, im hoffentlich unbetrunkenen vierten Jahr. Bach hat hochgeräumt. Beethoven hat umgeräumt. Brahms hat abgeräumt. Dann Schönberg mit seiner neuen Siebenhundertjahrebotschaft eines hochräumenden musikalischen Meisters.

Abends bei der Truppe. Es ist halbrichtig, die Truppe als Notgemeinschaft zu verstehen, sie ist eine Angst- und Mutgrube von wachsender Stärke. Nicht nur Trinken steckt an, auch Trockensein und Trockenbleiben stecken an. Das trokkene und nüchterne Potential in der Truppe steckt den einzelnen an. So kehren persönlicher Wille, Selbstwerterfahrung durch Hilfe für andere im selben Boot, Kritikfähigkeit durch Trockenbleiben und neue Aktivität, die freiwillig ganz unten wieder anfängt, indessen nun mit unbetrunkener Schmerzerfahrung intensivste Solidität ermöglicht, in den Kranken ein. Alles dies kehrt nicht in ihn zurück, nein, durch das Aufgeben des Alleingangs und durch den ansteckenden Mut der Truppe kehrt dies zum erstenmal gesammelt in den Kranken ein.

Später mit Tülym, die wissen wollte, woran ich Freunde erkenne? Daran, daß sie sich erzählen und am Verzicht auf Kumpanei, diese trüben sprachlosen Machenschaften. Ich erzählte ihr, wie ich einen Freund fand, indem ich dieses Menschen Freund wurde. »Und wenn ich mit einem anderen Mann auch noch ins Bett ginge?« fragte sie. »Wenn Liebe unser Sprechen und Erzählen von unserer Liebe auslöst, verliebe ich mich so machtlos in dich, daß ich immer mit dir schlafen würde, falls es auch dein Wunsch würde. Du könntest gerade aus einem anderen Bett kommen, das ist allein deine Angelegenheit. Ich würde, da ich mich kenne und, im Fall ich eine Frau aufrichtig liebe, meine Formalitäten auch durchaus schätze, bestenfalls zu dir sagen: ›Verehrungswürdige Tülym, falls es dich sexuell nicht entmutigt, wasch dich eben‹, aber das wäre auch wirklich alles.« – »Das ist hart«, sagte Tülym. »Hart findest du das? Wieso? Ich finde es nüchtern, keineswegs hart.« – »Andere Männer beeindrucken dich wohl kaum, wie?« fragte sie. »Es kommt darauf an. Das Beste, was ich erlebe, seit ich bei der Truppe bin, ist das Abenteuer, daß ich endlich Männer ebenso aufregend, achtenswert und liebenswert erfahren kann wie früher nur bestimmte Frauen. Denn ich brauche immer zuerst Achtung vor einem Menschen, bevor ich ihn lieben kann. Ich liebe dich, zum Beispiel, wegen deiner offensichtlichen Tugenden und trotz meiner Gebrechen. Du darfst ganz sicher sein, daß ich dich nicht liebe, weil ich meine Gebrechen kompensieren müßte. Das besorge ich bei der Truppe.«

Wir fuhren zu Tülym. Im Bett lebte die Lust auf durch unsere Bettsprache (Schmusesprache vor dem Geschlechtsakt, Schmutzsprache beim Geschlechtsakt und Erzählerei nach dem Geschlechtsakt). In unserer Erzählerei sagte Tülym: »Ach, Fischkopf, ich möchte auch so krank sein wie du, so geistig frisch und vital durch Selbsthilfe in deiner nichtheilbaren Krankheit. Meinst du, ich könnte Alkoholiker werden?« Ich erzählte Tülym daraufhin von meinem Freund Dr. Shaun aus Wien, der sich zum Alkoholiker saufen wollte, der das nicht schaffte, weil er normal trinken konnte und der es aufgab inzwischen. – »Aber keine Sorge, Schatten des Mondes, wenn du meine Krankheit, in ganz anderer Beschaffenheit und mit derselben Intensität, haben möchtest, dann mache es wie Juliana von Norwich und bete zu Gott um eine dir zuträgliche schwere Krankheit. Es muß ja nicht die Alkoholkrankheit sein«, sagte ich. Tülym veränderte sich unter diesen Worten sehr sonderbar. Ich bekam einen Schrecken und sagte es ihr, so veränderte sie sich plötzlich. Tülym sagte: »Mein Gott, du wahnsinniger Mann . . .!«

Frankfurt/M., den 25. Januar 1976 Habe in Arthur Rubinsteins Erinnerungen gelesen. Er hat das Buch in hohem Alter geschrieben und er erzählt über sich fast kindlich-phantastisch, dabei sehr trocken. Er zeichnet sich als jüdische Fliege, die am liebsten nur über französische Aristokratinnenschenkel rennen, gut essen, gut wohnen, viel Geld ausgeben, möglichst nie üben und das größte Klaviergenie sein wollte. Mit zwanzig lebte er in Paris, hatte schon seine erste Konzerttournee durch Amerika hinter sich gebracht, er schnorrte sich durch den Faubourg St. Honoré, legte sich ein Imponierrepertoire zu und spielte bei Soiréen und öffentlichen Konzerten richtige Reißer und gesteht: »Aber ich hoffte, daß es besser würde mit mir, und mit der Zeit.« Nun, diese Hoffnung hat ihn und uns wahrhaftig nicht getrogen. Rubinstein erzählt freudig und unschuldsvoll, dabei gefaßt. So führte mich das Lesen zum Weiterlesen.

Nachmittags mit Schneeflocke nach Karben, wo wir mit Marieluise und Martin aßen. Der Nachmittag war angenehm, aber Marieluise kochte einen entsetzlichen Fraß. Warum müssen solche klugen Weiber in eine Trotzhaltung verfallen und ausgerechnet für mich kochen? Schneeflockes Versicherungen, es schmecke sehr, sehr gut, haben mich grausam vergnügt. Der Wahnwitz: Je dreister die Lüge, um so eher wird sie geglaubt. Als wir beim Kaffee anlangten, war ich so erleichtert, daß ich Marieluise dankbar umarmte und dann, plötzlich, mit ihr einen Kratzfußländler tanzte, woraufhin mich diese Fortuna mit Hirn ein frohes Vieh nannte.

Frankfurt/M., den 27. Januar 1976 Beendet: Malcolm Lowry: Unter dem Vulkan. Roman (Hamburg 1963). Ein solches Buch je selber machen zu können, auch nur annähernd, davon kann ich einstweilen nur träumen. Die Geschichte eines Alkoholikers in der Endphase, eines Konsuls in Südamerika, der sich vorgenommen hat, noch einmal das Glas hinzustellen, trocken zu verrecken. Die Frau, die er liebt, hat ihn verlassen. Er beginnt den Kampf mit seiner Gier. Da kommt die Frau zu ihm zurück. Der Typ, in einem Zustand zerreißenden Glücks im Unglück, kippt das erste Glas Tequila. Er säuft sich tot, am selben Tag. Lowry erzählt die Stationen dieses phasenhaften Verreckens als Tag der Liebe, der großen intensiven unmöglichen Liebe zwischen der Frau und dem Alkoholiker. Liebe noch einmal total: unglücklich, unzüchtig und unfruchtbar. Eine Dantesche Erdenfahrt durch einen Tag und eine Nacht, inklusive Exitus, Dante heute. Beim Lesen erfuhr ich viel über mein Drama mit Holunder. Unglück durch meine Unehrlichkeit gegen mich selber (Tablettenfressen); Unzucht durch die Sexifizierung Holunders; Unfruchtbarkeit durch Selbststrangulierung (aus Unehrlichkeit und ihrer Folge, der Sexifizierung Holunders) – alles, was ich ab 1968 schrieb, wurde leerer (»reflektierendes Geschwätz«, um mit Jakob Burckhardt zu sprechen), endete zuletzt in kaltem Haß.

Frankfurt/M., den 31. Januar 1976 Tülym erzählte mir heute aus ihrer Kindheit. Dann fragte sie: »Ernst, hättest du nicht viel lieber so eine Strapstussi, mit Seidenstrümpfen und hohen

Schuhen im Bett? Und mit einem Wandspiegel? Wärest du mit einer richtigen Männertussi im Bett nicht viel besser bedient als mit mir? Mit ausgerechnet mir anstrengendenFrau?« Konsterniert log ich: »Höre mir auf mit so was!« – »Ernst, du lügst doch jetzt«, sagte Tülym. »Gut, ich gebe zu, daß ich nichts gegen eine Tülle in Straps habe. Aber mit einer Tussi kannst du mich jagen«, sagte ich. Das ließ Tülym gelten.

Frankfurt/M., den 6. Februar 1976 Mein 44. Geburtstag. Schönes Frühstück mit Schneeflocke, die mir die 2bändige Ausgabe der Werke von Henri Michaux schenkte.

Tülym schreibt: »Die Wirklichkeit kommt immer zu schnell, weil ich mich heute besser in ihr verstehe, im Heute, mit dir. Dein Gott soll dich noch lange erhalten – sag's ihm.« Hab's nachdenklich gemacht.

Frankfurt/M., den 18. Februar 1976 Beendete die 4. Szene im neuen Hörspiel »Die Bahnen der Fliegen«. Später bei Tülym. Sie sagte: »Du bist seit einiger Zeit dabei, ein Seil für mich zu drehen. Eines Tages erfährst du, wie du das gemacht hast.« – »Hoffentlich drehe ich dir keinen Strick«, sagte ich. »Nein, du drehst mir keinen Strick, du drehst schon das Seil«, sagte sie. »Kannst du mir schon etwas Näheres verraten?« fragte ich. »Ich kann nicht, noch nicht«, sagte sie.

Frankfurt/M., den 18. April 1976 Ostersonntag. Alles, was ich in bezug auf Gott denke oder sage oder tue oder schreibe, funktioniert nur, wenn ich zugleich mein liebenderes Verstehen auf einen anderen Menschen richte. Sonst bleibt alles, was mit Gott zu tun hat, nutzlose und regressive Schwärmerei.

Frankfurt/M., den 19. April 1976 Ostermontag. Gestern besuchten Schneeflocke und ich unseren geliebten Freund Sigfred Taubert in seinem Haus in Hochstadt.

Als wir zusammen in Ungarn waren, Oktober 1971, ich

ununterbrochen so betrunken, daß nur der nahezu tödliche Dimitrijzustand mich in die Lage versetzte, ohne Oberbewußtsein meine Lesung in Szeged bei einer internationalen Buchausstellung ohne Skandal durchzuziehen, nahm Sigfred sich in der nobelsten Weise Schneeflockes an. Er tat das Ingeniöse: er erzählte ihr von sich. Obwohl ich Schneeflocke in Ungarn totschlagen wollte, registrierte ich Sigfreds noble Haltung sehr genau. Er hat vermutlich ein Unglück verhindert, weil er erzählte, wundervolle selbsterlebte Geschichten, die sogar mich zeitweise mitentkränkten. Diesen Freund haben wir heute wiedergesehen. Nun habe auch ich erzählt. An einem Wandteppich blieb ich stehen und las das Wort Herders:

»Die Tradition der Schrift ist als die dauerhafteste, stilleste, wirksamste Gottesanstalt anzusehen, dadurch Nationen auf Nationen, Jahrhunderte auf Jahrhunderte wirken, und sich das ganze Menschengeschlecht vielleicht mit der Zeit an einer Kette brüderlicher Tradition zusammenfindet.«

Frankfurt/M., den 20. April 1976 Abends bei der Truppe. Tülym holte mich nach dem Meeting ab.

Wir fuhren ins ›Mövenpick‹. Sie war bedrückt. Sagte: »Ernst, ich bin eine schlechte Frau.« Ich bin außerstande, den Sinn von Tülyms zeitweisen Depressionen zu verstehen, aber ich bin nicht außerstande, ihren Wunsch, davon zu schweigen, zu respektieren. So bleibt das Schwererträgliche noch am ehesten zu ertragen.

Mir hilft Friedrich Christoph Oetingers Empfehlung, Dinge hinzunehmen, die ich nicht ändern kann. Nur so finde ich die Courage, Dinge, die ich ändern kann, zu ändern. Die Weisheit, das eine vom anderen zu unterscheiden, ist mir sicher noch sehr ferne, aber ich nehme Oetingers Gebet um Gelassenheit, Mut und Weisheit nicht als »Gelassenheitsspruch«, sondern spreche es dem großen Mann demutsvoll als dessen Gebet nach. Nur in der wachsenden Nichtenergie aus dieser Gebetsselbsthilfe kommt dann, vielleicht, wo es wirklich erforderlich wird, die von Oetinger als wesentlich erkannte Weisheit aus der erbarmenden Heiterkeit Gottes.

Je schwächer mein Glaube, um so ärger meine Anmaßung, meinen Mangel an Glaubenskapazität mit der Fragwürdigkeit Gottes zu verwechseln. Denn es ist doch klar genug, wie der sogenannte Zweifel (bei mir) wirkt: ich zweifle doch nur immer dann an der Liebe Gottes, wenn ich selber wie Gott sein möchte. Davor soll mich Oetingers Nüchternheit, bei Tülyms Leid, bewahren. Nur für heute davor bewahrt zu sein, das ist für heute das Rettende.

Die innige Gemeinschaft auf Zeit, die Tülym mir schenkt und der ich staunend mich hingebe, zeigt mir, unter anderem, wiederum, daß keineswegs nur Alkoholiker Alkoholiker verstehen. Der Gleichklang von unserer Branchensprache, der mich zum Aushalten ohne Alkohol ermutigt, ist Rettung, aber keineswegs exklusives Verstehen.

Mich versteht, wer mich zur Fortsetzung meiner bereitwilligen Gruppenselbsthilfe ermuntert. Jeder Nichtalkoholiker, dem ich sage, daß ich Alkoholiker bin, der dann zu mir sagt: »Du Stockfisch, wenn das so ist, dann siehe zu, daß du pünktlich bei einer Truppe deine Exspechtnatur kostenlos herschenkst« – jeder Nichtalkoholiker, der aus inzwischen ausreichender öffentlicher Erfahrung so zu mir spricht, versteht mich vollkommen. Und er sollte es um so knochentrockener mir ins Gesicht sagen, je mehr ich potentieller Selbstmörder zu erkennen gebe, daß mir das stinkt. Wer es mir als Nichtalkoholiker sagt, wo ich es hören will, ist mein Freund. Ich werde, ihm gegenüber, sofort aufmerksamer, geistesfroh. Wer es mir aber sagt, wenn ich es nicht (oder nicht mehr) hören will, der ist mein Retter. In ihm kann, kraft seiner Nichtabhängigkeit vom Alkohol, der Wille Gottes für mich unanfechtbar sachlich wirken.

Frankfurt/M., den 22. April 1976 Langes Telefonat mit Tülym, die am Ende des Gesprächs sagte: »Wenn du nicht diese Krankheitserfahrung als Truppenalkoholiker hättest, wäre ich längst vor dir davongelaufen.« Ich habe es, tatsächlich, auch heute wieder zuwege gebracht, bei Tülyms angstvollen Andeutungen, die mich quälen, nicht zu insistieren. Ich habe es in der Selbsthilfe gelernt und werde alles versuchen, um bei dieser Linie zu bleiben. Denn sie ist solide.

Frankfurt/M., den 23. April 1976 Abends bei der Truppe. Suchtdruck, der erst im Meeting wich.

Frankfurt/M., den 24. April 1976 Heute trocken. Das ist nicht selbstverständlich, deshalb notiere ich es wieder. Ich habe es schon für selbstverständlich gehalten. Das war ein Denkfehler. Er kann mich das Leben kosten. Und Schneeflocke kann er die Wiederzerstörung unserer unbestrittenen bejahten Bindung, unserer Sorte von Liebe, kosten. Und vielen, die jetzt noch im nassen langen Lebenstod leiden, weil ihre Alkoholkrankheit ihnen noch nicht aufgegangen ist, kann ein einziges Glas durch diesen Denkfehler ebenfalls das Leben kosten, denn wenn ich wieder kippe, kann ich nicht mehr öffentlich mitteilen, warum das Trockenbleiben für einen Alkoholiker sich lohnt. Und Tülym würde, wenn ich das erste Glas wieder trinke, eines Freundes beraubt, mit dem sie sicher nicht die Welt aus den Angeln hebt, der sie aber zumindest nicht drangsaliert und von jedem Klammeraffentum zusehends Abstand gewinnt.

Warum verursacht mir Tülyms nahezu süchtiges Verlangen nach Selbstanklagen neuen Suchtdruck? Soll ich aufmerksam werden, daß mein »heute trocken«, mit dem ich dieses Journal einleitete, nicht selbstverständlich geworden ist?

Ich habe schon lange mit diesem Denkfehler gelebt, denn irgendwann habe ich aufgehört, meine Tagesnotizen mit dem ersten Meistersatz, den ich in deutscher Sprache zustande brachte, täglich zu beginnen, mit illusionsloser und glanzloser Wiederholung. Ich habe einen zweiten Meistersatz in Deutsch zustande gebracht. Er lautet: »Abends bei der Truppe.« In diesen beiden Sätzen liegt Begabung. Alles, was ich sonst schreibend zuwege brachte, ist Talent. Oft denke ich, Gott könnte es gefallen, mich Dorf- und Birkenschreiber noch zu einem dritten Meistersatz in Deutsch zu stimulieren. Das will ich mit Aufmerksamkeit abwarten.

Frankfurt/M., den 25. April 1976 Heute trocken. Ich werde die frühere Übung für einige Zeit wiederaufnehmen, mit aller zu neuer Stabilisierung notwendigen Penetranz.

Talleyrand sagte, anläßlich der Ermordung des Herzogs von Enghien: »Das war schlimmer als ein Verbrechen, es war ein Fehler.« Dieser Fehler leitete die Überreaktionen Napoleons ein, hier begann sein Abstieg, der Millionen ihr Leben kostete. Ich sage, irritiert von meinem Denkfehler seit meinem Verzicht auf meinen Tageseintrag »heute trocken«: Das ist schlimmer als Selbstmord, es ist Beihilfe zum Mord an vielen anderen Kranken, deren Anzahl noch nicht feststeht.

Talleyrands Feststellung ist sprachlich brillant, weil sehr einfach. Die spätere Entwicklung hat ihn furchtbar bestätigt. Solche einfachen Sätze enthalten immer geistige Schau. Meine Anwendung der Talleyrandschen Einfachheit ist nicht brillant, sie ist umständlicher, aber selbst so ist sie noch geeignet, einige trockene Freunde anzuregen zur Miterkenntnis, daß unsere Überlebensmethode des Stehens bei der Truppe und im Heute verläßlich wird, wenn wir uns klarer machen, daß es nicht selbstverständlich ist, daß einige von uns heute trokken sind. Und es um so lapidarer tun und es auch mitteilen, je länger wir weg sind vom letzten Glas. Der Rückfall wird um so vernichtender, je länger der Abstand vom letzten Glas wird, denn jede Leibeszelle streckt um so lockender geile Arme nach endlich einem neuen Tropfen Alkohol aus, je länger er ausbleibt. Wer das nicht fühlt, muß es erfahren. Wer es dann nicht sagt, falls er es überlebte, der braucht noch längeren Abstand vom letzten Glas, um es machtlos aufdämmern zu fühlen in seinem qualvollen und urlangsamen und schrittweisen inneren Erwachen.

Das innere Erwachen ist kein großer Preis für Bravheit,

irgendwann – nein, es ist ein alltägliches unbrillantes und müh-seliges Mikro-Abenteuer, die Schau eines Weges. Nicht das große Resultat am Ende einer Prüfung ist das Leben, der lange Weg dorthin, der ist das Leben.

Frankfurt/M., den 26. April 1976 Heute trocken. Tülym machte mir den Montagbesuch. Montags treffen wir uns zum Mittagessen bei Franco. Es ist immer ein schöner Wochenbeginn gewesen. Ein kleines Essen mit Vergnügen an Formalität, das ich »den Großgrundbesitz an Gesellschaft für 5 Mark 50, einschließlich Mokka« genannt habe. Heute sage ich das nicht mehr, denn Tülym konfrontiert mich seit einer Woche immer härter mit dem Anblick ihres mir unbekannten Leids, da sie offenbar unfähig ist, offener mit mir zu sprechen.

Frankfurt/M., den 27. April 1976 Heute trocken. Tagsüber gearbeitet, abends bei der Truppe. Kein Anruf meiner Freundin. Ich habe sie angerufen vorhin; sie ist nicht zu Hause. Gier nach Sorge packt mich. Ich werde dieser Gier nicht Futter geben, sondern hier anwesend sein und weiterarbeiten im Buch ›Kapitulation‹. Dieser Titel zeigt mir, was ich zu tun und zu lassen habe.

Ich bete inzwischen mehrmals am Tag und schließe Tülym in meiner Theologie in Lumpen mit ein. Ihr Leid verschärft sich. Meine Linie der Nichteinmischung, des Zuhörens, des Ansprechbarbleibens durch Anwesenheit in meiner Wohnung ist simpel. Ich weiß aber nicht, wie lange ich sie noch durchhalte.

Frankfurt/M., den 1. Mai 1976 Heute trocken. Mittags Besuch von Cati und Dr. Peter Patel. Den Hohen Irrsinn dieser Ehe habe ich gestiftet, indem ich einschlief, als Lady Cati mich eines Tages besuchte, mein Freund Peter des Weges kam und der Cati alsbald verfiel, wie ich damals der Schneeflocke.

Abends rief Tülym an. »Es geht mir immer schlechter,

denn ich bin schlecht«, sagte sie, aber sie vermochte wieder nicht zu sagen, warum sie sich so erlebt. Ich sagte zu ihr: »Fühle dich nicht gezwungen, darüber zu irgend jemand zu sprechen, aber dir selber gegenüber solltest du beginnen, deinen unheilvollen Zustand erbarmungslos genau zu bezeichnen.« Sie sagte: »Daß du einfach wartest, mich nicht erpreßt mit meiner Liebe, mir nichts unterstellst, Geduld zeigst, einfach da bist, wo ich dich jetzt wirklich brauche, das werde ich dir später niemals vergessen.« Damit hing sie ein.

Kurz darauf rief sie wieder an und sagte: »Ernst, ich fühle mich wie ein Stück Dreck – vor allem dir gegenüber. Was soll ich nur machen? Wieso kannst du das alles ertragen?« Ich sagte: »Weil ich das alles selber durchgemacht habe, weil ich nicht trinke, täglich bete, ohne Gott zu verstehen, regelmäßig Selbsthilfe in meiner Truppe mache und weil ich dich, immer nur für heute, aufgrund deiner Tugenden liebe. Ich liebe dich nicht jeden Tag, aber heute liebe ich dich mehr als schon oft früher und ich leide mit dir, Tülym. Und wenn es möglich wäre, würde ich noch viel tiefer und viel freier mit dir leiden. Aus der Einheit aller hier genannten Tätigkeiten gewinne ich nicht nur die Kraft, das alles geduldig zu ertragen, sondern auch die Gewißheit, daß du es schaffen wirst, dich zu befreien. Zwinge dich zu nichts, du hast sehr viel Zeit. Du wirst es schaffen.« Tülym beginnt am Telefon zu heulen, dann dickes Schluchzen. Dann fragt sie: »Du bist sicher, daß ich es schaffe?« – »Ganz sicher bin ich, denn deine Leiderfahrung ist kostbar«, sagte ich. Tülym hängt ein.

Nach längerer Zeit ruft sie zum drittenmal an und sagte: »Ernst, ich habe eingehängt, denn ich war entsetzt, als du gesagt hast, daß meine Leiderfahrung kostbar sei.« – »Beginnst du es zu fassen?« fragte ich sie. Sie brauchte sehr lange mit ihrer Antwort. »Ich kann es nicht fassen, ich werde es wohl nie fassen«, sagte sie. Abrupt beendete sie auch dieses dritte Telefonat.

Frankfurt/M., den 2. Mai 1976 Heute trocken. Sonntag. Tagsüber intensive Arbeit im Buch, abends bei der Truppe.

Frankfurt/M., den 3. Mai 1976 Heute trocken. Mittags Anruf von Tülym. »Ich habe mit einem Mann geschlafen, dessen Gewalttätigkeit im Bett mich anwidert«, sagte sie. Es trifft mich voll und ich sagte es ihr. »Läßt du mich jetzt endlich fallen?« fragt sie fast tonlos. »Ich werde tun, was du wünschst, daran zweifle nicht«, sagte ich ruhig, weil ich ausgesprochen hatte, daß mich Tülyms Verzweiflungsakt getroffen hat. »Gehst du morgen in dein Meeting?« fragte sie. »Natürlich«, sagte ich. »Kann ich dich hinterher abholen? Gehst du dann mit mir ins Bett?« fragte sie. »Falls du es wünschen solltest und ich es auch wünsche morgen, mit Vergnügen«, sagte ich. »Kann man den Irrsinn, den ich mit diesem Rollenkaffer begangen habe, abwaschen?« fragte sie. Ich erinnerte mich an Schneeflocke und sagte: »Ja, Tülym, den kann man einfach abwaschen.« – »Du bist ein wahnsinniger Mann«, sagte sie. »Ich verzichte bloß darauf, mit jedem Satz originell sein zu wollen«, sagte ich. »Das verstehe ich nicht«, sagte sie. »Dasselbe hat mal Schneeflocke zu mir gesagt, als ich im Druck war, und mir hatte es damals geholfen«, sagte ich. »Schneeflocke und du, ihr seid Verschworene«, sagte Tülym. Sie sagte es so neidlos, daß ich mich getraute, zu sagen: »Bei Gott, Tülym, ruhig eine Treppe tiefer, Verschwörer reicht uns auch schon.« Da fing sie endlich an zu lachen.

Frankfurt/M., den 5. Mai 1976 Heute trocken. Gestern holte Tülym mich am Dominikanerkloster ab. Wir fuhren zu ihr. Tülym zog sich aus, ich zog mich auch aus. Wir legten uns auf ihr Bett. Tülym richtete sich auf. Sie schaute mich an, wurde sterbensblaß. Ich schickte ein Stoßgebet nach oben. Da sagte Tülym: »Ernst, ich habe noch niemals durch einen Mann einen Orgasmus erlebt. Ich habe allen Männern, mit denen ich bis heute geschlafen habe, ununterbrochen Orgasmen vorgespielt, die ich nie bekommen habe. Mit einer wachsenden Verlogenheit und mit einer ekelhaften Raffiniertheit habe ich das sämtlichen Männern vorgespielt, mit vorgetäuschtem Seufzen, Stöhnen und Schreien, ja bis in vorgetäuschte Kontraktionen der Vagina habe ich es allen Männern vorgespielt. Und ich habe auch durch dich noch niemals einen Orgasmus bekommen. Und auch dir habe ich, nun ein halbes Jahr schon, das alles immer nur vorgespielt.« Tülym hockte noch einen Moment, wie starr, vor mir auf dem Bett. Dann fiel die Starre von ihr, sie fiel auf ihr Bett und fing an zu weinen.

Ich stand unter einem Schock. Es war kein zerstörerischer Schock, es war ein befreiender Schock. Tülym richtete sich auf und ich nahm sie in die Arme und sagte ruhig zu ihr: »Wie sehr mußt du mich geliebt haben, daß du mir das alles vorgespielt hast.« Sie zuckte leicht zusammen, ich ließ sie los, sie schaute mich an, vollkommen überrascht, fragte: »Was denn, Ernst – du findest mich nicht ekelhaft?« – »Ekelhaft? Du? Du ekelhaft?« fragte ich erstaunt und sagte zu ihr: »Tülym, du hast jetzt gesprochen und hast ehrlich gesprochen. Du bist keine Verliererin mehr, denn Verlierer schweigen. Du hast gesprochen. Du bist nun eine gewendete Kranke – ich liebe dich unsagbar, denn du wirst, mit der Zeit, im Bereich sexueller Liebe wohl alles erleben, was du dir nur wünschen kannst. Nun wird alles gut. Freue dich darauf, Tülym.«

Sie schaute mich an, phantasierend in ihrer Selbstentmachtung, begann, im ruhigen Dahocken aufrecht bleibend und mich betrachtend, wiederum zu weinen. Da verlor auch ich endlich die Fassung.

Frankfurt/M., den 6. Mai 1976 Heute trocken. Es ist 9 Uhr in der Frühe. Ich weiß nicht, wo bei mir eine Grenze für das Machbare im Schreiben ist, es muß am jahrelangen Üben liegen. Erlebe ich, bin ich erwärmt, notiere ich, bin ich erkältet. Ob es mich wirklich gibt oder ob das alles nur Wirklichkeit aus Wille und Vorstellung ist, das entscheide ich schon seit langem nicht mehr; mein Geschick entscheiden Leser. Ich weiß nur, daß ich für die vorherige Seite elf Stunden Sturherrenarbeit gebraucht habe, weil ich sie fünfmal neu schreiben mußte. Jetzt steht da, was der Hergang war und es steht so da, wie ich es erlebt habe. Ich wollte, irgendwann gegen Morgen, aufgeben. Ich habe entschieden, nicht aufzugeben. Vielleicht bin ich wirklich plemplem. Naja, um mit Wilm zu sprechen.

Ich stehe im Gelände eines zerbrochenen Schlafs und denke, ich gehe jetzt schlafen. Daß ich diesen Morgen trocken und zwar trocken trotz meines Schreibens erreicht habe, wird mich hoffentlich noch lange wundern. Zwei Brüder, Klemens und Ernst, zwei Weiber, Schneeflocke und Schatten des Mondes, zwei Bücher, eine Kapitulation und mein Leben im Heute, zwei Halbbrüder, Sterns Christian und Gott, und Freund Liebreich immer einen Armweit von mir, das ist eine schöne Frühgesellschaft, um im zerbrochenen Schlaf zwei Stunden ohne Mütze zu schlafen. Es reicht vollkommen, wenn ich mir anschließend Sorgen wegen meiner wahren Krankheit, partout Privatperson zu bleiben, mache. Liebreich sagt: »Wirklich, es reicht.«

Mittag. Bei der Post ein Brief von Tülym, den sie offenbar selber in meinen Postkasten geworfen hat: »Meinem Freund Ernst! Heute, am 4. Mai 1976, in tiefer Verbundenheit: Du wußtest, wie es um mich stand, denn du kennst die Krankheit, wenn auch eine andere als die, zu der ich mich endlich bekenne. Ich soll in der Bezeichnung meines unheilvollen Zustandes erbarmungslos genau sein, sagtest du mir. Das war wichtig, denn das Symptom aller Krankheiten ist die Angst. Angst vor der Wahrheit, Angst vor sich selber, Angst vor der Reaktion der anderen. Das ist nun vorbei. Durch Verstehen, Mithilfe von dir. Weil du begriffen hast, was Rollenkrankheit, auch in dir, bewirkt hat. Daß ich mich nun in der mir eigenen Sexualität annehmen kann, hat etwas mit dir zu tun, mein Freund. Du hast den Weg dazu, ohne es zu wissen, schon lange vorher vorbereitet. Dafür danke ich dir, Ernst. Deine Tülym. Die Leiderfahrung ist kostbar, du weiser Mann.«

Ich lese diesen Brief und lese ihn wieder. Der weise Mann fühlt sich nun, da er geschlafen hat, wie ein toter Begrabener. Ich war lange ein lebendig Begrabener. Nun fühle ich mich wie ein toter Begrabener. Aber ich habe Tülym angerufen und habe ihr gesagt, daß ich den Brief erhalten und gelesen habe. Krankheit verpflichtet. Wenn schon Alkoholismus, dann zumindest trocken und wenn schon tot begraben, dann wenigstens mit einem Rest von antwortender Korrektheit, fischestillem Friedhofcharme.

Frankfurt/M., den 7. Mai 1976 Heute trocken. Ich habe gestern und heute im Buch ›Kapitulation. Aufgang einer Krankheit‹ weitergearbeitet, als wäre nichts sonst geschehen. Das zeigt mir, daß alles, was geschehen ist, jenen optimalen Wirklichkeitscharakter hat, den ich meiner Person nicht ohne weiteres zusprechen kann.

Der Suchtdruck ist verschwunden, seit Tülym gesprochen hat, fortgenommen wie von einer fernen und geheimnisvollen Hand. Statt seiner nun eine bis jetzt nie erlebte tiefe Angst: Tülyms Mitteilung hat mich aus meiner bisherigen Rolle als Mann herausgesprengt. Ich komme mir nackt und fühlbarer tot vor als zu irgendeinem früheren Zeitpunkt. Auch die tiefe Angst ist ganz anders als früher. Sie würgt mich nicht, denn die Angst aus fremder innerer und äußerer Wahrheit würgt keinen Betroffenen, diese Angst ernüchtert selbst Tote. Ich habe diesen Tag mit der Wiederholung meines Gebets vom Morgen meiner Kapitulation begonnen: »Danke, Gott, daß ich das alles durchleben durfte, danke.«

Seit 1973 habe ich mir, auf Zetteln, die kleinen Texte meiner selbstgemachten Gebete in die Gottesferne notiert, nachträglich immer dann, wenn ich im Sprechhergang die Gebetstexte erstmals »gemacht« hatte. Ich habe in diesen Zetteln oft Gebete gefunden, die in kritischen Situationen so exakt auf die neue Zuspitzung des immerselben einzigen echten Problems, das erste Glas trinken oder nicht trinken, zutrafen, daß ich einzelne Gebete wiederholte.

Heute kommt es mir vor, daß alle meine mitnotierten Gebete in die Gottesferne jederzeit voll auf mich zutreffen, weil sie alle auf meine Krankheit bezogen sind und nichts sonst zum Inhalt haben als Dank und Forschung für Weiterleben in der nicht mehr zu heilenden Sucht, die zum Stehen gebracht wurde. Daß alle selbstgemachten und oft wiederholten Gebete in die Gottesferne immerzu voll auf meine jeweilige Situation, wie sie auch wäre, zutreffen, das dämmert mir nun, da Tülym gesprochen hat, langsam auf. Hier ist ein Aufgang meiner Krankheit, der das frühere Wort Beilrudis, meines geliebten Sponsors (»Du bist nicht besoffen heute? Und bist dir nicht bewußt, daß sich gerade ein Wunder in dir vollzieht?«), mit nachträglicher Vernünftigkeit sinnlich macht.

Tülym ist nicht zu erreichen. Entweder ist sie nicht zu Hause, oder sie nimmt den Telefonhörer nicht ab. Es hat keinen Nutzen, keinen Sinn und keinen Zweck, mich wie ein Vater aufzuführen. Tülym ist heute selbständiger als vor ihrer bedingungslosen Kapitulation, ich werde mir zumuten dürfen, das zu begreifen und will jetzt weiterarbeiten am Erzählversuch von meiner Kapitulation. Endlich dämmert mir nun auch die Viktoriageschichte auf.

Abends bei der Truppe. Notiert im Meeting im Dominikanerkloster, in Erinnerung an Meister Ekkehart, der 1371 hier als Prior der Frankfurter Dominikaner wirkte:

Zum Ostersamstag geht mir langsam auf, was dieser Tag, nach dem Karfreitag und vor dem Ereignis der Auferstehung, für mich persönlich einst bedeuten könnte, falls ich nicht den Fehler mache, mein geistiges Erlebnis des Ostersamstags anderen Leuten mit ganz unterschiedlichen Erlebensfähigkeiten aufzudrängen. Ich darf davon erzählen und ich darf es mit der Einschränkung erzählen, daß es nur für mich und nur für mein derzeitiges Leben in der Trockenheit Bedeutung hat.

Ostersamstag: Der Gekreuzigte in seinem Grab, als Toter im Grab. Trost für alle, die, nach langem lebendigen Begrabensein, als Tote im Grab der unfertigen Zeitgenossenschaft zu sich kommen. Nicht durch irgendeine individuelle Besonderheit mache ich diese Erfahrung, sondern als Teilnehmer am aufdämmernden Wissen von Krankheit heute, geschaffen in Gruppenselbsthilfe mit Leuten in meiner Lage, und durch ein Schmerzgeschenk aus dem Mund einer Nichtalkoholikerin erhalte ich Anmutungen vom Ostersamstag. Die hier genannten Quellen erscheinen mir wie Primitivitäten im Zöllner Rousseauschen Sinn, wie primitive Auffangbecken für das, was der Gekreuzigte für uns alle erlitten und durchgestanden hat in seinem schmählichen Tod eines frohen Mannes: unsere Primitivität des Auffangens erscheint mir nämlich auch noch als Geschenk des Gekreuzigten, der uns nicht verschreckt durch zu hohe geistige Schau, der uns statt dessen seine Theorie und Praxis der Liebe vom nun leeren Kreuz her in einer mir zumindest zumutbaren Eindeutigkeit sinnlich erfahrbar macht.

Der Ostersamstag ist der Tag des leeren Kreuzes, nach der Abnahme der entseelten Leibestrümmer des Gemarterten von diesem Todesholz, von dem die Botschaft der Liebe nun nachhallt: »Liebt Gott und liebt euren Nächsten wie euch selber und liebt eure Feinde.«

Wenn mein Feind bis heute immer derjenige war, der mich nicht liebte, so war mein Feind auch immer derjenige, der mich nicht im Namen von Liebe beruhigte über meine fehlerhafte Person, und diese hilfreiche Qualität sah ich bis heute noch nie in meinem Feind. Wenn er aber so drakonisch für mich handelt und mir mehr Erfahrung von meiner wirklichen Fehlerhaftigkeit schenkt, sollte ich ihn dafür nicht lieben? Sollte ich damit nicht heute unskandalös beginnen? Sollte jeder Ostersamstag, Tag des leeren Kreuzes, mich daran nicht immer wieder erinnern, bis ich Toter im Grab meiner unfertigen Liebe und meiner ebenfalls daran leidenden Zeitgenossenschaft endlich demütiger werde, um dann nüchtern zu werden, nüchtern zu bleiben und nüchtern zu sterben?

Beide christlichen Kirchen verkünden die Worte der Liebe vom Kreuz und beide Kirchen, und viele Sekten und Konfessionen und theologische Institutionen halten auch das leere Kreuz heilig. Das ist unendlich aufrichtender als alle ihre Zerwürfnisse, ja der Ernst ihrer Zerwürfnisse zeigt das, was sie gemeinsam ehren, in noch hellerer Schönheit, in um so lebendigerer Einfachheit. Denn das Weitergeben der Worte des Gekreuzigten kommt aus geistiger Liebe und es schafft geistige Liebe zu allen Menschen und nicht nur zu hochmütig ausgesuchten Vorzugsleidenden.

Jede Kirche, Sekte, Konfession oder Institution, die die Worte der Liebe vom Kreuz und die Tatsache des Nachhalls dieser Worte vom leeren Kreuz weitergibt, handelt menschlich, denn sie handelt nicht absolut, sondern optimal.

Wer mir diese Worte in ihrer einfachen Abfolge sagt, der erhält mir mein Mitschuldbewußtsein an meiner inneren Dürftigkeit; wer mir dieses Mitschuldbewußtsein beschwichtigen oder wegtherapieren will, bringt mich um. Darum halte ich mir, heute im Dominikanerkloster ohne Mönche und mit Alkoholikern der Selbsthilfe, kritzelnd fest, daß ich Hilfe von Nichtalkoholikern (derzeit von Schneeflocke durch Duldung und von Tülym durch deren ehrliches Sprechen) erhalte, weil ich heute nicht getrunken habe. Diese Hilfe ist schmerzhaft. Ich wünsche mir, nicht zu flüchten vor dem, was nun kommt. Denn nur im Nichtflüchten vor dem, was durch fremdes ehrliches Sprechen heraufzog in meine feige Angsthundschaft, begann für mich schrittweise und urlangsame Genesung.

Frankfurt/M., den 8. Mai 1976 Heute trocken. Samstag, 23 Uhr. Tülym rief mittags an, wir trafen uns beim Italiener. Sie fragte mich: »Ernst, kannst du nun, nachdem das alles herausgekommen ist, noch mit mir ins Bett gehen?« – »Natürlich«, log ich, voller Furcht. Wir fuhren zu ihr. Unterwegs fragte sie: »Ernst, wie fühlst du dich wirklich?« Ich gab es nun zu: »Schrecklich, Tülym, ich fühle mich entsexualisiert.« »Was für ein Gefühl ist das?« fragte sie. »Wie enteiert«, sagte ich.

Wir stiegen aus ihrem Auto. »Ist das schlimm?« fragte sie. »Ziemlich schlimm, um mich maßvoll auszudrücken«, sagte ich und ging mit ihr die Treppe hoch, als stiege ich die Stufen hoch zu einem Schafott. Was mag manche Frau durchgestanden haben, wenn sie mit einem Mann irgendwo hochging, wissend, was fällig war, ohne die Möglichkeit zu haben, es sprachlich auszudrücken?

Ich dachte an Herders Wort von der Tradition der Schrift und spreche endlich von einer Kette geschwisterlicher Tradition, anstatt von »einer Kette brüderlicher Tradition«.

Tülym zitterte nicht mehr, als wir uns auszogen. Im Bett nahm sie eine Camel, ich nahm eine Rothändle. Wir fingen an mit dem Rauchen. Tülym sagte: »Ernst, ich hatte noch nie einen Orgasmus durch einen Mann oder durch eine Frau. Und sollte ich je einen erleben, dann geht das nur mit dir. Denn ich möchte das nur mit dir erleben.« – »Hattest du denn noch nie einen Orgasmus?« fragte ich und mir wurde bange. »Doch, aber nur, wenn ich ihn mir selber machte.« – »Hast du das oft gemacht?« fragte ich. Dabei bekam ich einen Steifen. »Ja, sehr oft«, sagte Tülym. Dann sagte sie: »Wenn du mit deinem Schwanz in mir bist, kann ich keinen Orgasmus bekommen. Ich könnte ihn nur bekommen, wenn du mich entweder wichst oder wenn du mich leckst. Glaube mir das, bitte. Glaubst du mir das?« Ich sagte: »Wenn du das sagst, glaube ich dir das.« Tülym atmete auf, ich bekam noch mehr Angst.

Sie legte die Zigarette weg, drückte sie aus. Ich legte meine Rothändle auch weg, drückte sie aus. Tülym fragte: »Soll ich dich ficken?« Gelähmt fragte ich: »Was möchtest du? Daß ich dich wichse? Oder möchtest du, daß ich dich lecke?« – »Ich möchte, daß du mich leckst«, sagte Tülym. Entsetzt mit einemmal fragte ich sie leise: »Ich habe dich doch schon oft geleckt – hattest du selbst dann denn auch keinen Orgasmus?« – »Niemals, ich war ganz vermauert durch alle die jahrelangen Lügen im Bett und auch durch alle Lügen im Bett, dir gegenüber. Jetzt, das fühle ich, könnte es passieren«, sagte sie. Ich war unfähig, Tülym einzugestehen, daß ich furchtbare Angst hatte, sie jetzt zu lecken, aber ich sagte zu ihr: »Komm, lege dich auf den Rücken.« Tülym legte sich auf den Rücken und spreizte die Beine. Sie lag da und war eine Frau nach einer Selbstsprengung.

Ich habe sie dann geleckt. Ich habe nicht viele Frauen in meinem Leben geleckt, aber ich habe alle Frauen, die ich geliebt habe, mit großem Genuß geleckt. Ich habe niemals eine Frau so geliebt wie Tülym an diesem Tag, aber ich habe auch noch niemals eine Frau, die ich liebte, so voller Angst und so gelähmt von Furcht durch Sprachlosigkeit und so mitgesprengt geleckt.

Es ging lange. Tülym bekam Krämpfe. Dann bekam sie ihren ersten Orgasmus durch einen Mann. Kein Theater mehr, ein Orgasmus. Erledigt lag mein Kopf zwischen ihren Beinen; was mit dem Rest von mir war, weiß ich nicht mehr. Schließlich richtete Tülym sich auf und ich hob meinen Kopf auch auf und mein Kopf schaute Tülym an. »Es ist mir gekommen«, sagte sie. »Ist das wahr, Tülym?« fragte ich. »Ja«, sagte sie. Dann sagte sie: »Ernst, ich habe als Frau den ersten Orgasmus meines Lebens bekommen, durch einen Mann.«

Ich habe bestimmt so lange wie Tülym gebraucht, um diese Feststellung von ihr zu verdauen. Plötzlich fiel sie mir einfach in die Arme. Ich war noch wie gelähmt.

Sie sagte: »Ich war zuerst verkrampft, es war ganz schrecklich. Aber ich wollte ihn bekommen, mit dir wollte ich ihn einfach bekommen. Und irgendwann, in all dieser Verkrampfung, da kam er und dann wurde das stärker als ich und ich ließ los und dann kam der Orgasmus.«

Ich fragte sie: »Hat dir das gutgetan?« Tülym sagte: »Ich war verkrampft und dann überreizt, ich habe dir mein Vötzchen so verkrampft hingehalten, ich war ganz überreizt. Aber dann kam der Orgasmus und ich fühlte ihn die ganze Zeit ansteigen und wußte dann, irgendwann, daß ich ihn nun durch einen Mann bekomme, daß du es bist, der mir ihn macht – das hat gutgetan, oh, mein Gott, daß ich ihn mir nicht heimlich selber machen muß – daß ich dir ganz offen mein Vötzchen hinhalte und daß du ihn mir machst, Ernst, weil ich endlich die Wahrheit gesagt habe – das und nichts sonst hat den Orgasmus in mir ausgelöst und dann wurde das stärker als ich und das fühlte ich auch, und dann ließ ich ihn los, und er kam.« Sie stand vom Bett auf und holte ein Glas Wasser.

Was war mit mir geschehen, als ich Tülym leckte? Mir war, ich sei nur mit der Zungenspitze, dem Mikrosaphir meiner Sprache, mit Tülyms geliebter Einheit aus ihrer erstmals erworbenen Schönheit und Würde verbunden gewesen, während mein restlicher Leib von ihr fortflöge, in fortrasendem Flug ins Rückwärts, einem wahnsinnigen fliegenden Auseinandergerissenwerden ohne Tülym – und dennoch an sie hingegeben mit meiner Zungenspitze, hingegeben an diese durch Wahrheit aufgesprengte Frau, ich fortfliegender toter Mann.

Früher, das dachte ich in meiner mir schrecklichen liebenden Tätigkeit, in der süchtigen Lüge war die Chimäre inniger Einheit mit ihr; nun, in der Wahrheit, war Entsetzen? Ich fuhr fort, Tülym nach ihrem Wunsch zu lieben, entsetzter, aber auch wilder, sorgsamer, achtender. Ich kriegte, mit meiner Sprachenspitze ihr dienend, uralte tantenhafte Wesenszüge, wurde eine tantenfleischige Manntante, ein Tantenmann vor liebender Sorge um Tülym, gräßlich eifrig, aber willens, eher den Verstand zu verlieren, als jetzt von ihr zu gehen.

Meine Geistesnot wurde so brutal, daß ich im Krampf dieser Liebesarbeit mit letzter Besinnungskraft betete: »Juliana, erbarme dich Tülyms!«

»Was hast du empfunden vorhin, als du mich geleckt hast?« fragte Tülym. Ich war jetzt über ihre Sprache plötzlich schokkiert. Ich sagte mir: ›Sie hat ehrlich von sich gesprochen, es ist so klar, daß sie sich jetzt furchtlos und ohne Umstände äußern kann‹, aber dies zu ahnen, nützte mir überhaupt nichts. Ich stammelte irgend etwas vom Auseinandergerissensein, vom Fortfliegen, vom Tantenfleischigen. Ich brachte es nicht fertig, ihr davon in furchtloser Freude zu berichten, die ganze Eigentümlichkeit in einfacher Rede zu gestalten. Ich hatte Angst, sie zu desillusionieren. Aber da stieg mir über die Zunge: »Ich habe Angst, dich zu desillusionieren.«

Sie nickte mir zu und im Aussprechen meiner Angst und in ihrem alsbaldigen Zunicken kam mit Nichtenergie ein Faktum aus mir heraus: »Vom Anfang unserer Geschichte bis heute habe ich sehr oft von Beatrietsche phantasiert, während ich mit dir schlief. Ich schloß die Augen und stellte mir vor, daß es Beatrietsche ist, nackt in hohen Schuhen, mit Seidenstrümpfen und Straps im Bett mit mir, und vor einem Spiegel, in dem sie mir den Anblick ihres Lusthurens auf mir schenkte. Weil du von alledem nichts wissen wolltest, schloß ich die Augen, phantasierte von Beatrietsche und kam dann mit Wonne in dir, Tülym. So war es sehr oft. Du warst auch manchmal du, aber immer dann, wenn ich kommen wollte, stellte ich mir Beatrietsche vor. Heute, vorhin, da ich dich zum erstenmal leckte, nachdem du mich durch deine Kapitulation aus meiner Eroberer- und Lustanschafferrolle hinausgesprengt hast, das vorhin war für mich während der ganzen Zeit eigentlich ein tiefer furchtgeprägter Schrecken. Es war schlimm und ich war fast dabei, fortzurennen. Aber da passierte etwas: in diesem Aufgesprengtsein bist du zum erstenmal ganz du selber geworden in meinem Inneren, zum erstenmal habe ich eine unvermischte Tülym geliebt, wenn auch in Angst und Fastlähmung und in Schrecken, aber heute warst du ganz du selber und dich habe ich geliebt.«

Tülym fiel mir um den Hals und hauchte: »Mein Gott, Ernst, das habe ich die ganze Zeit immerzu geahnt!« Ich sagte, plötzlich ruhig und froh: »Merkwürdig, nun, da meine Illusion zu Ende ist, da fange ich an und bekomme etwas Selbstvertrauen. Ich habe mich als Mann schon oft elend gefühlt, aber heute habe ich mich als Mann, dich liebend, endlich machtlos erlebt. Es war ein unbarmherziger tiefer Schrecken, aber es war auch ein aufdämmernder Realismus und ein aufwasserndes beginnendes Selbstvertrauen. Einem kleinen Mädchen im Chiemgau, Nicola, habe ich vor zwei Jahren gewünscht, eine Frau im Heute zu werden, eine Frau im inneren Erwachen. Du, Tülym, hast es getan.«

Frankfurt/M., den 9. Mai 1976 Heute trocken. Ulrike Meinhof ist tot. Sie wurde erhängt in ihrer Gefängniszelle in Stuttgart-Stammheim gefunden, heute morgen. Die Nachrichten melden Selbstmord.

Frankfurt/M., den 10. Mai 1976 Heute trocken. Gebet in die Gottesferne. Ich habe auch für Ulrike Meinhof gebetet.

Was an Einzelheiten über die Vorgänge aus Stammheim bekannt wird, ist diffus. Die Anwälte der Toten bezweifeln einen Selbstmord. Demonstrationen und Gewaltakte und Mordanklagen haben den heutigen Tag bestimmt. Ich fühle, daß ich mit dem Tod Ulrike Meinhofs nie zurechtkommen werde. War Ulrike Meinhof eine Kranke oder war sie eine Nichtkranke? Wie waren die Umstände ihres Sterbens? Was können wir tun, damit ihr Leben und ihre Gefangenschaft in sich selber und ihr Sterben wenigstens nun, nach ihrem Ableben, ihr Herz stillen und ihre Tortur mildern und ihren Geist lösen? Meine Fragen sind keine taktischen Fragen, sondern machtlose Fragen: ich ahne und weiß keine Antwort auf diese Fragen.

Tülym war hier, erlitt im Sprechen von Ulrike einen schrecklichen Anfall. Tülym glaubt, daß die Gefangene ermordet worden ist. Ich habe ihr gesagt, welche Fragen mich berennen und daß ich es bei diesen Fragen belassen werde, um keines Toten oder Lebendigen Seele mit Unterstellungen oder Verwünschungen zu agitieren, weil ich nur eine Aufgabe für mich heute sehe: heute das erste Glas stehen zu lassen.

Frankfurt/M., den 11. Mai 1976 Heute trocken. Ich habe seit dreißig Stunden nicht geschlafen, habe in ›Kapitulation‹ das Kapitel »Die Nachricht« entworfen. Ab heute will ich täglich eines meiner notierten Gebete in die Gottesferne sprechen und von dieser selbstbestimmten Übung nicht mehr abgehen. Dieser Schritt in tägliche Gebetsselbsthilfe und mein Wunsch, auf Lebenszeit fest bei der Truppe zu bleiben, das ist die einzige mir mögliche politische Antwort auf den Tod

Ulrike Meinhofs. Wenn ich auf Dauer trocken bleibe, immer nur im jeweiligen Heute, wenn dadurch, im Verlaufe längerer Zeit und durch meine Weitergabe des in Selbsthilfe Erfahrenen, weniger Frauen geschlagen werden von Alkoholikern ohne Krankheitseinsicht, Kinder weniger Angst haben müssen und einige Alkoholiker das rettende Ufer der Selbsthilfe erreichen, dann ist das politisch, wie mir machtlosem einzelnen es möglich ist. Das Mögliche muß genügen. Dieses Minimum anzustreben ist besser (für mich), als in nicht zu verwirklichenden trockenräuschigen Illusionen unterzugehen.

Abends bei der Truppe. In hochanwesender Abwesenheit tauchte die Koinzidenz der Sterbezeit Ulrike Meinhofs mit dem Tag auf, an dem Juliana von Norwich in ihrer Selbsteinmauerung die sechzehn Offenbarungen göttlicher Liebe gewährt wurden (8. Mai 1373). Ich habe keine Worte, um meine Erschütterung darüber anders als in dem Satz zu fassen: Gott, du siehst die Wahrheit, geleite mich durch den Tod der Ummauerten von Stammheim in die Überlieferung der Ummauerten von Norwich, für mich und für rollenummauerte Frauen, Kinder und Männer.

Frankfurt/M., den 12. Mai 1976 Heute trocken. Ich habe heute mit einer neuen Lektüre der »Kürzeren Fassung« Julianas begonnen.*

Juliana hat mir die frühesten Ahnungen davon geschenkt, daß meine Rolle als Mann mit weitreichenderen Gründen, als ich sie für möglich hielt, anfechtbar ist. Erkenne ich sie an, kann ich Genesung durch Frauen und durch Männer finden, die davon noch weniger wissen als ich. Holunder war, mit ihrem furchtbaren Schweigen, welches anhält, die Vorläuferin Julianas; Holunders Schweigen hat mich, gegen meinen Willen, für die Aufnahme der von langher überlieferten femi-

* Juliana von Norwich, Eine Offenbarung göttlicher Liebe. Kürzere Fassung. Herausgegeben und aus der Handschrift des 15. Jahrhunderts übertragen von Schwester Anna Maria Reynolds C.P. (Freiburg/Brg. 1960)

nistischen Fakten Julianas schmerzhaft zubereitet; Tülyms Kapitulation in ihrer Unterwerfungssucht vor Männern hat die Mauern meiner Rolle mitzerschlagen. Der Tod der eingemauerten Ulrike Meinhof, deren Ableben entweder voll aufgeklärt oder nicht abzusehende zerstörerische Leiden über Nichtschuldige und Unglück über alle Mitschuldigen bringen wird, dieses Sterben Ulrike Meinhofs führt mich nun vollends in die rettende Nähe Julianas.

Wenn die Rollensucht als Frau, die Rollensucht als Kind und die Rollensucht als Mann uns helfen sollen, nüchterner in diesem teilweise vermeidbaren Leid zu werden, so müssen wir sie als nichtheilbare Krankheit anerkennen, die indessen mit Selbsthilfe von Frauen, Kindern und Männern (und in keiner anderen Form von Selbsthilfe) zum Stehen gebracht werden kann; wer in diese Rollensucht eingekesselt ist, wird in ihr nur Rettung, niemals aber Heilung finden.

Ich bemühe mich seit Ostern 1974, mein Inneres demutsvoll und froh in meiner siechen Existenz zu Julianas Wirklichkeit aufzuschwingen. Es gelingt mir nicht, denn ich fühle unbetrunken, daß es mir nicht gelingt. Aber ich bin froh in dieser Ernüchterung, daß ich mich dennoch darum bemühe.

Frankfurt/M., den 13. Mai 1976 Heute trocken. Abends bei der Truppe.

Es war ein glanzloser Tag in der Einöde der von mir mitverursachten Schuttwelt, in der kaum ein Nichtsüchtiger Ahnung und Erfahrung von Leben im Heute hat; es war ein Tag, der Trunksucht und dem dauernden Rückfall im Haus machtlos und mit banaler Arbeit abgerungen.

Frankfurt/M., den 14. Mai 1976 Heute trocken. Erleichterung in der Alltagsarbeit.

Abends mit Henry Steinmiene ein erzählerisches Gespräch über die Entstehung von Liebe durch Übungen zur Verbesserung des alltäglichen Sprachgebarens (Zuhören statt übers Maul fahren, dadurch Mut zum Erzählen von sich selber, dadurch schrittlangsam offener sagen, was man sich wünscht und um das Gewünschte bitten lernen, sich über Zustimmungen freuen und Ablehnungen achten lernen, da sie nichts mit dem Wert unserer Person, sondern wesentlich mit dem freien Willen des anderen Menschen zusammenhängen, sowie, ermutigt durch diese Übungen in dieser Reihenfolge, schließlich mehr Achtung vor der Würde des anderen Menschen durch Zugeben eigener Fehler, Irrtümer und Schwächen; dem anderen zutrauen, daß er das ohne Häme zu verstehen durchaus fähig ist, fähiger in jedem Fall, als wir in unserer anmaßenden Selbstisolierung es zu beurteilen vermögen).

Die immer wieder frei sich ergebenden Tage der Freundschaft mit Henry sind für mich das »Wasser des Lebens«, von dem es im letzten Abschnitt des Schlußkapitels des Neuen Testaments heißt: »Wer aber will, der nehme das Wasser des Lebens umsonst.« Henry, mit ebenso entkirchlichten Knochen wie ich, sagte heute zu dieser Feststellung des biblischen Chronisten: »Ernst, das ist keine Alltagsware, diese Sprache. Das trifft ins Herz von uns wandernden Steinen.«

Frankfurt/M., den 15. Mai 1976 Samstag. Mittags, als Slavka kam, um die Wohnung wieder in Produktivform zu bringen (wobei sie mich in meiner Buchstabeneinöde und Gnadenhöll regelmäßig auslacht und sagt: »Es regnet heute nicht und Sie gehen nur bei Regen spazieren.«), traf ich Tülym drüben bei Franco.

Sie zeigt die Welterrettersymptome, die für Süchtige nach der Kapitulation phasentypisch sind. Sie erklärte mir mit Festigkeit: »Ernst, keine Frau seit Bestehen der Menschheit hat jemals mit einem Mann einen Schwanzorgasmus gehabt, glaube mir! Man muß jetzt alle Frauen dazu bringen, alle Frauen in allen Ländern, das öffentlich zu sagen!« Tülym ist heilig erregt.

Ich weiß noch, wie ich am Beginn meiner Trockenheit Brauereien stürmen und Schnapsfabriken lahmlegen und Rollkommandos zum Aufsammeln von Alkoholikern und zum Reinschaufeln in die Truppe organisieren wollte. Ich weiß auch noch, wie ich alle nüchternen Leute in der Truppe, die davon abrieten, für resignierte Trockenleichen gehalten habe. Zu Tülym sagte ich deshalb: »Du darfst bei dem, was ich jetzt sage, ruhig aufspringen und brüllend die Pizzeria verlassen, dennoch sage ich zu deinen Vorschlägen, daß sie für jeden Süchtigen phasentypisch sind. Eines Tages wirst du lachen und mir erklären: ›Ich, Schatten des Mondes, bin nun mal eine sehr präsumptuöse Kitzlerkomtesse, mein lieber Freund Ernst, aber selbst Frauen sind verschieden, möge jede Frau, die in ihrer Rolle leidet, Selbsthilfe mit Frauen in ihrer Lage finden, zuerst diesen ersten Schritt.‹« Tülym ging empört hoch vom Stuhl, setzte sich hin, ließ sich mehr hinfallen, lachend und dann fast spastisch lachend und, beim Anblick meiner unbewegten Miene und eines gewissen Glitzerns in meinen Lidwinkeln, schließlich die Hände vor die Augen haltend: »Kitzlerkomtesse! Ernst, als Feministin müßte ich dich erwürgen, als deine Freundin sollte ich Gott danken.«

Frankfurt/M., den 17. Mai 1976 Heute bin ich zweieinhalb Jahre frei von Alkohol und frei von Medikamenten.

Tülym lud mich zum Mittagessen ein und schenkte mir eine Stange Rothändle. »Ich vergifte dich mit Nikotin, du Nikotinsüchtiger«, sagte sie. »Wenn ich fünf Jahre nicht gesoffen habe, falls ich es schaffe, dann will ich versuchen, den Nikotinentzug zu machen, vorher nicht«, sagte ich.

Der schwarze Gerd schreibt mir aus der Haftanstalt Butzbach. Wäre er nicht Alkoholiker, säße er nicht im Knast. Der Knast ist die Fortsetzung der Familienliebe mit ernüchterten Mitteln. Das sage ich nur im Hinblick auf uns Schluckspechte. Für uns war der Knast in vielen Fällen der Anfang der Gruppenselbsthilfe. Damit ignoriere ich keineswegs die überlebten Zustände der Strafpraxis. Ich habe selber lediglich erlebt, daß meine Krankheit Trunksucht so ernst ist, daß ich den Freiheitsentzug im Knast als Freiheitserlebnis durchlebte, weil ich im Knast nicht trank. Henry und ich wollen den schwarzen Gerd in Butzbach besuchen. Dieser Mister Sui Cid ist derzeit topsauber.

Frankfurt/M., den 18. Mai 1976 Abends bei der Truppe.

Ich lese zum wiederholten Mal die Einleitung, die Schwester Anna Maria Reynolds, die Julianas Handschrift übertrug, dem Bericht der Rekluse vorangestellt hat. Wenn es für mich auch keinen Zweifel geben kann, daß Juliana mit Gott die ihr selber gegebene heilige Trinität von Gott und vom Gekreuzigten und vom Geist der Liebe meint, so ist es doch für mich ein Zeichen nüchternen Realismus in Juliana, daß sie ihre große Liebe wörtlich immer wieder neu Jesus Christus, ihrem Gott, zuwendete. Denn damit stellt Juliana sich selber, lange vor ihrer Heiligsprechung durch die Kirche, in den Rang der Heiligkeit desjenigen Menschen, der sich für andere liebend und fraglos verbrauchte. Denn in ihrem Gott Jesus Christus, der auch Mensch war wie Juliana selber, erweist sie ihre Demut zugleich dem heutigen Alltagsmenschen. Es gibt Menschen, die alle bekannt werdenden Fremdhelfer, ja das Wunder der Selbsthilfe von Süchtigen untereinander, noch unendlich übertreffen, ich meine damit jede unbeachtete und namenlose und freudlose Alltagsliebe, wo ein Mensch sich ohne Beachtung oder Hoffnung für einen anderen Menschen selber schließlich aufgibt und dann verbraucht, wo selbst auch alle noch so arme Sprache erlischt und das Dienen zuletzt in langer und bitterster Fron im Schweigen vollendet wird. Solche Menschen wachsen in einen Rang, den wirklich nur noch Gott ermessen und zubemessen kann.

Diejenigen unter uns, die aus unbeachteter und immer hoffnungsloser werdenden Liebe für andere sich so verbrauchen, daß ihnen zuletzt noch die Sprache erlischt, sind die am meisten verachteten Menschen unter uns. Dagegen ist die Selbsthilfe, die ich mit einigen anderen Alkoholikern freiwillig praktiziere, ein beneidenswerter und an Beachtung reicher Akt, der nur darum wert ist, getan zu werden, weil der wartende und immer plötzliche schmutzige Tod dabei stets mitwirkt, der unsichtbare Dritte im Bunde bleibt. Denn die Alkoholikerselbsthilfe, die auf keinen Dank jemals den leisesten Anspruch hat, weil hier Nehmen reicher als Geben bleibt, sie ist nur insofern von einigem geistigen Wert, weil sie den Tod kraft im Vorraum des Sterbens erlebter Erfahrung als einen Spender von Erkenntnis begreift und mit scheuer Achtung ihn behandelt und weil unsere im übrigen vollkommen egoistische Hilfe für andere zumindest im Bereich des Wesenswunders Tod noch einmal ruhig und fragend Fühler nach einer im Schutt der Nurtechnik begrabenen Ordnung der seelischen Dinge ausschickt.

Frankfurt/M., den 20. Mai 1976 Abends bei der Truppe in Sachsenhausen.

Queenchen fragte mich im Nachmeeting beim Griechen, wo wir Kaffee tranken: »Was denkst du über die Vorgänge in Stammheim? Hat Frau Meinhof Selbstmord gemacht, oder haben sie sie umgebracht?« Ich muß so bestürzt ausgesehen haben, daß Queenchen sich erkundigte, ob ich etwas wisse, was sonst nicht bekannt sei? Ich sagte: »Ich bin so überrascht worden von deiner Frage, weil ich gewohnt bin, in unserer Gruppenwelt nur zu unserer Krankheit befragt zu werden.« Freundlich sagte diese erfahrene und längst nüchterne Frau: »Ach, mein Stern, in weiteren fünf Jahren ohne Glas wirst du finden, daß dein Nichttrinken dir zum erstenmal überhaupt politische Fragen ermöglicht. Du brauchst sieben Jahre ohne Rückfall, mindestens.« Dann fragte sie, mit der Ruhe, die das Zutrauen in einen anderen Menschen ermöglicht: »Also, war es nun Selbstmord bei Frau Meinhof, oder was denkst du?« Ich sagte: »Falls Ulrike Meinhof eine Kranke war und falls es sich bei ihrer Krankheit um Sucht gehandelt haben sollte, dann könnte es geschehen sein, daß Ulrike Meinhof in der Zelle etwas erlebt hat, was sie für ihren persönlichen Tiefpunkt hielt und, typisch für Süchtige ohne Krankheitswissen und ohne Wissen von Selbsthilfe, Selbstmord machte. Ich sage nicht, daß Ulrike Meinhof eine Kranke war und ich sage nicht, daß sie eine Süchtige war; ich frage mich, ob es so gewesen sein könnte? Und das Drama Geltungsbedürfnis – Kontrollverlust – Geltungssucht ist nur ein Beispiel für viele andere bis heute nicht entdeckte Krankheitsverläufe in unterschiedlichen Sorten von Sucht, die alle nach demselben vernichtenden Muster ablaufen.« Dem stimmte Queenchen zu.

»Es gibt viele Widersprüche, die nicht aufgeklärt wurden«, sagte sie. Ich sagte: »Wenn die Frage nach bestimmter Krankheit nicht untersucht, und wenn die wahren Umstände des Ablebens von Ulrike Meinhof nicht öffentlich auf den Tisch gebracht werden, so wird beides böse Folgen haben, die ich nicht absehen kann. Aber ich bin nicht bereit, meine Unwissenheit zur Quelle von Verdächtigungen, Unterstellungen und Drohungen zu machen, ich würde es keine Woche trokken überleben.« Dem stimmte diese Truppenqueen ebenfalls zu. Aber ich habe das Nachmeeting mit einem erheblichen Schock heute verlassen. Wenn Queenchen an der Selbstmordbehauptung der Behörden zweifelt, dann ist sie eben doch seelisch unabhängiger als ich, der ich wohl immer noch in Gefahr bin, viele Vorgänge in der Welt, die ich nicht verstehen kann, mit dem Phänomen Sucht, Kapitulation und Selbsthilfe harmonisieren zu wollen. Das will ich mir merken. An meiner Zurückhaltung in allen Vermutungen oder gar Urteilen zum Fall Ulrike Meinhof werde ich festhalten.

Las nach der Rückkehr in die Wohnung in Julianas ›Kürzerer Fassung‹. Bewegend bleibt die Demut ihrer Feststellung: »Ich bin sicher, daß meine Offenbarungen mir zum Besten vieler anderer geschenkt wurden, denn wahrlich nicht wurden sie mir gezeigt, weil Gott mich lieber hätte als die geringste Seele in seiner Gnade; ich bin überzeugt, daß es sehr viele gibt, die niemals Offenbarungen noch Gesichte hatten, sondern nur die allgemeine Lehre der heiligen Kirche, und die Gott besser lieben als ich.«

Frankfurt/M., den 22. Mai 1976 Abends bei der Truppe im amerikanischen Meeting.

Tülym holte mich ab, wir aßen in einem Restaurant am Opernplatz, fuhren dann zu ihr. Tülym wird im Bett nun freier, ich werde immer unfreier, aber ich flüchte nicht. Meine Zuneigung für Tülym ist größer als meine Ängste. Ich fühle auch, daß ich unangebrachtem Selbstmitleid besser widerstehe, weil ich jetzt nicht auf und davon gehe.

Liebe macht nicht frei. Wer das glaubt, wird sich umstellen müssen. Nur die Wahrheit in uns selber macht frei. Liebe ist bedingungslose Bindung, das Unfreieste überhaupt, Sklaverei. Aber eine solche Liebe ist die Schmerzturbine Gottes, die uns zur persönlichen Wahrheit hinwälzt, machtvoller als wir selber. Diese persönliche Wahrheit ist immer banal und erlernbar. Wer mit Superproblematik kommt, ist nicht zu seiner Wahrheit vorgestoßen. Meine heißt, daß ich als Alkoholiker das erste Glas stehen lassen kann, wenn mein Wunsch ehrlich ist. Ich brauchte einen langen Weg, um dorthin zu gelangen. Deshalb kann jeder, der sich noch zu multiproblematisch erfährt, Zuversicht fassen und braucht seinen Feldzug zu seiner eigenen tiefsten Banalität nicht hoffnungslos aufzugeben.

Tülym war, nackt, seit dem ersten Tag viel unbefangener als ich. Ich geniere mich heute mehr als zu Anfang unserer Liebe. Aber ich erfahre meine Willigkeit, ihr in ihren gerechten sexuellen Wünschen auch in meiner jetzt noch schlimmeren Verkrampfung ohne Wenn und Aber zu dienen, mich ihrem Sehnen zu beugen, mit Staunen. Auch in unserer Bettsprache hat sich etwas geändert: ich bin unbefangen in unserer schönen ländlichen Schmusesprache, aber ich kann die Schmutzsprache nicht mehr sprechen, wohl aber die Erzählsprache nach der sexuellen Liebe. Tülym hingegen, die früher die guten tiefen Schweinereien der Schmutzsprache zu sprechen sich sehnte und die es immer wieder gesagt hat, daß sie dies inwendig brauche, sie spricht inzwischen alle drei Teile unserer Bettsprache mit wachsender Lust. Und ich bin nun schockiert. Denn alle doktrinäre Tüteligkeit aus Welterrettungsdenken ist von Tülym abgefallen, während ich zwischen der Schmusesprache und der Erzählsprache verstumme, oder, von Tülym sehr heftig und flüsternd dazu aufgefordert, nun selber richtig tütelig werde. Es ist fast maliziös, aber ich will es nicht weiter interpretieren, sondern stelle es lediglich fest.

Wenn ich Tülym befriedige, habe ich nach wie vor die torturenhafte Erfahrung des Abgerissenseins und des Fortfliegens von ihr. Wenn aber Tülym mich, heute wollüstiger denn je, auf jede mir nur vorstellbare Weise behirtet, dann wird die ersehnte sexuelle Einheit mit ihr, das früher so wilde und sanfte und feste liebende Umfangen dieser schenkenden Frau, für mich desaströs. Dann ist mir zumute, als schrumpfe meine ohnehin nicht belangvolle Figur auf mein Nurfleisch zusammen. Mir ist dann, Tülym mühe sich ab mit meinem Nurfleisch – nun, da alle meine sexuellen Phantasmagorien von Beatrietsche vergangen und Tülym ganz sie selber ist. Das entheitert mich so, daß ich heute noch aufhören würde, mit ihr ins Bett zu gehen. Sie aber wünscht es sich jetzt immer lapidarer, denn sie spricht offen von ihren sinnlichen Erlebnissen und sie nennt mir ohne jede Falschheit ihre sexuellen Bedürfnisse.

Gegen Morgen sagte Tülym, als ich das Bett verlassen wollte: »Komm, liege einfach in meinen Armen, ich möchte dich mal streicheln. Du hast mich, seit wir uns kennen, immer so wunderbar gestreichelt, bist nie mit Gewalt über mich hergefallen. Jetzt liege du mal da, einfach in meinen Armen, und lasse du dich mal streicheln.«

Ich legte mich in ihre Arme. Ich konnte mich nicht entspannen, war verkrampft. Ich sagte: »Tülym – mit dem Geist, oder was mein halber Lappen da als Geist noch durch meinen Körper signalisiert, mit dem Geist gebe ich mich vollkommen in deine Hände, aber vielleicht drehe ich durch und fange an zu schreien vor Angst, dann erschrecke nicht.« Tülym sagte mit Wärme: »Nein, Ernst, dann erschrecke ich nicht.«

Sie streichelte mich. Es war mir fast nicht möglich, stille zu liegen, in mir spannte und verspannte sich alles, aber ich hielt stille dabei. Dann war es plötzlich aus mit mir und ich wollte aufschreien, mich aufbäumen, aber es ging nicht. Ich fühlte Tülym – die mit ihrer wärmenden Hand, während ich in ihren Armen stahlstarr wurde, von meiner Schläfe zu meinem Nakken fuhr und den Nacken streichelte. Da sah ich plötzlich Geneviève, Schneeflocke und Holunder, sah in einem geistlichen Bilde von vollkommener Bildlosigkeit und Klarheit und Dauer, daß diese drei Frauen das vielleicht auch gerne für mich getan hätten und daß ich es ihnen, in meinem Suff, verwehrt hatte. Da stieg ein Schluchzen hoch in mir, es kam aus meinem Rücken, aus der Gegend der Nieren und es stieg in einer heißen und aufquellenden Woge verzweiflungsvoller wilder Reue durch meinen Brustkorb bis hinauf in meine Augen und ich fing an, vollkommen ruhig und vollkommen machtlos und vollkommen schamlos zu weinen, aber Tülym streichelte mich ruhig weiter.

Ich weinte mich aus und dann kapitulierte ich und sagte Tülym, wie mir wirklich zumute war die letzten zwei Wochen und sagte ihr, meiner persönlichen Wahrheit gemäß, außerdem, daß das Ableben von Ulrike Meinhof und mein Eintreten in die seelische Welt Julianas von Norwich mich zu vollkommener Keuschheit anleiten würden, daß mir aber ihre, Tülyms, Bedürfnisse noch heiliger seien, heilfähiger für mehr als einen Leidenden in dieser Rollensucht, und daß ich mich zwischen meinem Willen zur Keuschheit im Namen zweier toter ummauerter Frauen und ihren, Tülyms, gerechten Wünschen, zerrissen wisse, aber Mut suche, ihr, der lebenden ummauerten Frau, so zu dienen, wie sie, für ihre Weise, Liebe empfangen und geben möchte. Nur, oft wisse ich nicht mehr, woher diesen Mut nehmen, denn meine Gebete in die Gottesferne erschienen mir nun auch noch als Anmaßung. »Warum?« fragte Tülym. »Weil die Angst, Gott zu lästern, die lange und nie aufgedeckte Geschichte meiner tiefsten Angst ist«, sagte ich.

Sofort wurde alles gut in meinem Inneren, denn hier war Wahrheit in mir – und Tülym bestieg mich und alles wurde sofort einige, innige, vereinigte Liebe mit Tülym, wildes, sanftes, festes, liebendes Einanderumfangen: mit dem Aussprechen meiner tiefsten Angst war mein Horror des Abgerissenseins von Tülym fortgenommen aus mir.

Ich faltete meine linke Äthylhand und meine rechte Schufterhand im Rücken Tülyms und betete lautlos meinen Dank vom Morgen meiner Kapitulation. Da bewegte Tülym sich unvorhersehbar und ihr Rücken drückte gegen meine linke Hand, ich schrie auf im Schmerz. Tülym war sehr erschrokken, aber ich hielt mir die Hand und beruhigte Tülym. Vom zu langen und zu vielen Schnapstrinken habe ich zu hohe Äthylablagerungen im Knochenfeld der linken Hand und des linken Arms. Ich bekomme oft Schmerzschübe, die die früheren Attacken abgelöst haben. Ich sagte es Tülym. »Welche Attacken?« fragte sie.

Da erzählte ich ihr, es wurde schon Morgen, von den Anfängen meiner heute ruhigeren Gebetsselbsthilfe:

»Wir haben's ja noch gut hier, wir Fachwerkdenker mit unseren braven Schlummerfrauen«, sagte das Hohe Vieh in meiner Kindheit zu mir. Dazu lachte Karl mit stillester Macht, genußerprobter Güte. Ich fragte diesen Hünen gewöhnlich aus, bis er resignierte und dann endlich redete. Sein himmelhelles Denken, seine weiberfängerische Frömmigkeit und seine von Ehrsucht vollkommen freie Erzählkunst faszinierten mich immer neu. Daß seine Tochter Ruth meinen Vater, Wilm, angestiftet hatte, mich mit ihr zu machen, hatte das Hohe Vieh endlich verkraftet. Zu mir sagte er: »Deine schöne Mama, mein Traummädelein, hat mich blamiert. Ich habe sie so begiert, daß Ruth mich blamiert hat. Mit dem Wilm. So mußte ich erleben, daß meine inwendige Stimme, Ruth zu entsagen, korrekt war. Durfte dann erleben, daß mein Traummädelein gleich schön im Hirn wie am Hintern war.«

Meine Mutter sagte mir über ihren Vater: »Ein Vieh ist sprachlos, aber das Hohe Vieh phantasiert und spricht sein Leben herbei. Karl ist ein sehr freier Mann, er hilft und er läßt sich helfen. Vornehmlich von schönen fremden Frauen.«

Und jedesmal, wenn Ruth früher erklärte, ich käme deutlich auf den Karl heraus, so war es Himmelsmusik in meinen vor Aufmerksamkeit fast kippenden Ohren.

Es kam anders. Das Hohe Vieh schritt früher, ich habe schon davon erzählt, täglich und freudig zum Scheißen ins grüne Bretterhäuschen, mit einer Brasil und einem Topf Kaffee. Und ich stand oft draußen vor dem Abtritt und hörte Karls feisten Exkursen hingerissen zu. Ein Menschenleben später gehe ich Suchtrest alle vier Wochen auch zum Abtritt, aber leider in kein grünes Bretterhäuschen und leider auch nicht zu solch einem komfortablen Scheißen und feisten Erzählen, sondern zu würgendem Kotzen, ins steinerne Blaue Kabinett, stets in der Frühdämmerung, wenn das Schreibschinden mich auf den Nullpunkt gebracht und Schneeflocke den zweiten Weiberschlaf begonnen hat. Und da stehen auch leider nie ein kleiner Junge oder ein Mädelein, ebenso schön im Hirn wie am Hintern, die meinen Auswürgungen zuhören.

Alle vier Wochen quillt mein Bauch auf, wird steinhart. Dann kommt Sterbeangst. Übel wird mir. Es sammelt sich, alle Monate, etwas in mir an, eine harte Masse inwendiger Tücke, Nichtbereuenkönnen, Wollen ohne Willen, Michabfinden mit Abwesenheit von Liebe. In einer inneren Erkältung und immer größer werdenden Starre bricht darin indessen auch Staunen minimal hervor, daß Gott den Liebreich immer noch fernhält von mir. Dann wird mir bange in meinem minimalen Staunen, ich schleppe mich zum Abtritt und denke jedesmal: ›Vor vier Wochen ist es ja noch mal gutgegangen, aber heute bist du fällig . . .‹ Steif und umständlich bringe ich mich dann auf die Knie, ich knie vor der Klosettbrille, lege einen Arm über die Brille und halte den Kopf über die Klosettschüssel, versuche, zu erbrechen. Es wird jedesmal ein würgendes Geschäft. Es funktioniert immer erst beim zweiten, im hoffnungsbefreiteren Versuch. Wenn endlich alles aus mir herausschießt und wenn dabei mitabgeht, was sich angesammelt hat in mir, diese inwendige Tücke und das

Nichtbereuenkönnen, dann liegt darin eine Tröstung, in der ich es wage, zu beten, während ich meinen alten Sündenkopf speiend und würgend in die Schüssel halte.

So hocke ich eben auf meinen Knien alle vier Wochen vor der Klosettbrille und erfahre das Erbarmen Gottes, indem er mir so harte Leibesaufschwellung und Sterbeangst sendet, daß mich wenigstens diese Sorte Pein auf die Knie zwingt. Denn wie würdelos meine Auswürgung des unverdauten Speise-, Kaffeesuff- und Nikotinunflats allmonatlich auch ist, so geschieht in diesem Hergang auch Beichte, aufrichtiger Wunsch nach Reue und Wille zur Umkehr.

Frankfurt/M., den 23. Mai 1976 Wie kommt es, daß Julianas Wirken nicht mit ihrem Tod in diesem Mauerloch in Norwich endete, daß dieses Wirken Jahrhunderte grausamer theologischer Belehrung und blutiger Inquisition und übelster Pakte mit den jeweils Herrschenden durch ihre Kirche und in gleichwohl heiliger allgemeiner Lehre eben dieser selben Kirche machtlos überwinden konnte und nun herbeischimmert bis in meinen Tag heute?

Es war ein froher fragender Gedanke, der sich nach meiner Übung in mir bildete. Ich fühle, daß er sich nur deshalb schließlich in mir bildete, weil ich meine Übung nicht vorzeitig abbrach.

Wie überwand Julianas Wirkung in ihrer lebenslangen Einmauerung dennoch den Graben aus so vielen Jahrhunderten systematischer Entwertung alles dessen, wofür sie eingestanden war? Ich antworte darauf heute mit Julianas eigenen Worten: »Willst du die Meinung deines Herrn in dieser Sache erfahren? Merke sie dir gut. Liebe war seine Absicht. Wer zeigte sie dir? Liebe. Was zeigte Liebe dir? Liebe. Wozu zeigte er sie dir? Zur Liebe. Halte dich daran. Du wirst darüber mehr erfahren, doch nie wirst du darüber etwas anderes erfahren in Ewigkeit.«

Frankfurt/M., den 25. Mai 1976 Abends bei der Truppe.

Wolfgang, der länger als ein halbes Jahr ohne Rückfall war, trinkt nun wieder. Er war am Nachmittag bei mir, kam allein und sagte: »Ich muß mit dir reden, sonst verrecke ich« – ist dann fast verreckt.

Diese Verreckung kann so jählings kommen (wie ich es bei Tom erlebte), daß du bloß noch starr bist. Jetzt sagt dir der Typ, stromnaß, noch einen definitiven Satz, dann tritt Sterbeblässe in sein Gesicht und er rutscht weg. Ich rief den Arzt, aber Wolfgang schlug die Gabel nieder und erholte sich, verlangte dann ein Taxi, brauste davon.

Vorhin, im Meeting, sah er nur noch verwüstet aus. Nach dem Meeting holte eine Frau ihn ab.

Was ich an Heldentum von Frauen und Männern von trinkenden und trockenen Alkoholikern seit meinem letzten Glas miterlebe, übersteigt meine Erzählfähigkeit; ich kann das Faktum mir hier lediglich notieren, um einen Erzählstoff zu signalisieren für solche, die bereits nüchtern sind. Wer lange genug in Gemeinschaft trocken ist und fähig wird, eine solche selbstgesehene Geschichte öffentlich zu erzählen, der ist wahrhaftig nüchtern. Wie fürchte ich mich noch, von diesem anonymen Alltagsheldentum von Leuten, die dankbar wurden, so geschunden zu sein, daß sie mitfühlen lernten, frei zu berichten.

Frankfurt/M., den 26. Mai 1976 Tülym ist seit längerem in einer Frauengruppe an der hiesigen Universität; sie hat mir heute ausführlich von ihren Gruppenerfahrungen erzählt. Wir saßen in ihrem kleinen Studio und tranken Kaffee. »Ich werde es jetzt wie du machen und regelmäßig dorthin gehen«, sagte sie.

Sie versucht immer noch, ihre Rollensucht, die sie »Unterwerfungssucht« nennt, zu analysieren. Ich kritisiere es nicht, beteilige mich aber nicht an dieser Sorte Gemüsegartenanalyse, sondern höre ihr zu und erzähle ihr von mir, was mein tägliches Kapitulieren vor der Übermacht des Alkohols und mein Verzicht auf Selbstanalyse mir einbringt: den immer neuen und langsam lohnenden Übertritt aus meiner Ohnmacht in widerstandsfähige Machtlosigkeit.

Ich hämmere mir, wenn ich mit Tülym zusammen bin, immer mehrmals hintereinander ein, daß sie den freien Willen hat, sich zu analysieren und daß ich den freien Willen habe, auf jede Belehrung aus Achtung vor ihrer Selbständigkeit zu verzichten.

Frankfurt/M., den 27. Mai 1976 Aus Julianas Reklusenreport: »Ich hielt das Mitfühlen, das ich schon für Christi Leiden empfand, für groß, doch wünschte ich, daß es durch die Gnade Gottes noch wachse. So gern wäre ich damals bei Maria Magdalena und bei den anderen Freunden Christi gestanden, um mit leiblichen Augen die Passion unseres Herrn mitanzusehen, die er für mich erduldete. Dann hätte ich, wie auch andere taten, die ihn liebten, mit ihm gelitten. Trotz meines wahren Glaubens ersehnte ich ein Schauen mit leiblichen Augen, auf daß ich dadurch eine größere Erkenntnis des Leidens unseres Herrn und Erlösers gewänne und des Mitleidens der Mutter Gottes und aller derer, die ihn wahrhaftig liebten und die damals und auch in späteren Zeiten an seine Leiden glaubten. Eine von ihnen wollte ich sein und mit ihnen leiden. Eine andere Schau Gottes begehrte ich nicht, ehe sich meine Seele vom Leib getrennt hätte (denn ich vertraute fest darauf, daß ich gerettet würde). Meine Absicht war, nach einer solchen Schau eine noch wahrhaftigere Einsicht in die Passion Christi zu erlangen.«

Erlösend für mich ist der Satz Julianas, sie vertraue fest darauf, daß sie gerettet würde. Die ganze strahlende Glaubwürdigkeit ihrer Liebe zu dem Gekreuzigten spricht aus diesem Vertrauen. Ja, dein Vertrauen in deine Rettung ist das Echtheitssiegel deiner großen Liebe zu allen denen, die du geliebt hast. Ich bin anders als du, Juliana, ich vertraue fest darauf, daß ich Sterblicher sterblich bin, aber daß ich im Werden, was ich bin, kraft einer unfaßbaren Erbarmung Gottes das schauen darf, was zu sehen mir zubemessen und daher möglich und somit hilfreich ist. Ach, Juliana, dürfte ich nur im Tod die fernste Ahnung des Anblicks deiner Reinheit sehen, im Moment Liebreichs, da Gottes Zeitschwert meine Seele berührt, so würde dich Wunderbare der letzte staunende Blick eines Liebenden ansehen, der als Junge im Dorf Liebe ohne Besitz und Eigentum an dem geliebten anderen Menschen als die einzige menschenwürdige Liebe erfuhr, verstand und sie in Angst bejahte.

Frankfurt/M., den 5. Juni 1976 Abends bei der Truppe.

In der Halle stand Herr Engelkes, der Pförtner. Engelkes und ich mögen uns, wissen es, lassen es durchblicken. Daß der Pförtner des Klosters, in dem Meister Ekkehart als Prior wirkte, Engelkes heißt, erheitert mich seit Jahren – der Verwendung des früheren Mönchshauses für die Genesung von Selbsthilfe-Alkoholikern entspricht, in heiterer Weise, die Verschlichtung des Namens Engel in Engelkes. Darin liegt nicht Travestie, sondern darin schimmert auf jene Anerkennung von Banalem, dem wir Genesung zuerst verdanken. Herr Engelkes hat saubere Würde, wenn er umgeht in der Halle, immer gemessen hin und her geht, nie einem noch nassen Alkoholiker mit Geringschätzung begegnet oder wenn er, hochaufgerichtet in der Eingangszelle, das Geschehen in der Halle mit wacher Sympathie betrachtet.

Tülym holte mich am Dominikanerkloster ab. Morgen fährt sie für mehrere Wochen, mit ihren Freunden Irma und Patrick aus Wien, durch die USA. Wir aßen zusammen im Argentinischen Steakhouse bei der Goethestraße.

Unterhaltung über Essen und Lesen. Alleine essen ist inhuman und das Lesen im Alleingang ist ebenso inhuman, alles bloß Ernährung, kein Genuß. Ich sagte zu Tülym: »Wenn du zurück bist aus USA, könnten wir uns ein Buch unserer Wahl gegenseitig vorlesen, vielleicht auch noch ein paar Leute dazu einladen. Einmal in der Woche. Ein Stückchen vorlesen, dann unterbrechen, über das Gehörte miteinander sprechen, vielleicht sogar etwas erzählen, dann weiter vorlesen.« Tülym sagte: »Du beschwörst eine ungeheuer privilegierte Welt herauf.« Ich sagte, ziemlich sicher: »Du siehst das richtig, Tülym, nur – ich werde es garantiert machen, wenn nicht sofort, dann bei erster sich bietender Gelegenheit.«

Ich bin gespannt, wie ich die Wochen ohne Tülym erlebe. Wer wegfährt hat es leichter, er fährt ins Fremde; wer zurückbleibt hat es schwerer, er fährt ins Bekannte.

Frankfurt/M., den 6. Juni 1976 Tülym ist zum Flughafen gefahren und ich bin zurück an meinen Schreibtisch gekommen.

Abends bei der Truppe. Wir feierten Jims 2. Geburtstag.

Frankfurt/M., den 7. Juni 1976 Heute beginne ich mit der Kürzung der zweiten kompletten Neufassung von ›Kapitulation‹.

Frankfurt/M., den 8. Juni 1976 Die Raffung meines Buchs stellt mich vor ziemliche Probleme. Es sind immer noch fast 780 sauber geschriebene Typoskriptseiten. Das geht auf keinen Fall. Immerhin schreibe ich nicht meine Autobiographie, sondern ich erzähle einige Erlebnisse unter dem Aspekt der Krankheit Alkoholismus.

Anruf Tülyms aus Wien. Konditorei Dehmel. Wenn schon Karl Marx, dann Dehmel. – »Übermorgen bin ich in Amerika«, sagte Tülym. »Richte Amerika einen Gruß von mir aus. Sage, ich begriffe zuviel von den Gegnern Amerikas, um seine Freunde zu übersehen. Einen Freund hat Amerika auf jeden Fall, mich, einen trockenen Alkoholiker.« – »Das bestelle ich Amerika bestimmt«, sagte Tülym und hing ein.

Frankfurt/M., den 15. Juni 1976 Bis jetzt habe ich gerade nur knappe hundert Seiten aus der zweiten Fassung herausgestrichen.

Weiter im Bericht Julianas. Sie erbat von Gott die Wunde

des Mitleidens als Gnadengeschenk. Welcher Liebesmut, das von Gott zu erbitten, im vollen Bewußtsein aller Konsequenzen, die das haben sollte. Heilig ist Juliana in mir, unabhängig von offizieller Heiligsprechung, weil ihr Leben ein Leben ohne Verzicht auf Liebe war. Die Wunde des Mitleidens präzisierte sie, in anmutigem Eifer, nicht mißverstanden zu werden von Gott, »als Wunde des leiblichen Mitempfindens in Gedenken und Mitfühlen der Passion des Jesus Christus, Gottes«. Wie ungeheuer rührend dieser Eifer der Angst Julianas, aber wie weise im selben Moment ihre Bitte, er, Gott, möge alles nach seinem Willen mit ihr tun.

Sie wünschte sich Krankheit und Mitleiden als Gnade, ich flüchtete vor Krankheit und Mitleiden und konnte dennoch wieder zu mir kommen, durch die Hilfe Nichtkranker und Kranker, die mich zur Selbsthilfe ermutigten. Ich bin nicht nach dem, was gerecht gewesen wäre, beurteilt, geschweige verurteilt worden. Liebe war das Kriterium, fremdes Mitleiden. Was Juliana erbat und was Gott ihr gewährte, hat mich aufgerichtet, nichts sonst.

Abends bei der Truppe. Später mit Henry bei mir, zum Nachtkaffee. Alle vier Wochen halten wir es so. Oft schon habe ich mich gefragt, ob Henry Steinmiene nicht ein Vetter meines Bruders Klemens ist? Wer soll es wissen?

»Es war Zeit«, sagte Henry und dann sagte er eine sehr lange Weile nichts. Wir tranken den Kaffee so langsam und so einig, als fühlten wir, wie wir dabei älter wurden.

Henry sagte: »Große innere Fortschritte habe ich in den nun bald drei Jahren ohne Flasche nicht gemacht, aber ich bin heilfroh, daß ich nicht saufen muß und keinem auf der Tasche liege.« Wir haben kühl gegrinst, wir zwei Herzchen.

Henry sagte: »Nicht nur das Medizinervolk, auch der Buchhandel wird sich von Belletristik auf Literatur umstellen müssen, wenn man mich als Kundschaft behalten will.« – »Auch das Medizinervolk?« fragte ich. Henry sagte: »Diese Herrschaften können ihre Wissenschaftsbelletristik bei mir nicht mehr loswerden. Wenn die nicht bald die richtige Literatur lesen, verlieren sie Millionen von Süchtigen als Kundschaft.« Er sah auf die drei Bände Typoskript, die auf meinem Tisch lagen und sagte: »Was du da geschrieben hast, das brauche ich dringend. Das ist Futter für Ganzverreckte. Hoffentlich gibt's das bald als Buch. Du wirst sonst mit Einbruch rechnen müssen.«

»Was macht die Musik?« fragte Henry. »Ich bemühe mich um Mäßigkeit«, sagte ich und es schmerzte. »Du wärst wahrscheinlich ein Dirigent geworden, mit dem bei Proben nicht gut Kirschen essen gewesen wäre«, sagte Henry. »Es ist gut, daß der liebe Gott mich zum Schreiber gemindert hat«, sagte ich, im Schmerz froher werdend. »Lieber wärest du Musiker geworden?« fragte Henry. Ich habe mich entschieden, ein Stück geistige Wirklichkeit, nahezu Wahrheit, über mich herauszulassen: »Henry, am liebsten wäre ich ganz etwas anderes geworden, ein richtiger Rabauke wäre ich, Sturkopf im Dorf, am liebsten geworden, ein Rabauke für Jesus Christus wollte ich werden, als ich denken lernte. Das war ernst.« Henry blickte langsam auf, sagte dann: »Das ist geheuer.« Er fragte: »Was ist, für dich, Demut?« Ich sagte erdensteif: »Vor Jesus Christus auf die Knie und vor der heiligen inneren Misere eines jeden Menschen in der eigenen Mitschuld wieder auf die Füße, und wieder und wieder vor Jesus Christus auf die Knie und, mit mehr als einen hoffnungslosen und gehöhnten anderen, wieder und wieder auf die Füße.«

Henry sagte: »Ich begrüße meine tiefe Dauerverärgerung als solide Basis für gewisse Spitzen aus Freude. Ich beabsichtige, auch dieses Jahr meine Reise nach Paris zu machen. Ich wohne stets in Denfer-Rochereau. Mein alljährlicher Parisaufenthalt beschränkt sich auf Denfer-Rochereau und auf meine Spaziergänge im Friedhof. La cimetière du Père Lachaise, das ist für mich Paris. Da liegen sie, die bekannten und die unbekannten Toten, die Berühmten und die Ruhmlosen, die im Leben Glücklichen und die Glücklosen, die Namen und die Namenlosen, liegen nun dort drunten beisammen, in derselben Wissenschaft. Da gehe ich umher, stehe und begreife, wie übertrieben wichtig ich mich nehme, ich, in meiner Unaufgeklärtheit. Die wirklich Aufgeklärten im Friedhof machen mir klarer, daß ich mich nur dann werde ernster nehmen können, wenn ich mich weniger wichtig nehme.« Henry stand auf.

Ich brachte ihn zum Gartentor. Er reichte mir offen die Flosse und sagte: »Du Rabauke der Selbsthilfe, halte die Ohren steif.« – »Henry, du auch«, sagte ich und schloß das Tor auf.

Frankfurt/M., den 19. Juni 1976 In der Frühe die zweite Fassung beendet.

Ich habe vorhin Herrn Freude in München angerufen, habe ihn gefragt, ob er sich meine Arbeit einmal ansehen würde? Er sagte: »Wenn Sie mir einige Zeit dafür lassen, dann gerne, es brauchte sicher acht Wochen.« Ich war geschockt, sagte aber ruhig: »Ich will es mit Schneeflocke besprechen, rufe Sie gleich wieder an und gebe Bescheid.«

Ich habe zu Schneeflocke gesagt: »Ich bin natürlich im Moment geschockt, denn wenn du mehrere Jahre gearbeitet hast, willst du sofort etwas über die Arbeit hören. Aber ich tendiere dazu, lieber acht Wochen auf Herrn Freudes Votum zu warten, als die Sache im Alleingang zu entscheiden. Er hat mir immer furchtlos gesagt, was ihm nicht gefällt. Ich habe schon so lange geschuftet, da kommts auf diese Verzögerung auch nicht mehr an und mir ist mulmig. Ich denke, ich werde ihn bitten.« Schneeflocke ruhig: »Ernst, wenn du es so machst, wie du jetzt gesagt hast, dann hast du soeben die wichtigste und beste Entscheidung in deiner ganzen Laufbahn als Schriftsteller getroffen. Mein Gott, was das nützt, so lange nicht zu trinken!«

Ich habe Herrn Freude wieder angerufen. »Nun, was haben Sie beschlossen?« fragte er. »Ich möchte Sie bitten, sich die Arbeit anzuschauen und sich soviel Zeit dafür zu lassen, wie Sie brauchen«, sagte ich. »Unter diesen Umständen mache ichs gern und auch gründlich«, sagte Herr Freude.

Frankfurt/M., den 24. Juni 1976 Ich lese langsam in Julianas Buch weiter. Abends bei der Truppe (Sachsenhausen).

In Kapitel IV (›Gott der Schaffende, der Liebende, der Erhaltende‹) berichtet Juliana, wie Gott ihr »eine geistliche Schau seiner vertrauten Liebe« gewährte: »Ich sah, daß Er uns alles (all-thing) ist, was immer sich uns als gut, trostreich und hilfreich erweist.«

Juliana spricht von der ihr »vertrauten« Liebe. Das zeigt, daß sie sehr viel unternommen und sehr viel unterlassen hat, damit diese Liebe ihr vertraut werde. Und es zeigt, daß Juliana diesen bedeutsamen Hergang keineswegs für abgeschlossen hält; vielmehr befindet sie sich um 1373, als ihr diese geistliche Schau der vertrauten Liebe Gottes durch Gott gewährt wurde, ruhig und ummauert, erst am Beginn ihrer langen Wissenschaft. Von 1373 bis 1416 war sie mit Sicherheit in ihrer Mauer am Leben, das sind volle 43 Jahre. Wann sie dort starb, wissen wir (derzeit) noch nicht.

Frankfurt/M., den 15. Juli 1976 Beendete heute die Lektüre des Briefwechsels zwischen Hugo v. Hofmannsthal und Carl Jakob Burckhardt (Frankfurt/M., 1956). Der Briefwechsel beginnt 1919; er endet mit dem Tod Hugo v. Hofmannsthals im Jahr 1929. Über diesen Briefwechsel möchte ich, eines Tages, in einem freien Extempore für viele Zuhörer, erzählen.

Wenn ich überhaupt heute eine ungefähre und nichtzensierte Vorstellung von der Kultur des Schweizer Volkes habe, so verdanke ich es dem Petitseigneur Robert Walser und dem Erzähler Gottfried Keller, dem Genie Gotthelf und dem Grandseigneur Burckhardt und der Tatsache, daß Eleonora nicht Papst von Zürich, sondern lieber Frau des Alkoholikers Ernst Fischkopf geworden ist.

Die größte erzieherische Wirkung der Literatur der hier erwähnten Schriftsteller liegt für mich darin, daß sie mir, jeder auf seine Weise, Mut zu der Einsicht vermittelten, im lebenden und alltäglichen Zeitgenossen den bedeutenden Menschen zu erfassen. Darum vor allem registriere ich die immer noch wachsende nichtspektakuläre Wirkung dieser schweizerischen Herren.

Die Briefe Carl Jakob Burckhardts werden für mich, immer wieder, zu einer lautlosen Eliminierungs-Lektüre, zum Reißwolf für Unbedarfteres. Denn nicht zuletzt eine beständige Reinigung der mit aufgedonnerten Mediokritäten verschmutzten Sprachen der Völker verdanken wir den Meisterwerken in allen Sprachen. Ohne ihre selbstverständlichen Maßstäbe wäre das Überlebensmotiv Nr. 1 der gesamten Menschheit, Lust zur Sprache, längst verschlammt und alles Leben auf diesem Planeten zerstört.

Bereits der junge Burckhardt scheint gewußt zu haben, daß ihm diese Begabung geschenkt worden war, denn er begegnete Hugo von Hofmannsthal verstehend, frei von Anbiederung und mit geschwisterlicher Würde.

Über den damaligen Hofmannsthal teilt Burckhardt im Vorwort mit: »... nie unterbricht er die Aussage durch eine Auseinandersetzung. Seine überlegene Erfahrung löst keine Ungeduld in ihm aus ... ein aufmerksamer Betrachter, läßt er in größter Freiheit gewähren. Losgelöst schon von dem vordergründigen Willen, der danach strebt zu leiten und zu verändern, wirkt in ihm einzig jenes andere mächtigere Wollen, das durch Einverständnis und Vertrauen Leben und Wachstum fördert.«

Was Burckhardt hier dem Älteren zuspricht, zeigt die Sprache von Burckhardts Briefen unendlich klarer als etwa die Sprache der Briefe Hofmannsthals. Es ist wohl die größte Überraschung für mich gewesen, dies im Fortschreiten der Lektüre festzustellen. Burckhardt spricht im Jahr 1956, sich erinnernd an Hofmannsthal, von sich selber. Die Briefe, die er zwischen 1919 und 1929 an den Dichter schreibt, zeigen exakt und von Anfang an und immer deutlicher eben diese dem Freund zugesprochenen Fähigkeiten. Das ist von unbeschreiblicher, nur durch die Lektüre selbst erfahrbarer menschlicher Anmut. Hier entrollt sich Geist der Heiterkeit im packenden Ernst der Briefgeschichte.

Burckhardt, mit diesen Fähigkeiten ausgestattet, trifft als junger Mann in Wien *den anderen in sich*, in der Gestalt Hofmannsthals, sie befreunden sich und schreiben einander aus ihren verschiedenen Welten, und ein Vierteljahrhundert nach dem Tod des anderen stellt Burckhardt fest, in wenigen lapidaren Sätzen eines Vorworts, was das Geheimnis gelingender Kommunikation zwischen Menschen ausmacht. Er stellt richtig, worüber inzwischen Schuttberge von Zweckdenken und Scheinwissenschaft produziert wurden, die den Blick auf das Mögliche verstellen. Denn ich, zum Beispiel, erfahre eben diese bestimmten Fähigkeiten, die Burckhardt so großmütig Hofmannsthal zuschreibt, als die praktische Grundlage unserer Gruppenkommunikation.

Frankfurt/M., den 17. Juli 1976 Weiter in Julianas Kapitel VI, über Jesus, den Lehrer. Das Aussterben der Lehrer hat die Ausbilder hochkommen lassen. War der Lehrer noch geistiges Beispiel, so ist der Ausbilder ein Emporkömmling im fortschreitenden Belehrungsmarkt, eine Sorte Neureicher in Halbbildung.

Von Fritz im Bingenhof, dem Alkoholiker, sagte mein Vater: »Wenn er nicht so unmenschlich söffe, wäre der Fritz ein bedeutender Lehrer geworden, denn sein Geist ist frei von jeder Gemeinheit.« Solche Lehrer gab es und gibt es. Herr Freude ist ein solcher Lehrer für mich; sein Geist macht meinen erkrankteren Geist langsam, mühe-selig und machtlos etwas freier von vermeidbarer Gemeinheit.

Jesus war der bedeutendste Lehrer der Liebe, der bisher unter uns wirkte. Sein Wort: »Ich bin Gottes Sohn«, war, Überwindung aller Anmaßung, wie er kurz darauf im Garten Gethsemane durch die Unterordnung unter den Willen Gottes bewies, ein erlösender ernster Hinweis, daß er, als Mensch unter uns, Gott als seinen Lehrer aus Liebe erfaßte. Das bewegt mein steinernes Innere und nun ermesse ich, mit Freude für Juliana – was sie in der Kälte und Verlassenheit ihres Mauerlochs sagt: »Ich wurde von Gott belehrt.«

Frankfurt/M., den 19. Juli 1976 Genesung braucht Ausgeschlafenheit. Wie die Dinge bei mir stehen, muß ich es üben, mich auszuschlafen. Denn ich bin arbeitssüchtig. Tülym fehlt mir. Der geistig-sprachliche Austausch mit ihr fehlt. Ich bin froh, daß ich heute, da sie in den USA ist, durch ihre Abwesenheit erkannt habe, warum sie mir am meisten fehlt.

Ich habe heute Julianas Kapitel VI beendet. Es ist auch ein Kapitel der Liebe Julianas zu den Frauen. »Ich, eine Frau« schreibt sie darin mit großer Klarheit.

Feminismus ohne Julianas Erfahrungen? Die Befreiung von Frauen durch Selbsthilfe sollte die optimale Hilfe für sich in Anspruch nehmen. Bei Juliana ist Hilfe auf Dauer zu finden. Gott selber war ihr Lehrer und so hilft Juliana auch mir und damit auch Tülym und mir.

Frauengruppen mit Frauen unter sich, das ist für den Beginn von Selbsthilfe optimal. Ich Alkoholiker hätte am Anfang meiner Gruppenselbsthilfe auch keinen einzigen Nichtalkoholiker im Meeting ertragen. Aber eine Gruppe von Frauen, die Selbsthilfe mit den Erfahrungen Julianas zu machen beginnt, wird den Schritt zu gemeinsamer Selbsthilfe von Frauen, Kindern und Männern machtlos schaffen. Juliana ist eine Praktikerin für weitere tausend Jahre.

Frankfurt/M., den 20. Juli 1976 Abends bei der Truppe.

Engelbert im Korsakov saß wieder in der Halle des Dominikanerklosters und machte seine Umkehrmiene. Seit vielen Jahren laufen die Filme in seinem Kopf durcheinander. Engelbert weiß nicht, ob Sommer oder Winter ist, weder was er heute gegessen hat, noch was er vor einer halben Stunde gemacht oder gesagt hat.

Vor Jahren baute er einen Rückfall, nachdem er zwei Jahre trocken in der Truppe war. Er ging durch die lange bleierne Suppe und landete im Korsakov, ist hospitalisiert auf immer.

Mit den Jahren aber hat er es dahin gebracht, alle paar Monate die Aufbewahrung zu verlassen, um draußen wieder einen zu zischen, das Abenteuer des Tropfensuffs noch mal zu bestehen. Als Toter ohne Bestattung hat Engelbert ein Klima des Vertrauens zu seiner transpersonalen Verläßlichkeit aufgebaut, mit tausend hintervotzigen Resten seines früher erstaunlichen Friedhofcharmes; man läßt ihn hin und wieder ziehen, denn Engelbert übertreibt nicht. Selbst im Korsakov noch schlauer als die meisten Gesundheitskrüppel, zieht das Metagedächtnis ihn zu uns ins Domklo, wo Engelbert die einzigen zwei Jahre seines Lebens verbrachte, da ihm das Erlebnis seiner Menschenwürde nicht die Schamröte ins Gesicht trieb, weil er der Flasche erfolgreich Widerstand leistete. Er sitzt dann in der Halle am kleinen Resopaltischchen und, je nachdem, wer durch die Glastür kommt, hebt er weggrinsend die alte Flaschenoberlippe. Hat die Flaschenunterlippe von uns Exspechten immer noch das Hängende der einst nassen Resignation, so behält unsere Flaschenoberlippe wohl immer das kalt Schnappende.

Kein Geld, kein Obdach, ist meine Hilfsregel Nr. 1. Aber bei Freund Engelbert mache ich die Ausnahme. Er kriegt seinen Heiamann (5 Mark). So auch heute. Engelbert nimmt den Heiamann und zieht den Satz aus dem Ärmel, den er sich für das Dominikanerkloster selbst im Korsakov gespart hat: »Ha! Es geht! Ha!« Ich setze mich natürlich auch zu ihm und rede ein paar Takte mit ihm, wie mit jedem anderen in unserer rüden Arena. Engelbert, fernab allem Begreifen, erwittert um so sicherer die Tiefe der von Gott in uns gelegten solidarischen (d. i. geschäftsfreien) Liebe. Dann reichen wir uns die Flossen, ich gehe durch die Tür ins Meeting und Engelbert wartet noch ein wenig, verläßt dann die Halle mit schlurfender Würde, wirft, alsbald hinter der Glastür, den zweiten Gang ein und schießt, schrägstreng, rüber zum Kronprinz von Preußen.

Frankfurt/M., den 21. Juli 1976 Lektüre von Julianas Kapitel IV, mit Julianas Vision der Haselnuß.

Ein Alkoholiker, der auch nur einen Tag in Gemeinschaft trocken ist, hat keinen Wunsch mehr frei, denn ihm ist mehr

Wunscherfüllung widerfahren, als alle außenstehende kompetente Mitwisserschaft je wird entdecken, worin übrigens die strenge Tatsache wirkt, daß wir Alkoholiker nicht das Unglück gepachtet haben.

Ich habe keinen Wunsch mehr frei. Peri Banu, Juliana und Scheherazade haben ihr Liebeswerk an mir getan. Aber könnte ich mir heute etwas wünschen, so würde ich mir von Juliana wünschen, sie möchte doch, auf nur ihr möglichen und nur ihr vertrauten heftigen und leidenschaftsstarken Umwegen, mich dahin geleiten, ein gebundener Erzähler und Schreiber von ihrem Leben und Wirken zu werden. Diese Geschichte jemals berichten zu können, wie sie den verhöhnten und angespieenen und gequälten Mann am Kreuz liebte und er sie, und wie sie beide um so zuversichtlicher wurden in ihrer Liebe zueinander, je härter es für sie kam, für Juliana in ihrer Mauer und für Christus am Kreuz – es erzählen zu können, dann dadurch sodann zu erzählen, wie diese Liebe nun zu uns anderen kam, diesen Gedanken muß ich wohl aufgeben. Denn ich bin nicht einmal fähig, in kontrolliertem Feuer und gebunden durchs Leben im Nichtdelir, in sorgsamer und sachlicher Abfolge Julianas »Kürzere Fassung« notierend zu durchwandern – zu heftig ergreifen und wirken einzelne Worte dieser Frau mich um und um. Vor Juliana verliere ich alle meine sonstigen, lange erworbenen Fähigkeiten zu geistiger Ordnung dank meiner bürokratischen Arbeitsmethoden. Dennoch erhält diese Liebende mich im Widerschein ihrer wärmenden Seele, im Geistesatem ihrer nicht zähmbaren rauhen normannischen Lebensfahrt, im Liebreiz ihrer Sprache, fühlbar in meiner zunehmenden Illusionslosigkeit über den Ernst der Krankheit Alkoholismus, in meinem zunehmenden Schmerz, von Juliana abgeschnitten zu sein, und in meiner Zuversicht.

Frankfurt/M., den 22. Juli 1976 Ein Brief Tülyms, den sie zwischen New York und San Francisco schrieb. Sie fragt darin, wie ich hier in Frankfurt hocken und schreiben könne?

Stünde ich aber plötzlich in New York, bekäme ich wohl einen Nervenzusammenbruch. Mein Besuch müßte mithin vorbereitet werden. Zwei Wärter müßten mich am Fallreep des Flugzeuges erwarten. Krankenwagen mit Notausrüstung am Exit. Das alles ist kein Witz. Das Irre ist eben, daß es ernst ist. Denn ich habe nie gelebt in der Welt, in der Tülym nun New York, Chicago und San Francisco als Normalität erfährt. Ich würde mit einem Nervenzusammenbruch reagieren. In Unterhosen aus Chicago. Ich habe sie mir darum gewünscht, um den Zusammenbruch, in einigen Jahren, zumindest wäschemäßig vorzufühlen. Denn ich bin entschlossen, Amerika zu besuchen.

Ich leide heute nicht. Mit allen Zeichen nachträglicher Durchheiterung erzählte Max mir eine sehr schöne Schnurre aus den Gründerjahren der Frankfurter Schule. Max war damals schon sehr zerborsten, um 1970 herum, als er mir eines Nachts im Hotel berichtete:

»Weißt du, Ernst, ich war auch mal in einer Psychoanalyse. Es war in der zweiten Hälfte der zwanziger Jahre in Frankfurt. Ich lebte im Schloßhotel Kronberg, mit Maïdon, meiner Freundin. Ich hielt mir ein Reitpferd und hatte einen Maybach mit Chauffeur und schrieb meine Habilitation und sehr ernst genommen habe ich dieses Opus für Hans Cornelius, der etwas Schriftliches von mir brauchte, wirklich nicht. Damals eröffnete Karl Abraham, ein Schüler Freuds, seine psychoanalytische Praxis in Frankfurt. Es war damals sogleich auch dernier cri für gutgestellte Leute, bei Karl Abraham in eine Analyse zu gehen. Es war sündhaft teuer und hatte für uns reiche Bürgerkinder den Ruch des Revolutionären, war sehr besetzt mit einem sexuellen Zug zur Mutter und es kam, wie gesagt, nur für reiche Leute in Frage und darin lag ja schon der ganze Betrug, von dem diese Branche sich später nie mehr befreien konnte, so pseudodemokratisch, ach, fast möchte man ja sagen pseudodemokritisch, sie sich späterhin auch anpassen mochte. Nun gut, ich ging also auch zu Karl Abraham in eine Analyse und fand es ungeheuer spaßig, bis Karl Abraham, nach einigen Sitzungen, bei denen ich ihm recht arglose Fragen stellte, auf die er keine Antwort wußte, bis er also zu mir sagte: ›Herr Horkheimer, ich kann Sie nicht weiter analysieren.‹ – ›Ja, hören Sie mal, ich bezahle doch!‹ habe ich den Karl Abraham angeherrscht. ›Es ist nicht das Geld, es ist etwas anderes. Ich kann Sie nicht analysieren, denn Sie, Herr Horkheimer, Sie leiden ja überhaupt nicht!‹ hat der Karl Abraham, völlig verzweifelt, zu mir gesagt. Nun, damit hatte er recht, aber das war auch die einzige wirklich wissenschaftlich relevante Erkenntnis seiner Bemühungen um mich. Du kannst dir vorstellen, daß meine Beziehungen zur Psychoanalyse von da ab eher einen höhnischen Charakter behielten. Übrigens kann ich auch analysierte Personen von nicht analysierten Personen unterscheiden und die analysierten Personen gefallen mir sämtlich nicht. Wer das mit sich machen läßt, muß entweder sehr naiv oder sehr karrierebetont sein, naiv, wenn er glaubt, das Geschäftliche schade ja nicht, karrierebetont, wenn er meint, sein Leid wegerklären zu können, anstatt es zu erfassen und es anzunehmen und damit dann geistiger und geduldiger dem anderen leidenden Menschen zu begegnen.«

Tülym ist, wie Max, dem Analysieren durch Erzählen für immer überlegen. Sie schreibt, unter anderem: »15-7-1976 San Francisco! – Tja, das Briefschreiben im Bus scheint also auch nicht zu gehen. Es stieg einer zu, dessen Vater Wiener ist und dessen Mutter Ägypterin blieb. Heute habe ich ja nun endlich das Paket abgeschickt. Es ist ja, weiß der Himmel, schon ein bisserl blöd, einem Mann, den man liebt, in Chicago in einem von ihm bestimmten besonderen Laden drei Unterhosen zu kaufen und das Paket bis San Francisco mitzuschleppen – weil ich mich davon nicht trennen wollte. Also bitte, Ernst – lach nicht! Es war mühsam und auch entsetzlich peinlich. Irmi verließ fluchtartig das Geschäft, weil innen alles so nobel und sündhaft teuer aussah, ich kam mir plötzlich auch recht hilflos vor, als ein pokerface in einem wahnwitzig korrekt geschnittenen Anzug auf mich zukam, um mich nach meinen Wünschen zu fragen. Ich schämte mich, nach Unterhosen für dich zu fragen, wußte plötzlich nicht, wie so etwas auf englisch heißt und wäre bestimmt wieder unverrichteter Dinge hinausgegangen, hätte nicht Patrick die Initiative übernommen. ›Nun gut, die denken jetzt, Patrick braucht Unterhosen‹, dachte ich, war schon erleichtert und schaute recht unbeteiligt nach ganz anderen Dingen, als ich Patrick sagen hörte: »Oh, no, that's not for me« und: »Tülym, welche Größe braucht der Ernst, und willst du sie kurz oder lang?« Ich war gemeint. ›Meine Zeit, jetzt stell' dich nicht so an! Tu einfach so, als sei alles das Selbstverständlichste auf der Welt . . .‹ Es ging dann. Ich setzte mein Kundinnengesicht auf und machte, irgendwie wohl, meine Sache so souverän, daß die distinguierten Herren für mich sogar ihre Jacketts öffneten, um an ihren Bäuchen deine Größe abmessen zu können. Ich verließ das Geschäft mit meiner Beute. Nun ja, Ernst, dann habe ich mich daran gewöhnt, mit diesem Paket herumzuziehen. Nun ist es unterwegs und fehlt mir richtig! Beim Abwägen der Größe fiel mir auf, daß ich schon fast deinen Bauch vergessen hatte, Ernst. Auch dein Gesicht verliere ich immer mehr. Alles entfernt sich. Es ist entsetzlich, nicht zu wissen, wie es dir geht. Am Ende bist du vielleicht schon tot. Verliebtsein ist eigentlich nicht besonders schön! Ich liebe dich. Tülym.«

Frankfurt/M., den 24. Juli 1976 Noch einmal Julianas Kapitel IV. Die fünfte Besinnung auf ihre Vision der Haselnuß.

Abends bei der Truppe (mit den amerikanischen Freunden). Erzählen in einer Gruppe macht aus Beziehungen Kommunalität (Gemeinschaft mit Strahlkraft ins Öffentliche). Das ehrliche Wort von sich selber in der Truppe, Genesung auf Dauer durch die Mitgenesung der Freunde, wird hochgradig öffentlich: sein Erfolg ist der erste Holzpfahl für mehr Öffentlichkeit. Der zweite Holzpfahl für mehr Öffentlichkeit ist der Verzicht auf Propaganda für eine bestimmte Gemeinschaft und der Verzicht auf das Desaster von Rivalität, denn erst alle unterschiedlichen Gemeinschaften ergeben zusammen das Potential aus Fremdhilfe und Selbsthilfe. Der dritte Holzpfahl von mehr Öffentlichkeit sind die weitererzählten Auswirkungen des so Möglichen, die Brechstange von mehr Öffentlichkeit für die Keller der sprachlosen brütenden Gewalt in uns selber.

Ilja Ehrenburg sagt in seiner Autobiographie »Menschen, Leben, Jahre«, man hätte nur die Wahl zwischen einer Brechstange und einem Taschentuch zum Abtrocknen der Tränen; ich empfehle beides.

Die inzwischen immer deutlicher eintretenden Verkümmerungen des Lebens auf Sorge, Lebensfurcht und Taktik zementieren ein Klima der Frigidität, das im Kopf anfängt, die Zunge (Sprache) abfriert, die Brust (Geheimnis) in Stücke zerlegt, das Gedärm (Sterblichkeit) austrocknet, den Schwanz (Lust) zum bloßen Urinabfluß degradiert und die Füße (Weltentdeckung) lähmt.

Die Lebensordnung ist heute freier als zu Zeiten des Augustinus, aber wir selber sind Bewußtheitselefanten und Erlebnisfliegen geworden, kopfdümmer, sprachloser, geheimnisloser, todesleerer, lustloser als frühere Menschen. Das Resultat dieser Entdeckungsunlust ist typisch für unsere Krankheit in deren dunkler Phase: sie sperrt uns die Lebensfreude kraft unserer Bereitschaft zur Sterblichkeit ab und verstärkt unsere Sucht, die Erlebnislosigkeit mit immer mehr Gier nach Unsterblichkeit zu verewigen. Wer das nicht selbständig und auf eigenes Risiko ändert (heute, Freunde, nicht morgen), der erwartet umsonst eine Wende zum Besseren.

Frankfurt/M., den 27. Juli 1976 Abends bei der Truppe.

Juliana schreibt in Kapitel IV: »Gott zeigte mir ein kleines Ding, so groß wie eine Haselnuß, das in meiner Hand lag, und es erschien mir rund wie eine Kugel. Ich schaute es an und dachte: ›Was mag das sein?‹ – Und es wurde mir die allgemeine Antwort: ›Das Geschaffene.‹ Ich staunte, daß es bestehen konnte; denn ich dachte, es könne, so gering wie es war, leicht in nichts vergehen. Und mein Verstehen erhielt die Antwort: Es besteht und wird ewig bestehen, weil Gott es liebt; und so hat alles das Sein durch die Liebe Gottes.«

Juliana sagt dann, daß Gott ihr das Verstehen Mariä nun nahebrachte; sie berichtet davon. Schließlich beendet sie das Kapitel mit einer Summa ihrer Erfahrung von geistlicher Ruhe:

»Während dieser gnadenreichen Offenbarung ließ mich Gott drei Nichtigkeiten sehen, von welchen Nichtigkeiten diese (von der Haselnuß) die erste ist, die mir gezeigt wurde. Von dieser muß jeder Mann und jede Frau, die kontemplativ leben möchten, Kenntnis haben, so daß sie gern alles Geschaffene zernichtet sehen möchten um der Liebe Gottes, des Unerschaffenen, willen. Der Grund nämlich, warum die, die sich freiwillig mit irdischen Angelegenheiten beschäftigen und hier stets irdischem Gewinn nachjagen, nicht ganz sein sind mit Herz und Sinn, ist der, daß sie jenes geringe Ding lieben und in ihm ihre Ruhe suchen, und Gott, den All-Mächtigen, den All-Weisen und All-Gütigen, nicht kennen. Denn er ist die wahre Ruhe. Gott will erkannt werden, und es gefällt ihm, daß wir bei ihm unsere Ruhe suchen. Alles nämlich, was geringer ist als er, genügt uns nicht; deshalb findet die Seele keine Ruhe, ehe alles für sie zernichtet ist. Wenn der Mensch völlig leer ist bis auf die Sehnsucht nach Ihm, der einzig das Gute ist, dann wird er imstande sein, geistliche Ruhe zu finden.«

Ich brauchte mehrere neue Anfänge von Besinnung und zeitliche Unterbrechungen, bis ich willig wurde, Julianas Liebe, mir Kenntnis zu geben von ihrer Erfahrung des Wegs zu geistlicher Ruhe, zu verstehen. In meiner neuen Besinnung schließlich wurde ich froher, denn ich wurde meiner Chance, auf jede Interpretation dieser Stelle Julianas zu verzichten, machtlos inne. Denn ich möchte lernen, kontemplativer zu leben. Dafür genügt es, daß ich durch Juliana Kenntnis vom richtigen Weg zu geistlicher Ruhe erhalte. Diese Kenntnis habe ich nun erhalten. Ich werde Julianas Worte nicht interpretieren, sondern es ist mein Wunsch, ihre Worte zu befolgen. Das ist besser für mich Wetterhahn und Melancholiensohn.

Frankfurt/M., den 29. Juli 1976 Heute habe ich einen arbeitsfreien Tag genossen. Daß ich einen vollen Tag ausruhen kann, erstaunt mich; das hat es lange nicht gegeben.

Ich dachte heute intensiv an Herrn Freude. Indem ich seiner Hilfe traue, finde ich wieder Selbstachtung. Seine Stärke ist es, Menschen durch Aufrichtigkeit zu ehren; Herr Freude achtet, wen er kritisiert. Seine Aufrichtigkeit führt dazu, daß man sich nicht verletzt fühlt. Aber in seiner Freudigkeit und Geisteshelle (er liest vor, erzählt und hört zu) wirken diejenigen mit, denen er verdankt, was ich ihm verdanke und was Schneeflocke »Ehrlichkeit durch wirkliche Bildung« nennt.

Nach Waldacker, wo wir mit Rita und Wolfgang zu Abend aßen. Ich bin gern dort, denn bei den beiden brauche ich nichts Kluges zu sagen. Will ich eine Stunde wortlos ins Nichts äugen, am Tisch mit ihnen, so darf ich das. Das Nichts ist keine Leere. Dann liebe ich auch die schöne Redundanz in unseren Unterhaltungen. Herrlich diese maultrüben Belanglosigkeiten, die mürrischen Wiederholungen, die eintönigen Überflüssigkeiten, dann zwischendurch ein plötzliches und saftiges Bruchstück aus Fragen und Erzählen, dann wieder tiefe faule Lauschermethode, dem Gerede der drei mich geistlos überlassend, in stiller ungestörter innerer Einblödung. Ich überließ mich dem exzellenten Essen Ritas, deren Meisterschaft im Angemessenen jedesmal wieder sich neu zeigt, mit zunehmender Lethargie. Dann tranken wir Kaffee und schauten uns im Fernsehen eine Folge aus der Krimiserie ›Derrick‹ an. Ich schau mir diese Dinger immer nur wegen dem Fritz Wepper an. Ich mag diesen Burschen, er hat eine Ausstrahlung, die mir wohltut, die ich tief in mir brauche. Was da sonst noch läuft, nehme ich alles kritikfrei hin, ich brauch immer nur den Fritz Wepper.

Heute begonnen mit Julianas Kapitel VII (›Wir alle sind eins in der Liebe‹). Die ihr gewährte Offenbarung nennt Juliana zu Beginn dieses Kapitels »diese ganze heilige Lehre unseres Herrn«; im selben Satz erläutert sie sehr klar, wie ihr dies gezeigt wurde, auf dreierlei Weise: »Durch natürliche Schau, durch Worte, die sich in meinem Verstand bildeten, und in geistlicher Schau.«

Fünfhundert Jahre und länger nach Julianas Feststellungen, die ich verstehe, indessen nicht erlebe, aber durch Verstehen mit ihr teile, setze ich bei fortschreitender organisierter Gottesferne für das Wort Offenbarung das Wort Phantasieren, denn Phantasieren in mir erlebe ich. Und füge hinzu, daß ich den Vorgang des Phantasierens in meinem Inneren immer als Qual empfand, wenn ich Alkohol trank, und daß ich den Vorgang des Phantasierens immer als einen mit großer Angst einhergehenden Vorgang empfinde, seit ich nicht mehr trinke, daß dieser Hergang aber Sprache auslöst in mir, weil ich während inwendigem Phantasieren mit Liebe oder mit Sehnen nach Liebe zu denen, die keine Sprache finden, so von sehr weit draußen erfüllt werde, daß dies die Sprache auslöst in mir, bis, bei kontinuierlichem Weiterschreiben, Angst, Liebe und Phantasieren eins werden. Diesen Zustand erfahre ich als Nichtenergie.

Frankfurt/M., den 30. Juli 1976 Zu meiner Gebetsselbsthilfe in der Frühe: Allmählich wird meine Übung mir vertraut; ich fühle den Wert meiner Entscheidung, das Frühgebet nicht mehr von meinen oft mehrmals am Tag heftig wechselnden Stimmungen abhängig zu machen. Thomas von Aquin nannte einen Tag ohne Gebet eine akute Lebensgefährdung. Dem stimme ich zu.

Besuch von Charles. Dieses Mal kam er aus Bielefeld. Seit Jahren auf der Flucht vor sich selber, lebt er im Vorkorsakov, jenseits des Delirs. Er kam heute, wie üblich im Lodenmantel, mit struppigem Vollbart und mit seinem flackernden Blick, schritt grußlos in der Diele an mir vorbei, ging in mein Arbeitszimmer, nahm in dem grünen Abtstuhl Platz, den er seit Jahren benutzt. Er fing sogleich wieder an: Die Kelten, das Elsaß, das deutsche Wesen, die Phantome, die ihn verfolgen, Loki und Wotan, die Datenmaschinen, die verkaufte Villa in Montreux usw. – dazu das Zittern der Hände und des Nakkens, die Klopfkrankheit mit beiden Schuhabsätzen.

Heute hat mir Charles zusätzlich die Russen aufgetischt, er will jetzt dringend in die Sowjetunion, dort politisch aufklären und die Russen untereinander versöhnen und dann, endlich, das Germanische mit dem Asiatischen usw. Ob ich verstünde? »Ich muß das tun, begreifst du?« fragt er mich klapperig, klopfend und zitternd. »Ich verstehe das, aber höre mal vorher sieben Jahre mit dem Saufen auf und geh in Gruppen deiner Wahl und das, was dann von deiner Idee übrigbleibt, ist dann vielleicht etwas Praktikables«, sagte ich. Dann sagte ich ihm, wie alle Jahre wieder, was ich tue, um am Leben zu bleiben. Charles sagt daraufhin mit großer Fuchsigkeit: »Deine radikale Lösung ist mir wesensfremd, ich will auf mein Pils mit Steinhäger nicht verzichten.«

Charles springt auf, er muß weiter. Im Frühjahr, wenn er dann noch lebt, sehen wir uns. Ich habe ihn zur U-Bahnstation auf der Eschersheimer begleitet.

Abends bei der Truppe. Eine Frau meldete sich. Sie sah aus wie zwischen dreißig und sechzig, Faß mit Rotschweiß, schon hart geküßt von Liebreich. Sie sagte, man hätte sie aufgegeben, auch die Ärzte. Sie hätte inzwischen auch keine Hoffnung mehr, es zu schaffen, vom Alkohol wegzukommen. Völlige Stille, während sie diese paar Sätze sagte.

Es meldeten sich, nacheinander, vier von uns, die sich besonders angesprochen fühlten. Sie erzählten der Frau in sehr einfachen und kurzgefaßten Geschichten, wie sie selber unten waren, wie sie rauskamen, daß das geht, warum es sich lohnte. Dann meldete ich mich und erzählte von mir, auch sehr kurz und nur das, was der Frau jetzt zumutbar war, vor allem sagte ich ihr, daß ich trocken geblieben wäre, bis heute jedenfalls, weil ich regelmäßig an den Meetings teilnähme.

Dann sagte ich zu ihr: »Wenn mir das möglich war und möglich ist, dann schaffst du es auch. Denn du bist bedient. Fasse Mut, du bist kein Mensch zweiter Klasse, du bist krank. Sei froh, daß es das ist, danke.«

Frankfurt/M., den 10. August 1976 Telefonat mit Dr. Dieter Hasselblatt, der mein Hörspiel »Die Bahnen der Fliegen« produzieren lassen will. Wir haben uns für übermorgen im Bayerischen Rundfunk verabredet, um den Text, an dem noch Verbesserungen möglich sind, durchzugehen.

Post von Herrn Freude: »Ich bin sehr unglücklich. Sie hatten sich gewiß einen kühlen und ratkräftigen Leser Ihres Manuskripts erhofft. Der bin ich nun ganz und gar nicht; kann es auch nicht sein, da Ihr Buch mich wie ein Schlund voller Haare und Haken eingeschluckt und nicht unbeschädigt wieder entlassen hat. Sie haben mich da in ein Abenteuer gedrängt, das mir kein freies Urteil erlaubt. Und deshalb weiß ich auch nicht, ob Sie mit den Anmerkungen, die mir während und nach der Lektüre durch den Kopf gegangen sind, etwas anfangen können. Ich schicke sie Ihnen dennoch; in der Zuversicht, daß Sie sie so freundschaftlich aufnehmen, wie sie gedacht sind.

Es sind, das werden Sie gleich sehen, eigentlich die Spuren eines heftigen Gesprächs mit Ihnen, das aber de vive voix jetzt fortzusetzen und weiterzuspinnen mir kaum möglich wäre, mir auch nicht tunlich scheint. Versuchen Sie doch, einen Gegenleser ausfindig zu machen. Dann sollten wir uns im September, wenn ich zur Buchmesse nach Frankfurt komme, ausführlicher treffen und unterreden.

Das Schönste, für mich Bewegendste an Ihrem Buch ist, über alle Literatur hinaus, Ihre fromme, das heißt: getreuliche, Durchhaltekraft; die gar nicht die Ihre allein ist; aus der allein aber Ihnen immer neue tätige Einsicht zuwächst.«

Beigefügt sind sieben Seiten mit detaillierten Anmerkungen, zusammengefaßt mit der Empfehlung, eine Roßkur des Ganzen in Betracht zu nehmen.

Ich habe den Brief und die Anmerkungen mit zunehmender Ent-Täuschung, mit erschreckendem Begreifen, zweimal gelesen. Es ist ein schmerzhafter Schock, für heute ein zu heller Schock. Ich will das alles heute auf mich einwirken lassen. Nur soviel steht fest: wenn ich einen Gegenleser zu Herrn Freude in Betracht ziehe, dann mich selber. Auf keinen Fall werde ich das mir nun zuteil gewordene Geschenk an Kritik (Untersuchung des Wahrheitsgehalts meiner Erzählung mit Mitteln der Sprachkritik und mit Kürzungsvorschlägen und mit nüchternen Fragen) durch fremdes Dreinreden mildern lassen; diese einmalige Chance zu neuer eigener Arbeit werde ich dieses Mal wahrnehmen, denn ich habe nun lange genug nicht mehr getrunken.

Freudes Lektorat ist furchtbar. Furchtbar. Wenn ich eines Tages etwas zustande bringe, was einen Wert hat, dann deshalb, weil ich es gewagt habe, diesen Mann um Hilfe zu bitten. Ich bin bestimmt kein Weichbruder, aber ich muß es mal zugeben: im Moment bin ich für jenen Schreiber meines Namens nicht ohne Mitgefühl.

Frankfurt/M., den 11. August 1976 Begonnen mit Julianas Kapitel V (›Gott ist das All-Gute‹). Auf dem Vorsatzblatt des Exemplars von Julianas Buch finde ich meine handschriftliche Eintragung: »Mein Journal vom 23. Dezember 1975, wenn ich verzweifle.« War in Versuchung, dort nachzuschlagen. Aber ich stelle fest, daß ich lediglich hart angeschlagen und keineswegs verzweifelt bin. Mit Julianas Buch leben und verzweifeln? Nein, ich bin hart angeschlagen und ich bin erleichtert, daß mir das passieren kann.

Ich habe Schneeflocke den Brief und die Anmerkungen von Herrn Freude zu lesen gegeben. Sie hat sich gründlich damit befaßt, gestern. Vorhin nun sagte sie: »Du mußt, weiß der Henker, bei ihm einen Stein im Brett haben. Denn im Maße er deine Arbeit kritisiert hat, mag er dich.« Dann fragte sie: »Was hast du vor?« Ich sagte: »Die Roßkur.« Schneeflocke freute sich. »Was für eine Veränderung gegen früher. Worauf führst du das zurück, Ernst?« fragte sie. Ich überlegte es lange, dann sagte ich: »Auf das Nichttrinken, auf die Truppe und auf Juliana.« Da erzählte Schneeflocke mir eine Geschichte:

»Im Frühjahr 1972, weißt du noch? Das war die Zeit, wo du dich mit Jörg Schröder zusammentatest, weil du keine Kraft mehr zu etwas Eigenem hattest, oder! Es war bitter, es mitanzusehen, wie du dir etwas vormachtest. Das an sich recht Vernünftige, etwas mit einem anderen zusammen zu probieren, war ja durch Unehrlichkeit entwertet. Du konntest ja nicht zugeben, fertig zu sein. Ihr habt es euch ja gegenseitig an den Kopf geredet als einen Probier in irgendeiner Art wichtiger Kooperation. Es war ganz übel, oder! Du hast dann hier gearbeitet an dem Bänderzeug wie ein Tier. Dann fuhren wir nach Auressio im Tessin. Dorthin hast du dein Schreibwerk mitgenommen.

Wir wohnten bei Madame Schnebeli, weißt du noch? Du trankst wieder. Es war die Fendantphase, der Wein schon schaffte dich, oder! Eines Tages fuhren wir mit Madame Schnebeli nach Ascona, gingen später in ein Waldrestaurant in der Umgebung. Im Wald gab's Mais, aus einer eisernen Wanne. Ihr habt dort unter den Bäumen auf den Holzbänken gesessen, habt Fendant getrunken.

Abseits, vor der Grotte, standen viele Menschen vor dem Bild der heiligen Mutter Gottes und beteten zu ihr. Ich war so verzweifelt wie kaum je in meinem Leben, ich dachte, du trinkst dich tot im Tessin, um dich an dem Buch nicht weiterschinden zu müssen, denn du hast nicht an dieses Buch geglaubt, du trankst wie ein böse gewordenes gefährliches Vieh. Da habe ich meine Gottscheu aus der Kreuzlinger Kindheit, die vom Geprügeltwerden kam, überwunden und bin auch zu den vielen betenden Reisenden gegangen, dort zu der Grotte. Die Nähe der vielen betenden Menschen hat mich wunderbar getröstet. Dann sah ich das Bildnis der heiligen Mutter Gottes in der tiefen Grotte, umstellt von brennenden Kerzen. Und jedes Lichtlein über einer Kerze bewegte sich so flakkernd und dennoch sehr beständig im Windschutz der Grotte und ich dachte: ›So wie das flackernde Licht über den Kerzen, so sind wir, wir flackern nur und ein Luftzug kann uns auslöschen, aber wir sind ein helles Licht trotz alledem. Nur das Bildnis der Mutter Gottes ist über allem und bleibt ewig, es kann nie auslöschen.‹ Das dachte ich und habe meine Gottscheu überwunden und habe zu Marie, der das Liebste genommen und umgebracht wurde, der Sorgensohn, und die dennoch uns zulächelt, gebetet, daß der Ernst, also du, aufhören können möge mit dem Trinken. Dann bin ich wieder zu dir und zu Madame Schnebeli gegangen.

Ihr habt dort gesessen und habt den Fendant getrunken und als du austreten gingst, sagte Madame Schnebeli zu mir: ›Der Fendant schlägt Ihrem Gatten schandbar vor den Kopf.‹ Und dann sagte sie: ›Vorhin, als Sie bei der Grotte waren, da hat ihr Gatte den Kopf zurückgeschlagen. Es war, als wenn ihm etwas furchtbar gegen den Kopf stemmt.‹

Dann kamst du zurück an den Tisch und Madame Schnebeli sagte zu dir: ›Monsieur Ernst, ich mag den Fendant schandbar gern, aber er schlägt mir vor den Kopf, daß ichs kaum fasse.‹ Da sagtest du: ›Mir gehts auch so, Madame, ich zittere förmlich.‹

Wir sind dann nach Ascona gefahren, wo du dich von uns getrennt hast. Du hast allein in Ascona so grauenhaft getrunken, daß dich drei Beamte der Tessiner Polizei nach Locarno bringen mußten, von wo du am nächsten Mittag, völlig zerbrochen, aus der Polizeipräfektur angerufen hast. Zwei volle Jahre hast du noch weitermachen müssen, bis du ganz unten warst. Aber als du aufhörtest mit dem Trinken, habe ich oft an die heilige Mutter Gottes gedacht. Ob sie uns geholfen hat? Es dauerte ja dann noch sehr lange, bis mein Gebet in Erfüllung ging. Aber das kann mich heute noch so sonderbar trösten, denn es sollten ja keine Wunder im Sinn der alsbaldigen Wunderplötzlichkeit geschehen, oder!«

Mir sind Tränen bei Schneeflockes Erzählung gekommen. Sie, die in fast zwanzig Jahren keine fünf Mal das Wort Gott in den Mund genommen hat, sie sieht mich seit drei Jahren fast täglich beten und nun, nach nicht alsbaldiger Wunderplötzlichkeit, sondern nach langer, jahrelanger langsamer Genesungszeit, berichtet Schneeflocke mir eine so ungeheuerlich nüchterne Geschichte.

München, den 13. August 1976 Heute trocken. Gebetsselbsthilfe beim Frühstück mit Schneeflocke im Hotel. Schaue dabei, mit gefalteten Flossen, aufs Frühstück wartend, in den Wintergarten, alles friedlich betrachtend (eine meiner frühesten Ideen).

Mit Schneeflocke im Restaurant ›Adria‹ an der Leopoldstraße (früheres ›Europa-Espresso‹). War im Funkhaus, wo ich alles im einzelnen durchgesprochen und vom Tisch gebracht habe. Dieter und Mona und ich gingen dem Skript gründlich zuleibe; es wurde wesentlich verbessert. In diesen drei Stunden des Umschreibens, Kürzens und Neuschreibens, befreit vom denkenden und arbeitenden Alleingang, ist etwas ungleich Besseres entstanden. Der Bettler und Anna sind nun, wandernd einer um den anderen, sehr innig in dem Geheimnis der Liebe Gottes, erwiesen in der Liebe der Freunde beider, durch die Befreiung des einen durch den anderen, verbunden. Die Doktoresse Mona ist sehr wunderbar. Welche Klugheit, welche strenge Anmut im Geistigen, welche lächelnde Geduld!

Um den Inhalt von Herrn Freudes Brief, seine Empfehlung, jetzt zunächst nicht über Details seiner Kommentare zu sprechen, zu Gunsten der neu geplanten Schreibarbeit am Buch einzusetzen, habe ich ihn heute nicht besucht, sondern habe ihn vorhin angerufen. Ich habe ihm gedankt, auch im Namen Schneeflockes und sagte dann: »Ich werde Ihrer Empfehlung, eine Roßkur zu machen, folgen. Es wird auch einen Gegenleser geben, mich selber. Herr Freude, es werden jetzt sehr kühl die Fetzen fliegen.« Erheitert sagte Herr Freude: »Sie ahnen wohl, wie mich das freut, was Sie jetzt sagen. Denn Ihre Sache ist es wert.«

Frankfurt/M., den 14. August 1976 Beginn mit der dritten Fassung ›Kapitulation. Aufgang einer Krankheit‹, der Roßkurfassung.

Abends bei der Truppe.

Frankfurt/M., den 16. August 1976 Besuch von Manfred. Er ist trocken, will es aber weiter versuchen im Alleingang. Ich sagte: »Ich werde es nicht mehr im Alleingang machen, aber ich bin nicht der wahre Jakob, ich entscheide lediglich im Sinne meiner derzeit erkennbaren größtmöglichen Sicherheit für heute, und das heißt Truppe für immer.« Manfred sagte: »Du hast eine geheimnisvolle Kenntnis der Dinge.« Ich sagte: »In dieser lapidaren Art habe ich es mir heute ins Herz formuliert, weil du mich besucht und weil deine Absicht, den Alleingang wieder aufzunehmen, mich mit mir selber konfrontiert hat.« Manfred sagte: »Und weil du so trocken, gut abgehangen bist, daß du mich nicht belehren mußtest« – »Es fällt mir nicht leicht, aber ich übe das«, sagte ich. »Du bist nicht nur trocken, du bist längst nüchtern«, sagte Manfred. Ich sagte: »Das Wort und die sinnliche Nüchternheit habe ich, im Hinblick auf meine Person, gestrichen. Das Faktum meiner Trockenheit heute gibt mir die Erfahrung aus meiner nassen Hölle ein, daß nur die Truppe insgesamt nüchtern ist, wie es für mich insgesamt auch nur einen einzigen gibt, der sinnlich nüchtern ist: Gott, wie er sich in dem Gewissen jeder machtlosen und geschäftsfreien Gemeinschaft liebend und helfend zeigt. Das jedenfalls ist mein Erlebnis von Nüchternheit. Die Truppe als Ganzes, mit allen Neuen und Nassen und Trockenen, sie ist in sich vollkommen nüchtern in vollkommener Bedürftigkeit der Liebe von uns Friedhofsgestalten untereinander. Die Truppe ist sicher durch vollkommene Machtlosigkeit.« Manfred sagte: »Ich muß ja wahnsinnig sein, den Alleingang wieder zu wollen.« Ich sagte: »Du hast einen freien Willen. Wer sollte so anmaßend sein, ihn dir zu veröden. Wer das wagte, der sollte, falls er Alkoholiker ist, sogleich weitersaufen. Denn der hat, finde ich, einen persönlichen Tiefpunkt auch nicht einmal von ferne gesehen, geschweige ihn je erlebt.« Wir sprachen sodann von anderen Dingen.

Frankfurt/M., den 17. August 1976 Beendigung von Julianas Kapitel v.

Juliana berichtet in diesem Kapitel vom »leiblichen Sehen«: sie sah »das reichliche Bluten des heiligen Hauptes, unaufhörlich«. Sie sagt am Ende dieses Berichts, daß Gott ihr »Raum und Zeit« gewährt habe, »um es zu betrachten«. Sodann schließt sie ab: »Die leibliche Schau verging und die geistliche blieb in meiner Seele. In ehrfürchtigem Staunen verharrte ich, voll Freude über das, was ich sah, und soweit ich mich getraute, hatte ich auch den Wunsch, noch mehr zu sehen, oder – sofern es nach Seinem Willen geschähe – dieselbe Schau noch länger zu genießen.«

Anruf Tülyms aus Wien; sie ist, aus Washington DC kommend, vorhin in Schwechat gelandet. »Ernst, o Ernst, die letzten Tage und Nächte in Washington waren so verrückt, daß ich mich bei Irmi und Patrick in Wien erst ein paar Tage erholen muß, bevor ich nach Frankfurt kommen kann«, sagte sie. »Bist du in Ordnung?« fragte ich beklommen. Tülym lachte und sagte: »Ja, sehr in Ordnung! Nur erschöpft. Ich muß zwei Tage und Nächte schlafen.« Erleichtert riet ich ihr zu, das zu machen. »Ernst, wie geht es dir?« fragte sie gefühlsbetont und plötzlich sehr überwältigt. »Es geht mir besser, als ich bin«, sagte ich und Tülym sagte: »Ich gestehe dir tiefe Liebe.« Damit hing sie ein. Alles spricht dafür, daß sie in den Monaten in USA einen mutigen Schritt in eine abenteuerliche und vehemente neue Liebe im Heute gemacht hat. The truth works.

Abends bei der Truppe. Hier ist für mich, in von Gott barmherzig auf meine unreine Trümmerexistenz zugeordnete Weise, mein leibliches Sehen, denn ich sehe »das reichliche Unglück meiner Freunde, unaufhörlich« – und meine Freunde (Frauen, Kinder und Männer innerhalb und außerhalb der

Truppe) gewähren mir ausreichend »Raum und Zeit«, um es zu betrachten. Mein leibliches Sehen vergeht mit jedem Meeting, wenn es geschlossen wird, aber das geistige Sehen bleibt in meinem schrittweisen und alltagswinzigen inneren Erwachen. In Ehrfurcht vor dem Leiden der Mitkranken und in Freude durch unseren gemeinschaftlichen machtlosen Widerstand gegen das Zurückflüchten in den Alkohol verharre ich inwendig bei der Truppe, »und soweit ich mich getraue, habe ich auch den Wunsch, noch mehr zu sehen, oder, sofern es nach Seinem Willen geschähe, dieselbe Schau noch länger« auszuhalten. Ich wage es nicht, wie Juliana in ihrem heiligen Ernst, hier das Wort »genießen« zu setzen.

Frankfurt/M., den 18. August 1976 Fortsetzung der Roßkurfassung, im Geist der Freudeschen Avantgarde, die mit dem Dschungelmesser distanzierter Liebe mir einen Erzählpfad durch die Wälder meiner aufgehenden Krankheit schlägt.

Tülym hat aus Wien angerufen. »Ich habe drüben einen Mann geliebt, begreife noch nicht ganz, daß ich in Wien bin, daß ich überhaupt hier angekommen bin. Was sagst du?« Mir fallen Zentner von der Seele. »Bist du verzweifelt, daß du abgeflogen bist?« fragte ich. »Völlig verzweifelt und völlig glücklich, dich bald zu sehen, du siehst, ich bin verrückt geworden«, sagte sie. »Genieße es, es ist phantastisch so«, sagte ich. »Du bist nicht entsetzt?« fragte sie. »Nein, im Gegenteil, es schlägt an, was wir erlebt haben«, sagte ich. »Oh, Ernst«, sagte sie.

Frankfurt/M., den 20. August 1976 Es ist 7 Uhr früh. Ich unterbreche die Arbeit, um in den Holzhausenpark zu gehen, dann zwei Stunden zu schlafen. Der kleine Park mit dem Wasserschlößchen ist noch unbesucht. Ich werde mir den Text von Julianas Kapitel VI (›Siehe, Jesus ist unser aller Lehrer‹) mitnehmen. Es ist eines der großen Kapitel in Julianas Buch, drei Seiten.

Nachmittag. Tülym hat aus Wien angerufen. Morgen trifft sie, mit dem Nachtexpress Wien-Oslo, um 6 Uhr früh in Frankfurt ein. Wir haben ein Erzählfrühstück im Restaurant des Hauptbahnhofs verabredet.

Frankfurt/M., den 21. August 1976 Ich unterbreche die Arbeit im Buch und fahre jetzt zum Hauptbahnhof.

Werde die U-Bahn nehmen anstelle eines Taxis. Früher, in der steinernen Lebensfurcht, brauchte ich für tausend Meter ein Taxi; ohne den Schutz des blechernen Gefängnisses und des Fahrers, hart neben mir, wäre ich nicht weit gekommen damals. Daß ich mit der U-Bahn fahre, sagt einiges über die Solidität des phasenhaften Genesungsverlaufs seit der letzten Flasche. Je langsamer die Genesung fortschreitet, desto solider ist sie. Das gilt nicht für alle Krankheiten, aber es trifft zu in der fortwirkenden Krankheit des trockenen Alkoholismus.

Frankfurt/M., den 22. August 1976 Sonntagmorgen, nach fünf Stunden Neuschrift im Buch ›Kapitulation‹, wiederum in Julianas Kapitel VI angelangt. Schneeflocke ist aufgestanden und macht das Frühstück. Die Katzen Henry, Baiba und Viktoria versammeln sich im Grünen Kabinett, in Erwartung von Schneeflockes Predigt des Tages.

Tülym und ich haben gestern früh im Hauptbahnhof das Wiedersehen sehr genossen. Fremd geworden beide. Tülym hat erzählt, von ihrer Reise durch die Staaten und durch Mexiko, schließlich von ihrer Bekanntschaft mit Don in Washington. Diese Geschichte ist so verrückt, daß sie sie eines Tages wohl schreiben wird; sie hat mit Notizen bereits auf dem Flug nach Wien angefangen.

Zunehmende Erheiterung, als ich erlebte, wie vertraute Sprachklänge Tülym wieder verliebt machten. Ich brachte das Kunstwerk, dabei durchaus ernst zu bleiben, mit aller mir möglichen Zuvorkommenheit, irgendwie zustande. Aber ich habe mich dabei doch hin und wieder verraten, in den Lidwinkeln, wie Tülym behauptet. Nach zwei Stunden Erzählen und Zuhören schaute sie sich im Bahnhofsrestaurant sehr kritisch um, sah mir dann in die Augen, eine Weile, errötete und sagte: »Ernst, ich bin von dem Abenteuer mit Don noch richtig bettsatt, und es ist furchtbar: ich sehne mich wahnsinnig nach Liebe mit dir. Ich bin geil. Ich glaube, das habe ich noch nie zu einem Mann gesagt.«

Sie wurde auf einmal blaß, schaute sich wieder sehr kritisch in dem Restaurant um und fragte dann, mit einer bis dahin nie erlebten ergreifenden Sachlichkeit: »Hast du Zeit? Ich meine, es ist Samstag, ich frage wegen Schneeflocke. Hast du Zeit, wenigstens bis Mittag?« – »Tülym, bis nachmittags«, sagte ich.

Da ich täglich intensiv und lange arbeite, habe ich viel Zeit. Tülym stand auf und fiel mir einfach um den Hals, sie, sonst formell wie eine Staatsziege, fiel mir mitten unter den Besuchern des Restaurants um den Hals.

Frankfurt/M., den 24. August 1976 Abends bei der Truppe.

Nacht bei Schatten des Mondes. Gegen Morgen sagte sie: »Das Geschenk des Lebens im Heute, welches ich von dir erhalten habe, macht dich zum Mann in meinem Leben, der mir hilft, mich mit meinem Vater zu versöhnen, obwohl er schon verstorben ist. Mir kommt es oft vor, als wäre ich deine Tochter.« Lachend sagte ich: »Du wirst dich hüten, du reichst mir als Freundin im Heute, ich habe bereits eine Tochter!« – »Was? Du hast eine Tochter?« – »Sie ist jetzt zwanzig, heißt Clawdia, ist ein Freak«, sagte ich. »Ein Freak?« fragte Tülym besorgt. »Sie ist so vollkommen bescheuert, daß Zuversicht nicht zwecklos erscheint, sie ist bei weitem ärger als ich«, sagte ich. »Eine Tochter von Schneeflocke?« fragte Tülym. »Nein, Clawdia erschien vor meiner ersten Begegnung mit Schneeflocke«, sagte ich.

»Erzähle, Mann!« sagte Tülym heftig.

Da erzählte ich ihr den Beginn der Geschichte:

Köln, irgendwann. Am Rudolfsplatz hockte ich auf einem

Steinhaufen vor der Ruine der ehemaligen Oper. Ich weiß nicht mehr, wie ich dorthin gekommen bin. Vor Stunden ist mir in der Gegend des Eigelstein Elisabeth die Katholische abhanden gekommen, weil ich beim Frühstück die erste Flasche aufmachte, eine ziemlich hochprozentige. Was dann passierte, weiß ich nicht mehr. Ich hockte auf dem Steinhaufen vor der Ruine der alten Oper und glotze hinüber zum Café Zell, auf der anderen Seite der Straße.

Ich fror und mir war frostig zumute. Bei der Flasche Schnaps zum Frühstück scheint es nicht geblieben zu sein. Ich dache an Gisèle: immer mehr Liebe, immer mehr Ärger. Ich dachte an Elisabeth die Katholische: immer mehr Sex, immer mehr Alkohol. Und dann wurde ich immerhin so herablassend, auch an mich zu denken: 23, schon fünf Jahre Saufe am Bein, davon das letzte Jahr schon deutlich stromaufwärts gesoffen. Ich wurde abwechselnd kuhvoll und schlagnüchtern.

Immer noch saß ich auf dem Steinhaufen, nach außen hin steif und korrekt wie ein Familienbürokrat, ein Gentlemanmongole, der im Deutschen zumindest mal den Zweiten Konditionalsatz ohne Semikolon hinkriegte, ohne arrogant zu wirken. Täglich scharf besoffen, kein Torkler, sondern starrer Golem.

Ich versuchte, mich an Elisabeth zu erinnern. Zuerst sah ich wieder die tussivertuschte Art, wie dieses Biest sich ausgezogen hatte, dann, daß sie zwischen ihren Beinen rasiert war, schließlich hörte ich den reichen stadtrheinischen Klang in ihrer Studentinnenstimme, den Papis-Lieblingsound à la Godesberg, mit dem sie sagte: »Du Verbrecher, dein Sex macht mich katholischer«, woraufhin ich, der ich die vorherige Nacht, in einem Jazzkeller mit ihr, immer nur monoton »Ach, Ladi, du Staatsschatz« zu ihr gesagt hatte, sie Elisabeth die Katholische nannte.

Kennengelernt hatten wir uns auf meine kalte Art. Ich kam in den Jazzkeller auf dem Eigelstein, weil dort Lee Konitz mit ein paar wirklich abgefahrenen Leuten einen Jazz machte, der für die damaligen Verhältnisse in der musizierenden Abstinenzindustrie fast aufregend war. Der Keller war nicht sehr voll, ich hatte schon getankt und war in biestiger Laune und absolut gleichgültiger Stimmung. Da saß da diese Jazzkomtesse, bepliert von einem dieser Fünfzigerjahresstenze, was mir schon aus bloßen gestaltästhetischen Gründen nicht paßte. Die Komtesse hörte dem Jazz zu und der Stenz quengelte sie an. Ich stand immer noch da, ging dann hin, verpaßte dem einen milden Handkantenschlag auf den Oberarm, hob ihn vom Stuhl und sagte leise zu ihm: »Vorwärts, sonst gibts Durchzug.« Dann setzte ich mich und fragte das Mädchen: »Darf ich hier sitzen? Ich bin auch bloß wegen dem Jazz hier, und dann, wie heißt du? Ich heiße Ernst und nicht nur das, ich bin es.« – »Elisabeth«, sagte das Mädchen. Ich nickte, drehte mich nun auch den Jazzern zu und nahm das, sehr gesammelt, in mich auf, was die da fabrizierten, und von Zeit zu Zeit sagte ich, sehr abwesend und sehr anerkennend, zu jener Elisabeth: »Ach, Ladi, du bist schon ein Staatsschatz.« Und in der ganzen Zeit, in der ich dem Jazz zuhörte, soff ich nicht.

Das Mädchen war aufregend. Wenn die nicht spielten, unterhielten wir uns, aber sehr knapp. Ich hatte schon damals keine Lust, viel zu sagen und das wenige dafür deutlich zu sagen. Schließlich fragte Elisabeth mich, was ich mal werden wolle? »Schriftsteller, aber zuerst werde ich mal Verbrecher«, sagte ich. »Ernst, aber das bist du doch schon«, sagte Elisabeth.

Alles klar, wir waren also einig. Deswegen wurde ich plötzlich schlüsselblumenfroh und sagte: »Hör mal, Mädchen, du kommst aus einer Sippschaft, die nicht erst heute angefangen hat mit dem legalen Geldklauen, aber ich sage dir, daß nun in einer Phase, in der die Deutschen das Geldmachen in den Rang des Wunders erhoben haben, bloß noch Saufen und Kriminalität den Prozeß der Sprachforschung einleiten können.« – »Schon möglich«, sagte Elisabeth und dann gingen wir zum Hansaring, in ihre ziemlich komfortable Bude.

Und die Nacht wurde sehr träge und alles war höchst angenehm und normenideal und als aus Ladi, dem Staatsschatz, nun einmal Elisabeth die Katholische geworden war und eine der tausend Wirklichkeiten der Liebe, die frische fremde geile Liebe, aus Elisabeth ein Staatsstück der Liebe machte, rasiert oder nicht rasiert, und als die Bettsprache auch noch mehr als erwartet funktionierte, war ich das mit dem Verbrecher fast schon los.

Dann wollten wir frühstücken. Und ich kann sagen, daß ich damals bereits Frühstückserfahrung hatte, aber nein, ich mußte ja unbedingt mit Elisabeth im Café Reichardt am Dom frühstücken, um sie herzuzeigen. »Laß uns hier frühstücken«, sagte sie. Nein, es mußte ja draußen sein. Im Reichardt wollte ich bloß einen weißen Schnaps nehmen, zum Kaffee. Ich trank den einen Schnaps, dann die Flasche. So bin ich Elisabeth losgeworden. Ich weiß noch, daß sie plötzlich weinte und daß ich deshalb schlagartig fischig wurde. Dann der blackout.

Es nieselte damals, als ich auf dem Steinhaufen vor der Ruine saß und rüber in Richtung Café Zell stierte. Ich fror mich nüchtern, fühlte mich krank, hatte keine Ahnung, wie richtig ich damit dahockte. Ich faßte einen ersten Entschluß: Elisabeth war von der Fahne gegangen und ich beschloß, das als den Willen Gottes zu verstehen und mir einen Haufen nutzlosen Ärgers zu ersparen. Es gab ja immer nur eine einzige Liebesnacht, dann den Strafvollzug, das hatte ich ja mit Gisèle schon eingeübt, von der schwarzen Satanin Karola zu schweigen. Und schon war die aufregende Ladi alias Elisabeth in meiner halbnassen Ruckzuckschaltung weg, futsch für immer. Aber dann packte mich die Nachbeischlafgeilheit, Himmel, Sorge und Krätze, und wie! Und ich fühlte mich nun wirklich beschissen (Moment des Durchblicks): ›Tja, du Speckjäger, du durchschaust eine Menge, bloß nicht das, was dir hülfe: deine Scheißigkeit als Verklemmter . . . daß du stromaufwärts schlucken mußt, um überhaupt mit einer Ladi normal reden zu können . . . da wetzt du dein trübes Zünglein an den allgemeinen Zuständen leider umsonst, nicht mal zum Zünglein an der Vagina reichts bei dir ohne Hartsuff und du weißt genau, daß jeder gegängelte Pupenjunge in dieser Richtung ehrlicher liebt als du mit deiner hochmütigen Angstschnauze.‹

Wie du dich da wirklich fühlst, wenn du durch die Kaschemmen gehst, hier einen Raunzer, dort einen Hieb, da ein Scheinchen . . . und genau kapierst, daß du nichts auf die Füße bringst, weil du immer an dir selbst vorbei säufst, mit diesen höflichen Grimassen deiner eiskalten Wut, dich ohne Schnaps nicht zu getrauen – und mit deiner Intelligenz, die ausreicht, um zu wissen, daß andere sich sehr wohl getrauen und unbesoffen ganz andere Sachen hinlegen als du geduckter Mitmischer. Schön, schlucke, nur zu, nur weiter . . . Du müßtest schon Würstchen verkaufen, aber dann dafür sorgen, daß deine Würstchen verdammt erstklassig sind, mein Freund, so könntest du für ein paar Leute, die auf dem Teppich sind, noch mit durchlaufen. Denn fair bist du. Aber das, was du mit dir anstellst . . . das ist so haargenau auf dem Strich, daß es jeden homorhetorischen Anfänger vor Sorge frieren läßt, du Mitsuffnormalinski . . . du drückst dich eben an dir vorbei, du Krankie im Frieden der flüssigen Motherfuckerindustrie, du Garant der Marke Jägermeister . . . du Naßmann, du schräger Erstschluckvogel mit Mehrschluckzündung . . . zwar fangen die meisten dicken Geschichten mit einem sehr dünnen Leider an, aber darauf würde ich bei dir nicht setzen. Einstweilen bist du ja noch ganz schön verstiegen, aber du stehst schon bis über beide Ohren in der knochenkranken Heide, warte mal ab, wie lange dein Maullack noch hält . . . und Schluß jetzt, runter von dem Steinhaufen, du könntest dich erkälten.

Es ist richtig, ich verkehrte damals ausführlicher mit mir als mit anderen Leuten und das war meine Krankheit, aber dieser Ausbruch der Wut, mir wenigstens in eigener Gesellschaft nichts vorzumachen, brachte mich dazu, aufzustehen und über die Straße und ins Café Zell zu gehen.

Es war ziemlich leer, aber ein Stehgeiger und ein Kaffeehauspianist fabrizierten schon ungerührt die ersten musikalischen Restriktionsnummern zur Ermunterung des Überverzehrs. Sie ließen sich zwar noch nicht völlig gehen, aber sie setzten schon an zur erprobten stundenlangen Vollnarkose.

In der Mitte des Cafés saß ein Mädchen, allein, an einem der runden Tischlein-deck-dich. Ich, immer noch schnapsstark, ging direkt auf das Mädchen zu. Keine dekadente Elfe wie Ladi, sondern eine junge warme Rohrdommel, dicke schön, diese alles andere als dicke Augenfrau. Dann hieß sie, Zufall, Gisela. Und dann mußte ich sehr viel saufen, und sehr wenig reden, und noch mehr saufen, um es fertigzukriegen, in einer nassen Ruckzuckschaltung, mir einfach einzureden, daß Gisela jetzt Gisèle würde, meine große Liebe damals, mit der ich nur Ärger hatte. Und schließlich sage ich zu Gisela, da an dem runden Tischlein-deck-dich und schon mehr als hinüber vom Dujardin: »Wir gehen jetzt in ein Hotel und machen eine Tochter.« Und Gisela, nicht faul: »Warum eigentlich nicht?« Für mich war das reiner Blödsinn gewesen, aber wir zogen los und nahmen ein Zimmer im Hotel Amsterdam hinter dem Hauptbahnhof.

Ich erinnere mich nur an zwei Sachen: daß Gisela noch Jungfrau gewesen ist und daß sie von daheim ausgerissen war, naja, und daß es Rohrdommelliebe war.

Am Mittag des Tages aus diesem Erwachen aßen Gisela und ich mit einem meiner Kölner Bekannten, dem Maler Heinz Erben, in einer Kneipe in Köln-Ehrenfeld. Ich tat es, um den Schein von Ergriffenheit noch aufrechtzuerhalten. Sagte, während der Ober das Essen vor uns hinsortierte, zu Erben: »Heinz, ich habe einen richtigen Braveleutepraxishunger, stelle dir vor, mit der Frau hier habe ich letzte Nacht eine Tochter gemacht!« Wir lachten alle drei wie über einen steifen Scherz.

Neun Monate später komme ich in einer Klinik in Büderich bei Düsseldorf über einen Gang, eine Schwester kommt mir entgegen, bleibt stehen, besieht mich und sagt: »Also, ich wette, das ist der Vater von Clawdia.« Seither hat diese Verrückte den Ärger.

Gisela flüchtete kurz darauf bis USA. Clawdia lebte dort und dann bei ihren Großeltern in Bonn. Als sie volljährig wurde, rückte sie aus und wurde ein Apathiefreak. Anfang 1974, ich kam gerade aus der Klapse, schellt es, in der Nacht gegen vier Uhr. Ich stehe auf vom Tisch meiner damals noch trockenbesoffenen Schufterei, öffne das Fenster, schaue hinunter und sehe eine Große oben auf dem Gartentor hocken und heraufwinken: ›Clawdia‹, denke ich und weiß nicht, wieso. »Clawdia?« frage ich. Ein Freudenruf: »Ernesto, erkennst du mich im Dunkeln?!« Scheu rufe ich: »Naja, Tochter, es dämmert schon, ich komme runter.« Ich ging runter und da springt dieser Apathiefreak vom Gartentor herunter, umarmt mich und verpaßt mir einen Zungenkuß der Holunderklasse. Also, ich nicht faul, habe mitgemacht, aber entsetzt war ich schon.

Frankfurt/M., den 31. August 1976 Abends bei der Truppe.

In ihrer Darlegung über Jesus, ihren Lehrer der Liebe, rät Juliana uns allen und zu unserem eigenen Nutzen, »daß ihr euren Blick abwendet von mir elendem, weltlichem, sündigem Geschöpf, dem dieses gezeigt wurde, und daß ihr aus allen Kräften in Weisheit, Liebe und Demut auf Gott blickt, der in sorgender Liebe und in unendlicher Güte diese Vision allen zum Trost wollte«.

In meiner Darlegung des Nichtmehrtrinkenmüssens seit dem Erreichen meiner freiwillig gewählten Selbsthilfegruppe versuche ich, in meinem ganzen Journal, soweit ich mich getraue, meine Trockenexistenz, mein Nichtgebessertsein in meinem Hochmut, meinem Jähzorn und in meiner Wildheit, offen mitzuteilen, um jedermann deutlich zu machen, daß ich dennoch beten darf und daß Gott nicht von mir verlangt hat, Vorbild zu sein, sondern daß er mich trotz meiner Mängel und Fehler bis heute sicher gehalten hat, da ich bei der Truppe blieb.

Jesus von Nazareth ist für mich der größte Lehrer irdischer Liebe, weil er alles, was er in Liebe lehrte, selber verwirklicht hat. Es gibt nur ein Geheimnis im Universum und in allem, was im Universum ist: es ist die Liebe Gottes zu seiner unfertigen Schöpfung, fühlbar im Geheimnis irdischer Liebe von Menschen untereinander und erkennbar im Geheimnis irdischer Liebe von Menschen zu Gott, realisierbar nach dem Beispiel von ungezählten namenlosen Heiligen des Alltags, die sich, den ganzen offiziellen und verklärten Betrug der Starken wider die Schwächeren erkennend, dennoch klaglos und bis zum Erlöschen aller Sprache für noch Schwächere und für hilflosere Kreatur verbrauchen. Nur die Liebe Gottes zu uns und unsere Antworten aus Liebe sind ein Geheimnis, nie zu erforschen, unzerstörbar für jeden. Alles sonst ist nur rätselhaft, war erforschbar, ist erforschbar, wird erforscht werden.

Frankfurt/M., den 3. September 1976 Abends bei der Truppe.

Jacke-wie-Hose erschien nicht. Gestern mittag war er bei mir, stockvoll. Achtmal von der Trunksucht genesen, neunmal an der alten Hochstapelei neu verreckt. Er erklärte mir, er sei jetzt »dick im Warentermingeschäft«: Ein Managerköfferchen, leere Formulare, Kundschaft vom Frankfurter Zentralfriedhof. »Naja«, sagte ich. Jacke-wie-Hose wandert im Dominikanerkloster seit Jahren ein und aus. Er begriff meine Floskel und sagte: »Morgen packe ich im Domklo aus!« Morgen, wie gesagt. Ich brachte ihn zum Gartentor, ungerührt von seinen scheinstringenten Protesten. Auf »morgen« gibts nur eine Antwort: Gute Nacht.

Mit Tülym verbrachte ich eine ungewohnte Nacht. Sie hat mit Don einen wesentlichen neuen Schritt zu sich selber getan. Heute übernahm sie klar die Führung, im Gespräch, beim Behirten, später im Erzählen. Es ist sagenhaft, was passiert, wenn ein Mensch sich begehrt fühlt, aber es ist ebenso sagenhaft, wie Tülym mich liebt, weil sie erkennt, daß ich nicht der Hersteller von Schuldgefühlen bin, weil sie mit Don voll eingestiegen ist. »Früher hätte ich geheult, du liebst mich nicht«, sagte sie lachend. »Also, Große, heute liebe ich dich schon ziemlich kopfklar, für heute reichts mir auch, wie du mich liebst«, sagte ich und erlebte den ersten Anhauch zufriedener Trockenheit.

Juliana sagt schließlich im Kapitel VII: »Ich sagte zu den Leuten, die bei mir waren: ›Heute ist der jüngste Tag für mich.‹ Das sagte ich, weil ich meinte zu sterben, und an dem Tag, an dem ein Mensch stirbt, wird er so gerichtet, wie es in alle Ewigkeit bleiben wird. Ich sagte das mit Absicht, damit sie Gott mehr lieben sollten und weniger Wert legen auf die Eitelkeiten dieser Welt. Sie sollten daran denken, wie kurz dieses Leben ist, so wie sie es an mir sehen konnten; denn während dieser ganzen Zeit glaubte ich zu sterben.«

Das ist alles in diesem Kapitel. Wir sind alle eins in der Liebe, wenn wir jemand vom Tod so aktiv belebt sehen und wenn wir ihn, in seinem vermeintlichen Sterben, so einfach und freudig von der kurzen Lebenszeit als einer langen Liebeszeit alles Wissenwerte sprechen hören.

Frankfurt/M., den 4. September 1976 Nicht Liebreich, der mich würgt, bringt mich zum selbstbestimmten Beten, nein, Gott schafft meinen geringen Glauben neu. Liebreich stößt mich lediglich in meine von Gott gesicherte Willensfreiheit zum Weiterbeten. Indem Gott meine Willensfreiheit mir fühlbar macht, schafft er auch meinen geringen Glauben neu. Liebreichs Würgeklaue läßt es mich lediglich früh genug erkennen. Oft sehe ich keinerlei inwendigen Fortschritt mehr. Aber die Gebete sind Pfähle der Wahrheit in dem toten See meiner Wirklichkeitsverkennung.

Frankfurt/M., den 7. September 1976 Abends bei der Truppe.

Ich wurde gebeten, ein Thema für das Rundgespräch vorzuschlagen. Mir war zumute, von Fremdhilfe zu erzählen. Denn ohne Fremdhilfe hätte ich das rettende Ufer von Selbsthilfe in einer Gruppe nie erreicht. Jetzt versuche ich meinerseits die erfahrene Fremdhilfe als Anregung zu mehr Selbsthilfe weiterzugeben, an Tülym, zum Beispiel, versuche ich es weiterzugeben. Aber nicht von Tülym habe ich heute in der Truppe erzählt, sondern von Schneeflocke.

Ich habe die Landung der Alliierten in der Normandie (1944) studiert. Sie funktionierte, weil sie als Rollaktion geplant und durchgeführt wurde. Alles war aufgeteilt in Ablaufphasen und in aufeinander abgestimmte Abrolleinsätze. Was scheiterte, wurde vom vorher Geplanten und unweigerlich Durchgeführten überrollt, jeweils nach vorne überrollt. Womit das Unternehmen schließlich funktionierte.

Genauso habe ich, nach der Fremdhilfe durch Schneeflocke, Holunder, Beatrietsche, Anita, Beilrudi, Kettenernst, dem Stählernen Floh, Ernst Jünger, Ron und der Ersttruppe im Frankfurter Dominikanerkloster, eine klar vorab konzipierte langfristige Gebetsselbsthilfe als Rollaktion geplant.

Juliana von Norwich, Tülym und Ulrike Meinhofs Ableben haben mir den Mut zu diesem Gedanken eingegeben und meine Krankheitserfahrung hat bis heute ausgereicht, bei dieser Gebetsselbsthilfe zu bleiben. Sie ist nur sinnvoll für mich, wenn ich mich um so demutsvoller der Truppe verbinde, je besser es mir geht.

Das Ziel: Meine trockene Landung an der Steilküste Liebreichs. Die Aufgabe: Trocken durch ein Meer um mich herum flutenden und ansteigenden Alkohols zu kommen. Die Planung: Was mir, betend, scheitert oder ganz zerbricht, wird vom lange vorher geplanten und schriftlich festgelegten und dann unweigerlich durchgeführten Weiterbeten überrollt, nach vorn überrollt.

Die Chance, trocken die Steilküste Liebreichs zu betreten, ja sie zu erstürmen, steht in keinem Moment meines Lebens jemals günstiger als 50 zu 50, aber genau das ist das Optimale. Das Ziel ist absolut, die Aufgabe optimal, die Planung ist mir adäquat, die Durchführung hat begonnen, der Wille Gottes entscheidet alles.

Ohne Schneeflockes Landung in der Normandie meiner Sucht durch Nichtmehrhilfe, ohne ihre in den Jahren davor angelegte und durchgeführte Übung des Bei-der-Fahne-Bleibens, und ohne ihre ungezählten Hilfen nach meinem letzten Glas wäre ich nicht mehr dazu gekommen, meine Gebetsselbsthilfe zu entwerfen, sie zu probieren und sie seither täglich durchzuführen. Schneeflockes unbeugsame Treue zu mir Wahnsinnigem im jahrelangen Weitertrinken, diese Treue, die nicht daher kam als Anspruch auf Pachtung meiner Dauergesellschaft, meiner Sexualität und meiner Sprache, sie überrollte schließlich alles, was mir immer wieder zerbrach, überrollte alles immerzu nach vorn, immer vorwärts rollte die nächste Landungswelle dieser Montgomery des Nichtkriegs, und spülte mich Schreienden und Saufenden und Verwesenden mit, bis ich, kurz vor meinem Absturz, noch einmal allen Haß in mir zusammenriß und ihn gegen Schneeflockes Liebe warf.

In jenen Tagen der Invasionskrise, als meine Krankheit und Schneeflockes Miterkrankung und diese Frau und ich uns, zu viert, mit Messern und Klauen gegenüberstanden, führte Schneeflocke das ganze Unternehmen mit ihrer genialen Letzten Hilfe durch Nichtmehrhilfe, mein Verrecken dabei riskierend, zu Ende. Dann stürmte Gottes Anmutung von sehr weit draußen, Anwehung meines Danks, die Festung meiner Sucht, während ich auf dem Sand meiner Illusionen, vor der Steilküste Liebreichs, mich streckte und kapitulierte.

Frankfurt/M., den 11. September 1976 Nach einer Kontemplation der Stelle, an der Juliana sagt, sie könne und dürfe die Art der geistlichen Schau nicht so mitteilen, wie sie es gern möchte, daß Gott anderen aber helfen möge, um ihrer Liebe willen es geistlicher und beglückender aufzunehmen, was sie, Juliana, nicht mitteilen könne, möchte ich aus meiner Handwerkserfahrung als Schreiber mitteilen, daß Julianas geistliche Zurückhaltung bezeichnend ist für denjenigen, der das Glück kennt, sich in Sprache ausdrücken zu dürfen. Dieses Glück geistigen Unglücks ist stärker als Alleinsein, Einsamkeit und Schmerz. Aus ihm kommt der Wunsch nach Selbstmäßigung in allen geistlichen Mitteilungen.

Frankfurt/M., den 12. September 1976 Don hat Tülym täglich lange Briefe geschrieben. Nun hat er ihr einen schriftlichen Heiratsantrag gemacht. Tülym ist abgestoßen und fasziniert. »Soll ich heiraten?« fragt sie mich irritiert. Immerhin verbessert sie sich sofort: »Ernst, soll ich Don heiraten?« Ich sagte: »Du hattest ein bestimmtes Problem. Du hast es durch Ehrlichkeit gelöst. Du kannst heiraten oder nicht heiraten. Gemessen an dem Problem und dem Weg, auf dem du es gelöst hast, sind Ehe oder Nichtehe lediglich Chancen durch bejahte Schwierigkeiten.« – »Aber ist Don für mich der ideale Mann?« fragte sie. »Ein Mann, den du liebst, ist immer ein idealer Mann«, murmelte ich beeindruckt. »Ach, Ernst, ich kenne einen idealen Mann. Du, unverheiratet, du wärst der ideale Mann. Mit dir zusammen, beide unverheiratet, das wäre die Chance zu einer großen Liebe, die gutginge«, sagte sie.

Frankfurt/M., den 13. September 1976 In Kapitel VIII sagt Juliana zu Beginn: »Darauf sah ich in irdischer Schau das Antlitz des Heilands, das am Kreuz vor meinen Augen hing, und an dem ich fortwährend einen Teil der Passion erblickte: Verachtung, Anspeien, Beschimpfung seines Leibes, Faustschläge auf sein heiligstes Antlitz und große Erschöpfung und Schmerzen, mehr, als ich schildern kann, und wie es häufig die Farbe wechselte. Einmal sah ich, wie sein heiligstes Antlitz ganz von geronnenem Blut überkrustet war. Das sah ich mit leiblichen Augen, doch unklar und dunkel; ich wünschte mir mehr natürliches Licht, um besser sehen zu können. Und in meinem Verstand hörte ich die Antwort, daß, wenn Gott mir mehr zeigen wollte, so würde er es tun; außer ihm aber brauche ich kein Licht.«

Julianas Zuversicht in die Richtigkeit und in die Liebe Gottes ist vollkommen. Die wunderbare Klarheit ihres Verstandes, schon längst erwiesen durch Julianas Hilfe für viele andere Verzagte vor ihrem Mauerloch, hervorgebracht durch Selbsthilfe, gibt ihrer demutsvollen Einsicht den Charakter unzerstörbarer Echtheit, heller Freude: ». . . daß, wenn Gott mir mehr zeigen wollte, so würde er es tun; außer ihm aber brauche ich kein Licht.« Sie fährt nun fort: »Dann sah ich Gott wie in einem Punkt, nämlich in meinem Geist, und erkannte dadurch, daß er in allen Dingen ist.«

Demut ist fester Geistesmut und Liebesmut und Mut zur Hilfe, Hilfe auch für mich. Denn Julianas Demut erwirkt ihr in voller Unschuld die Seelenstärke, Gott in sich zu tragen und ihn als Gott in sich auch zu sehen, wie einen Punkt, und eben nicht unterwürfig oder größenwahnsinnig zu werden.

Frankfurt/M., den 14. September 1976 Nach dem Meeting zu Tülym. Sie hat einen Flug nach Washington gebucht – fliegt am 23. September, sagt: »Ich möchte vier Wochen mit Don zusammensein. Wahrscheinlich habe ich den Verstand verloren.« Ich sagte: »Vielleicht ist es ganz etwas anderes.« – »Ich will Don nicht heiraten«, sagt sie. »Das meine ich auch nicht. Aber vielleicht erlebst du, nachdem wir beide immerhin schon Armensilber zustande brachten, mit Don Barrensilber«, sagte ich. Tülym wehrt entschieden ab und sagt, nach gründlicher Überlegung: »Don wird mich niemals so gut verstehen können wie du. Er hat nicht deine Tiefpunkterfahrung, er ist weitaus normal, soweit man das von einem Menschen noch sagen kann.« Ich sagte: »Es ist ein Denkfehler, daß nur Leute mit einem *Über*maß an Krankheitserfahrung andere besser verstehen. Das habe ich auch, in meinem Hochmut, lange geglaubt. Dieser Denkfehler ist folgenschwer. Schneeflocke, von geradezu einschüchternder Gesundheit, versteht mich Alkoholiker nicht nur, sie versteht mich besser als die meisten trockenen Alkoholiker, weil die nämlich schwer verschroben sind – bis sie mal nüchterner werden, falls sie es werden. Schneeflocke versteht mich nicht nur vollkommen, sie ist der größte geistige Schutz, den ich mir wünschen kann. Falls Don nicht angeschlagen ist, kann das ein Verstehensfaktor höchsten Ranges sein.« Tülym sagte: »Ernst, du ahnst nicht, wie du mir jetzt geholfen hast.« Ich sagte: »Wir hatten beide Glück, als wir uns kennenlernten, wir hatten beide ausreichend Druck, um Erwartungsminderungen zu riskieren. Sie war sehr mühevoll, sehr angstreich, sehr innig durch Aufrichtigkeit, deine wunderbare liebevolle Liebe.« Tülym war betroffen. »So siehst du das?« fragte sie. Ich nickte. Sie überlegte. »Leidest du, wenn ich wieder zu Don fahre?« Ich sagte: »Der Gedanke schmerzt. Um so ruhiger belebt er aber meinen Wunsch, jeden Tag, den du mir noch schenkst, dankbar und freudig zu genießen. Es reicht, wenn ich mich ab dem 23. September dem Schmerz übergebe und dann reicht es, daß ich nicht trinke, um diesen Schmerz vorbehaltlos zu akzeptieren.«

Frankfurt/M., den 15. September 1976 Ankunft von Christiane und Curt Meyer-Clason aus Lissabon. Wiedersehen nach sieben Jahren. Curt noch weltfremder als früher. Kennenlernen gleich Liebe, Auseinandersein gleich Liebe, Wiedersehen gleich Liebe. Und Christiane immerzu frech und freudig. Hugue sagt sie zu Curt, »Ück«, herrlich. Lachend fragte ich ihn: »Curt, wie kommt es, daß du so fragen kannst?« Curt schaute nachdenklich und liebevoll Christiane an, sehr ostentativ. Dann sagte er nichts und dann fragte er: »Kann ich denn so fragen, daß es dir auffällt?« – »Das konntest du bereits vor zwanzig Jahren, in München«, sagte ich verwundert. »Ach, Ernst, der Ück ist doch ein Mann in Hast und Eile, der fragt nur da, wo er von Ruhe träumt!« sagte Christiane.

Frankfurt/M., den 17. September 1976 Habe Tülym eine homburgische Visite gemacht. Art und Umfang habe ich daheim als Dorfkopf und Kindsforscher streng beobachtet. Es ist alles sehr galant, geht so:

Du ziehst dir eine abgetragene Joppe an, nimmst einen Nußbaumstock, hängst unten an sein Ende ein Sträußchen Kornblumen, steckst dir ein großes Würfeltuch frech in die Brusttasche der Joppe, ziehst los, nicht ohne Hut (möglichst einen kalten Stetson). Dann stiefelst du zu der, die du stören willst, du klingelst nicht, sondern klopfst klar an ihre Tür, den Nußbaumstock auf der Schulter, mit den baumelnden Kornblumen dran. Wenn die Schöne öffnet, sagst du erst mal nichts, schiebst den Stetson leicht nach hinten, legst die freie Flosse von innen in die Türleiste, stellst, mit ruhigem Hüftenknick, die rechte Schuhspitze vor den linken Fuß, guckst treu und fragst die Schöne: »Frische Veilchen, Fräulein?« Wenn sie irritiert schaut, dann sagst du mit kordialer Herzensfäule und Hirnwärme: »Na, gut denn, Fräulein, dann nehmen Sie diese Kornblümchen.« Es ist wichtig, daß du den Nussenstock sehr langsam von der Schulter nimmst, ihn, mit dem Griff auf dem Fußboden, sehr umständlich vom Kornblumensträußchen befreist, dann den Stock gemütlich an die Türleiste stellst, und dem Weib sodann die Blümchen ohne einen Ton überreichst, dabei durchaus ernst kuckst.

Frankfurt/M., den 20. September 1976 Abends Besuch von Herrn Freude. Er hat mit Schneeflocke und mir gegessen, erzählte von Frankreich und von einer langjährigen Arbeit, die er Ende dieses Jahres zum Abschluß bringt. Dann hatten wir eine gründliche Unterredung über meine bisher getane Arbeit in der Roßkurfassung.

Frankfurt/M., den 23. September 1976 Tülym ist nach Washington geflogen. Es war ein ziemlich heftiger Abschied.

Frankfurt/M., den 24. September 1976 Beilrudi von den Seychellen ist da, mein Sponsor. Sitzt einfach da, der Mann mit den Meeraugen.

Frankfurt/M., den 22. Oktober 1976 Tülym ist zurück. Aus dem Wiedersehen wurde eine Gesprächsnacht, dann eine so keusche Liebe, daß wir beide doch staunten. Es gibt ja eine Sorte von Liebe, die den Beischlaf fast zur Heldentat macht.

Tülym zieht in Betracht, mit Don in Washington zu leben, im kommenden Jahr. »Heiraten will ich ihn nicht, aber drüben studieren und eine Frauengruppe in Washington mitgestalten«, sagte sie.

Ich erzählte Tülym gegen Morgen, beim Frühstück, von Julianas nützlichem Kapitel IX (›In Wohl und Wehe‹), sagte dann zu ihr: »Wenn du die drei Dinge, die du dir wünschest, mit optimalem Erfolg verwirklichen möchtest, so empfehle ich dir zwei Gebete Julianas. In Zeiten des Glücks betete Juliana mit Paulus: ›Nichts, Gott, soll mich trennen von deiner Liebe‹; im Leid betete Juliana, wiederum mit Paulus: ›Rette mich, Gott, ich gehe zugrunde.‹ Ich habe diese beiden Gebete Julianas inzwischen innerlich auch angenommen.«

Frankfurt/M., den 3. November 1976 Tülym sagte letzte Nacht: »Ich bin sicher, daß ich mit dir den richtigen Orgasmus erleben kann, den zu zweit und zur selben Zeit. Mir war vorhin so.« Ich kann ja nun allmählich nicht mehr ernst bleiben bei ihren freudigen Spekulationen. So zuckte ich bloß die Schulter, bemühte mich aber weiter um Sachlichkeit. Tülym kam in Fahrt: »Das kam und kam so angeschlichen, weißt du? Es war nicht ganz so intensiv wie bei deinen Zungentaten! War er's, der Schwanzorgasmus?« Sie brach ab, schaute mich an. Ich sagte: »Du Eule, ich verstehe nichts vom Orgasmus der Frau, aber soviel weiß ich: wenn du den normalen Orgasmus, den zu zweit, erlebst, dann merkst du es, keine Sorge.« – »Bin ich eine Eule?« fragte Tülym. »Ja, du bist eine Eule«, sagte ich. »Die Eule deiner Nerven?« fragte sie. »Die Eule der Liebe im Heute«, sagte ich. »Ich bin sicher, ich kriege mit dir den Schwanzorgasmus! Es ist bestimmt nur ...« – »Jajajajaja,Tülym, jajajajaja«, sagte ich zermürbt und hielt mir beide Ohren zu. Tülym sagte betroffen: »Ernst, entschuldige, ich mache dich wahnsinnig mit meinem Gezeter.« – »Nein, du erheiterst mich auf eine solche Weise, wie ich das bei mir kaum mehr für möglich gehalten habe, du Kröte«, sagte ich und schüttelte mich innerlich vor Lachen. »Ja, Ernst, bin ich denn nun Kröte oder Eule?« fragte sie. »Du bist die Kröte der Minerva und die Eule der Liebe im Heute«, sagte ich und damit beendeten wir unsere postgenitale Ergötzung und begaben uns, befriedigt an Leib, Maul und Seelen, in einen Nachbeischlafschlaf.

Frankfurt/M., den 5. November 1976 Ich rief zu Hause an. Ruth erklärte freudig: »Junge, was bin ich froh, daß sie dich in München beim Forum nicht verhaftet haben. Daß du da niemand westfälisch behandelt hast und auch nicht dudeldickevoll warst. Wie schön! Ich habe immer noch Angst um dich.« – »Ruth, ich bin doch bloß unheilbar krank, nun beruhige dich doch«, sagte ich.

Frankfurt/M., den 7. November 1976 Beendete heute Kapitel X aus Julianas Bericht und habe mit Kapitel XI begonnen (›Liebe war ohne Anfang‹). Dort berichtet die Rekluse, was sie sah, während Christus »sich lange Zeit quälte«. Sie schreibt: »Keine Zunge kann ausdrücken, kein Herz je das Leiden ganz ausdenken, das unser Erlöser für uns ertrug, wobei gerade an die Würde dieses höchsten glorreichen Königs bei seiner schmachvollen Beschimpfung und seinem qualvollen Tod gedacht werden muß.« Sie teilt dann mit, daß die Liebe, die ihn das alles hätte ertragen lassen, seine ganze Qual um soviel mehr überträfe, wie der Himmel höher sei als die Erde.

Frankfurt/M., den 8. November 1976 Lese hingerissen Nancy Mitfords lässige Expertisen über Friedrich den Großen. Fritz zwischen Medea und Megäre. Und das Unverschämteste: König war der ja schon.

War beim Fotokopieren. Die fünfzigjährige Extänzerin

Erika, die das kleine Lädchen in der Nähe betreibt, ist auch samstags, wenn die Nacht einbricht, für mich zu sprechen. Die hat vielleicht einen Friedhofshumor. Ihr Stepfreund, auch Alkoholiker damals, nannte sie bis zuletzt »Madame Chou Chou«. Dann segelte er in den Korsakov und Dame Erika gründete ihr Lädchen, ist zu einem soliden Schlag Arbeit auch nach Feierabend jederzeit bereit, weisegebrannt und gut aufgelegt seit dem aufschlußreichen Zusammenbruch der Stepzeiten. »Ich wäre fast mal so etwas wie eine mondäne Frau geworden. Mein Schluckspecht sagte oft zu mir: ›Chou-Chou, es hätten dir bloß dreihundert Jahre Familie, Bildung durch akzeptierte Erziehung und Weiterbildung, drei Fremdsprachen fließend und der Verzicht auf meine katastrophale Anhänglichkeit gefehlt, und du wärst eine mondäne Frau geworden.‹ Das sagte mein Schluckspecht mir oft.« Ich sage dann jedesmal, wenn Erika diese Reminiszenz wiederholt: »Verehrte, Sie sind eben jetzt erfahrungsmondän, weltkundig mit Frankfurter Stil.« Dann fragt Dame Erika jedesmal mit potentieller Madame-Chou Chou-Lust: »Und, Herr Herrfort, was ist Frankfurter Stil?« Und ich sage jedesmal, ihr Spiel mitspielend: »Überwindung der Halbwelt durch kellersoliden Floskelrealismus.« – »Das könnte von meinem Exspecht stammen, Herr Herrfort, genau!« sagt Dame Erika dann.

Frankfurt/M., den 16. November 1976 Abends bei der Truppe. Mußte deshalb, leider, ein Wiedersehen und Abendessen mit Donna Ochsenstein aus Paris absagen. Sie fliegt schon heute zurück. Aber der Dienstag bleibt Truppentag. Das Schöne: Donna, fernab aller Sucht, versteht es.

Daß nur Alkoholiker Alkoholiker verstünden, ist ein Aberwitz aus Sprachungenauigkeit. Nur Alkoholiker verstehen nasse Alkoholiker. Trockene Alkoholiker können sich so äußern zu allem, was ihnen wünschenswert erscheint, daß Nichtalkoholiker es sehr wohl verstehen und es gerne verstehen. Allerdings können das nur solche trockenen Alkoholiker, die sich klar zur Tatsache ihrer Krankheit stellen und nicht daran denken, irgend etwas zu kaschieren. Wer seinen sozialen Klimbim über das Faktum seiner Krankheit stellt, ist auch als trockener Alkoholiker ein Sorgensüchtiger, der hinter der öffentlichen Erfahrung herhinkt. Er ist nicht zu tadeln, denn seine fortwirkende Krankheit ist wohl stärker als sein Wunsch, das Faktum von Selbsthilfe anzuwenden. Es gibt jahrelang trockene Truppenhabitués, die noch keinen Augenblick daran gedacht haben, mit Selbsthilfe wirklich ernst zu machen. Sie sind für mich wichtig, denn sie zeigen mir, wie ich nicht leben muß, weil ich so nicht leben will.

Immerhin unterhielt ich mich am Telefon ausreichend lange mit Donna Ochsenstein, um ein Wiedersehen im kommenden Frühjahr, in Paris, mit ihr zu verabreden. Sie ist übrigens, um einige Ecken, verwandt mit den Gebrüdern von Ochsenstein, von denen Goethe im ersten Kapitel von »Dichtung und Wahrheit« erzählt, daß sie es waren, die ihn als Kind ermunterten, das Küchengeschirr auf die Straße zu werfen, »weil es dort so lustig zersprang«. Das »von« hat Donna abgelegt. »Es ist meine Konzession an mein Mitgefühl für mich und für euch alle, dank Goethe«, sagte sie lachend.

Frankfurt/M., den 17. November 1976 Drei Jahre trocken.

Heute beendete ich das große Kapitel XII Julianas (›Wenn ich noch mehr leiden könnte, würde ich auch mehr leiden‹). Juliana berichtet darin, wie der Mann am Kreuz zu ihr sagte: »Es ist für mich Freude, Glückseligkeit und ewige Genugtuung, daß ich einmal die Passion für dich erlitt; und wenn ich mehr leiden könnte, würde ich mehr leiden.« Juliana sagt dann: »Als ich das erfuhr, wurde mein Geist in den Himmel hinauf erhoben.« Im weiteren Verlauf ihres Berichts sagt sie in diesem geistig großen Kapitel, die Freude Christi sei im Wohlgefallen Gottes; als die Glückseligkeit in der Anbetung erkannte Juliana den Himmel der Anbetung des Gekreuzigten, und in der »nie endenden Genugtuung« erkannte Juliana den heiligen Geist.

Verbrachte mit Schneeflocke einen schönen Tag, auch mit den Katzen, unseren leisen Morphokraten. Kettenernst rief an und gratulierte. »Ich hatte es im Schlund, daß du es packst, sofort war mir so, und Beilrudi war übrigens damals mit mir einer Meinung, daß es sich bei dir um einen Ganzverreckten handelt. Im vierten Jahr stecke zurück. Ab jetzt ein Meeting pro Woche, das aber sturheil für den Rest deines Lebens, sodann die Fürstenschuhe in der Truppe ausziehen, von alleine, drittens weniger arbeiten und mehr Genuß mit selbständigen Weibern, das ist meine Empfehlung für dein neues Trockenjahr. Lasse dir Zeit mit allem. Das vierte Jahr ist ein Kadaverjahr. Du wirst willig werden, zurückzustecken. Ab dem fünften Jahr wirst du zufriedener, nach weiteren drei bis vier Jahren wirst du nüchtern«, sagte Kettenernst und ich sagte: »Ich werde mir, geliebter Ernst, alles Punkt für Punkt aufschreiben und werde es praktizieren, soweit möglich. Mit Sturheil kann ich dienen, die restlichen Sachen möchte ich gerne so bringen, daß es ein paar Leute erheitert und ermutigt. Dann schadets mir nicht.«

Frankfurt/M., den 18. November 1976 Ein Nachmittag mit Tülym. Sie fragt, welche Bücher in meinem bisherigen Leben die wichtigste Rolle gespielt hätten. Ich sagte: »Ich kann dir nur sagen, welche Bücher, aus meiner Erfahrung heute, in meinem bisherigen Leben mit Sicherheit eine entscheidende Wirkung auf mich hatten.« Dann erzählte ich, in dieser Reihenfolge, von meinen bisherigen zwölf Büchern: (1) Hauffs Märchen; (2) Thomas Mann: Der Zauberberg; (3) Henry Miller: Wendekreis des Krebses; (4) Léon Bloy: Journal; (5) Juliana von Norwich: Eine Offenbarung von göttlicher Liebe. Die Kürzere Fassung; (6) Fjodor Dostojewskij: Die Gebrüder Karamasoff; (7) Blaise Pascal: Pensées; (8) Djuna Barnes: Nachtgewächs; (9) Das Hohe Lied; (10) Simone Weil: Die Gottesliebe und das Unglück; (11) Saint-John Perse: See-Marken; (12) Die Erzählungen aus Tausendundeiner Nacht.

Frankfurt/M., den 22. November 1976 Habe am Nachmittag Nancy Mitfords ›Friedrich der Große‹ beendet.

Das lesbare Buch enthält keine neuen Erkenntnisse und keine originelle Optik, dafür ist es aber mit kühler Verve geschrieben, so trocken-sarkastisch auch, als wäre Frau Mitford eine Schwester Friedrichs geworden. Ein Detail will ich festhalten: Je älter Friedrich wurde, desto mehr verabscheute er Religion als organisierte Veranstaltung. Voltaire, mit dem er sich zuletzt wieder vertrug, schrieb er, er müsse daran zweifeln, ob weitere zwei Jahrhunderte dafür ausreichten, die christliche Dogmenherrschaft zu überwinden. Nun, die von Friedrich befürchteten beiden Jahrhunderte sind bald vorüber. Der Dogmatismus schmilzt langsam, aber er schmilzt. Mit Friedrich wurde mehr Gerechtigkeit alltäglich, aber mit seinem Regime hatte Frau Freiheit ihre komplizierte europäische Frühgeburt, bevor sie, in der französischen Revolution, die Herrschaft der Bourgeoisie etablierte. Zu Lebzeiten des wohl bis heute rätselhaftesten Kindheitskranken aller Könige der Deutschen nahm die Freiheit das schmerzverzerrte Antlitz von immer mehr Ungerechtigkeit an; mit Friedrich bekam die Freiheit die Gicht.

Frankfurt/M., den 23. November 1976 Abends bei der Truppe, dann mit Tülym Kaffee im Theaterrestaurant ›Fundus‹. Sie befragte mich heute eingehend nach dem, was ich meine, wenn ich von meinen »Minima theologica« spreche. Ich erzählte ihr von den Einschränkungen, mit denen ich mein Überleben dank der Truppe, mein Sprechen innerhalb und außerhalb der Truppe, und mein Schreiben nach dem letzten Glas beständig erneuere:

(1) Ich bin Alkoholiker und kein Experte in Alkoholismusfragen, sondern ein Anfänger in Selbsthilfe.

(2) Was ich sage, sage ich nur für mich, voll irrtumsfähig in jeder Aussage. Ich spreche nicht für andere Alkoholiker, nicht im Namen einer Gemeinschaft oder im Namen oder Auftrag einer bestimmten Gruppe in einer Gemeinschaft.

(3) Es gibt unterschiedliche Gemeinschaften für Alkoholiker. Keine hat die Nüchternheit gepachtet. Ich habe mich einer dieser Gemeinschaften angeschlossen. Der, die mir noch am ehesten zusagt. Das ist sehr unwichtig. Aber Liebe und Achtung und sprechendes Verstehen für alle unterschiedlichen Gemeinschaften ist nüchtern, denn nur aus der Gesamtheit aller Hilfen und Selbsthilfen kommt mehr Öffentlichkeit für die Tatsache, daß die Krankheit Alkoholismus, wie jede Sucht, durch Selbsthilfe von Leuten mit demselben Hauptproblem zum Stehen zu bringen ist, solide und auf Dauer, durch Selbsthilfe auf Dauer.

(4) Wo ich »Gott« sage, meine ich Gott, wie ich ihn verstehe, wo ich von Gott nichts verstehe. Gott indessen nicht verstehend, fühle ich mich dennoch geliebt in der Nähe seines Willens. Wer in meiner Truppe, statt Gott, »das Gewissen der Gruppe« anerkennt, hat größere Aussicht, nüchtern zu werden und nüchtern zu bleiben, als jeder fahrlässige Gottesschwärmer. Ich habe solche Schätzchen im Rückfall gesehen, sie sahen verdammt nicht gut aus.

(5) Ich gehöre zu keiner Kirche, Religionsgemeinschaft, Sekte, Konfession, Partei oder Organisation. Was ich sage und schreibe, ist nicht religiös, sondern nur Bericht von selbstbestimmten geistigen Übungen. Den hohen Namen Religion verdient, was ich sage oder schreibe, nicht. Denn Religion erwächst nur in betender Gemeinschaft, ich bin aber nur ein betender Einzelgänger, ein Fremder in meinen eigenen Schuhen, ein Mensch in der Gottesferne, dankbar für Gottesliebe in Lumpen.

(6) Ich nehme die Sprache ernst und fühle, daß ich Sterblicher sterblich bin, sterblich meine Seele, sterblich mein Geist, sterblich mein Leib (Körper und Sprache), sterblich meine oft kaum zumutbare Gesellschaft für andere. Ich beuge mich froh und dankbar vor jeder Kirche, Sekte, Konfession, Institution oder Organisation in allen Religionen, die Ungetrösteten die Wahrheit sagen, daß es eine Macht gibt, größer als wir selbst.

(7) Ich vertraue, mit Juliana von Norwich, fest darauf, daß ich trocken zu den Fischen komme, wenn ich diese Einschränkungen mein ganzes Leben liebe und praktiziere. Wenn Liebreich mich holt und ich trocken geblieben bin, möge Gott mir das winzige Stückchen Wahrheit zeigen, in der Sekunde Liebreichs, der Vollendung meiner Sterblichkeit, das Fragment Wahrheit, welches Gott für mich schiefgegangenen Mann in der Gottesferne für richtig hält. Dem will ich mich freudig und vorbehaltlos unterwerfen.

Frankfurt/M., den 30. November 1976 Abends bei der Truppe. Bin sogleich nach dem Meeting heimgekommen, aber Schneeflocke schläft bereits. Wir hatten heute noch keine Gelegenheit zu einem scheherazaden Alltagsflirt. So will ich für Schneeflocke ein Billett über meinen Charakter auf den Glastisch legen, damit sie es findet, wenn sie später erwacht:

»Ich habe einen stocksteifen und sehnenden Menschenverstand, sowie die erstaunliche Begabung, andere zu täuschen. Ich bin diplomatisch, vital und herrisch, geduldig und sehr schlau, wenn es erforderlich ist. So habe ich mich bis heute, rücksichtslos, aus zeitweise unangenehmen Situationen gezogen. Dabei bin ich skrupellos und schrecke selbst vor Lüge nicht zurück, wo sie nützt. Man kann mir nicht böse sein. Ich verhelfe mir in allem, was ich wirklich will, auf Dauer zum Erfolg, denn ich atme in tiefster Beschwernis am ruhigsten in weiten Hängen. Ich kann zeitweise in drakonischen Schwierigkeiten sein, aber im allgemeinen ende ich gut situiert. Die Beziehungen zu Frauen sind gut und wechselhaft. Meine Liebeschance ist meine Sprachnatur, auch durch dich.

Meine erste Lebensphase, erzählerische Kindheit, war frei. Die zweite Phase (ab dem Eintritt in die Volksschule) war monologische Krankheit, stürmisch und dann tödlich. Die dritte und letzte Phase (ab meiner Kapitulation als Alkoholiker) scheint ruhiger zu werden, dialogisch.

Kindheit war Erzählerei, Krankheit war Karawanserei, Nüchternbleiben wird machtlosere Gemeinschaft.

Jeder sollte zusehen, mit drei Lebensphasen auszukommen. Wer überhaupt das fremdgeschenkte Glück hat, in eine Phase zu gelangen, die er, im Wege einer furchtlosen und gewissenhaften inneren Inventur, als seine dritte Lebensphase erkennt, der tut sich den größten Gefallen, lieber zurückzustecken, um in dieser dritten Phase bleiben zu können, als das nur scheinbar oft Undramatischere mutwillig zu zerstören. Denn die Kindheit gehört der Phantasie, die Krankheit gehört den Mitmenschen in ihrer oft leidvollen Hoffnungslosigkeit, die akzeptierte Krankheit, die dritte und letzte Phase, gehört fühlbar Gott, wie du ihn verstehst oder nicht verstehst.

Ist die erste Phase Geschenk, war die zweite Phase Abenteuer und Erlebnis, so wird die dritte Phase Prüfung.

Wer diese Phase nicht mutwillig verläßt, der gewinnt die geistige Freude, zu seinem Teil am anonymen Gewissen machtloser Gemeinschaft mitwirken zu dürfen. Ist das Geschenk aufregend, sind Abenteuer und Erlebnis tödlich, dann kann die Prüfung lebendig werden. Darum wünsche ich mir, im Habenwollen freudig zurückzustecken.

Indessen, geliebter Sturmschatz, zuerst die Katzen, dann diese Minderpolitik. Denn unsere drei Schnurrbartschätze sind hilflosere Leute als alle wichtigen Personen. Hilflosere Leute aber sind politisch wesentlich. Henry, dein träger Fürst von Apathein, ist diese Nacht in meinem Schreibzimmer außerordentlich unträge, schmust wie ein Haydn (nach dem Härtekurs der ›Abschiedssinfonie‹). Die scheue Baiba schluchzt geradezu vor Wonnen und die wilde Viktoria schreit und springt in gestrecktem Flug über die Wiener Sessel.«

Frankfurt/M., den 1. Dezember 1976 Post von Herrn Freude: Er hat die Roßkurfassung gelesen. Nun ist er nicht mehr unglücklich und gratuliert Schneeflocke, weil sie das tun konnte für mich, was in dem Buch steht; mir gratuliert er, daß ich es so geduldig durchgezogen habe, und sich gratuliert er, daß er an einer lesbaren Fassung mithelfen konnte.

Frankfurt/M., den 6. Dezember 1976 Nikolaustag. Ankunft der beiden Typoskriptbände aus München. Ich habe die wenigen Korrekturen in mein Originaltyposkript übertragen und habe dann die Kopie wieder verpackt und an den Carl Hanser Verlag in München adressiert. Während ich damit beschäftigt war, kam Günter Maschke. Er sah mir zu, dann begleitete er mich zum Postamt Fürstenbergerstraße, wo ich das Paket aufgab. Es war 17 Uhr, es wurde dunkel. Auf der Straße wieder Endzeitverkehr. Meine Nikolausgabe an die Zeitgenossenschaft ist unterwegs.

Großbergham (Chiemgau), den 24. Dezember 1976 Heiliger Abend. Bei der Abfahrt aus Frankfurt heute vormittag bringt der Postbote mir noch einen Brief des Carl Hanser Verlags. Michael Krüger schreibt, er sei von meinem Buch beeindruckt, nach dem »sogenannten Fest« wolle er sich wieder melden.

Als Eleonora und ich in Richtung München abfahren, wird mir die Sprachlosigkeit als Kennzeichen des Unfestlichen noch einmal deutlich. Möge mein Buch, wenn es gedruckt erscheint, mein Weihnachten der Sprache werden, Sprachbescherung für viele. Das wünsche ich mir und dem anspruchsvollsten Leser der Jetztzeit. Ihn stelle ich mir immer vor beim Schreiben. Vielleicht ist er nicht da, aber immer wenn ich schreibe, ist er unsichtbar da. Für ihn musiziere ich schreibend.

Gott möge viele in ihrem höchsten Anspruch an Sprache, vom Unerklärbaren mit Freude und vom Verstehbaren mit Nüchternheit zu erzählen, auch fortan ermutigen und beleben.

Gott, trete hervor in deiner geheimnisvollen Freiheit von jedem Menschenwerk und von jedem Dogma.

Auf der Fahrt prachtvolle Winterbilder im Spessart. Schneelandschaften, wie ich sie Jahre hindurch nicht mehr sah, sie mir auch nicht mehr vorzustellen vermochte. Der Schneewald berührte mich, den Wald allein schon tief anspricht, noch unendlich mehr in seiner hellen Stille. Die Helligkeit des Schnees mutet mich im Fahren auf der Autobahn an wie sichtbar werdender Geist der Stille und ich dachte daran, daß dieser Festtag heute, die Heilige Nacht, auch Stille Nacht heißt.

Großbergham (Chiemgau), den 26. Dezember 1976 Zweiter Weihnachtstag mit neuem Schneefall. Aus dem Fenster meines Zimmers sehe ich auf die weißen Alpen. Es ist eine gnadenreiche Chance, nicht wie Gott sein zu müssen, nur Mensch sein zu dürfen, zu werden, wie man ist.

Kreuzlingen (Thurgau), den 28. Dezember 1976 Am Vormittag sind wir, bei dichtem Schneefall, von Großbergham abgefahren und sind am frühen Abend in der Schweiz angekommen.

Die Autofahrt ging durchs Allgäu, es schneite den ganzen Tag, vom Chiemsee bis zum Bodensee. Eleonora fuhr zügig und sicher, manchmal fuhren wir im Zwanzigkilometertempo. Das winterliche Allgäu war kaum befahren. Eleonora sagte unterwegs: »Ich habe dieses tagelange Leben im vielen Schnee richtig gebraucht, ich bin von diesem Urlaub wirklich ganz befriedigt, das tut einem seelisch gut, dieses Denken im Schnee, es wird alles endlich mal wieder frischer im Gemüt, ach, ich habe so einen richtigen Schneewinter gebraucht.« Mir geht es auch so, ich stellte es bereits in Großbergham fest, aber durch Eleonoras Worte habe ich nun die Gewißheit, daß es sich bei mir da nicht um eine literarische Bemühung um Schnee handelt, sondern daß mein Notieren im Schnee Literatur geworden ist – und das ist ein heiterer beständiger Unterschied, solange ich in meinen Aufzeichnungen lebe.

Wir hatten das Auto, bei der gemächlichen Tour, in ein fahrbares Kaffeehaus und in einen Rauchsalon verwandelt, hatten Kaffee in der Thermosflasche dabei und erzählten beim Dahinrollen.

Seit ich die Flasche und die Tabletten abgeschafft habe, herrscht nicht mehr der Friede der Chemie. »Der Wahnsinn ist wieder sprachfähig geworden«, sagt Schneeflocke im Auto, umhüllt von Milliarden herniederfallender Schneeflokken aus dem Himmel.

Beim Grenzübertritt in die Schweiz bei Sankt Margarethen sagte ich zur Lor: »Jetzt eben erlebe ich, was die trockenen Alkoholiker als den höchsten Zustand bezeichnen, die zufriedene Nüchternheit.«

In ihrem Kapitel XIII berichtet Juliana von der Freude, die der Gekreuzigte ihr schenkt. Da sie, Juliana, seine Gottheit nicht erblicken konnte, willigte er schließlich ein, daß seine »Seite geöffnet« und sein »Herz zerspalten« würde, wie es auf Golgatha tatsächlich geschah. Und nicht nur das. Christus erscheint der Eingemauerten und sagt zu ihr: »Siehe, wie ich dich liebte.« Und von seinem Martyrium sagte er, es habe ihm Freude geschenkt und so solle es auch ihr, Juliana, als Freude geschehen.

Wenn schon niedere Tortur so große Hilfe ist, wie real muß die Freude des Christus sein.

Schließlich zeigte der Mann am Kreuz Juliana vom Kreuz herab seine Mutter, er zeigte ihr die Mutter in der Glorie. Und Juliana sagt hierzu: »Nach seinem Willen soll von allen Menschen gewußt werden, daß, wer in ihm seine Freude findet, sich auch in ihr erfreuen solle und in dem Glück, das er in ihr und sie in ihm findet.«

Nach dieser Mitteilung, die mich beim Lesen seit einer Woche immer wieder auf das äußerste bestürzt, überliefert Juliana in ihrer Ummauerung zu Norwich, ihr Herr habe ihr nämlich keine andere spezielle Offenbarung gewährt als die der Maria: »Sie aber zeigte er mir drei Mal: das erste Mal im Augenblick, als sie ihn empfing; das zweite Mal, als sie in ihrem Schmerz unter dem Kreuz stand; und das dritte Mal, so wie sie jetzt ist, in Glück, Anbetung und Freude.«

Kreuzlingen (Thurgau), den 29. Dezember 1976 In der Nacht ein schauriges Erlebnis: Ich war aufgestanden, um mir ein Glas Wasser zu holen. In allen nun fast zwanzig Jahren, in denen wir hier Visiten machten, schlief Eleonora immer im selben Zimmer. Ich ging, mit dem Glas Wasser in der Hand, in jenes Zimmer, um der Lor einen Kuß auf die Wange zu geben. Das tue ich oft. Sie erwacht niemals davon, aber sie registriert den Kuß im Schlummer. Das Zimmer war ganz dunkel, ich hörte die Atemzüge und beugte mich, selber nur halbwach, zu dem Gesicht hinab, und meine Lippen berührten einen starken Bartwuchs. Entsetzt wich ich aus dem Raum. Den Rest der Nacht verbrachte ich, hochaufgerichtet im Bett, mit der schaurigen Überzeugung, daß Schneeflocke in wenigen Stunden als Mann erwachen und aufstehen würde. Ich stand morgens auf und ging in den Vorraum, und Schneeflocke trat mir aus einem anderen Zimmer entgegen. Sie war soeben aufgestanden. In der Nacht hatten meine Lippen das Gesicht von Jakob berührt.

Kreuzlingen (Thurgau), den 31. Dezember 1976 Heute, in der Frühdämmerung, es war gegen 5 Uhr, erwachte ich von einem großen Getöse, einem dumpfen Geschepper und Getute in der Straße. Da kamen, draußen im Morgengrauen, viele Leute, die mit Kuhglocken, Handtuten, mit Ketten und Stangen und auf Blecheimern und Aluminiumtöpfen und mit Kochtopfdeckeln ein unheimliches und noch unheimlicher strukturiertes Getöse machten und langsam weiterzogen. Als Lore aufstand, sagte sie mir: »Die hent es alte Johr uustriebe.« Dann sagte sie: »Es ist ein bewußt häßliches Gescheppere, das alte Jahr soll weg, es soll weg, die Reste vom alten Jahr sollen gründlich weg – damit das neue Jahr kommen kann. Da muß Platz geschaffen werden für das Neue, alles Gestrige muß gründlich fortgeschafft sein, oder!« Es ist ein thurgauischer Brauch. In Basel, das erfuhr ich, kennt man das nicht. Aber in der unheimlichen Basler Fasnacht sind sicher ähnliche nüchterne Motive.

Frankfurt/M., den 4. Januar 1977 War im ersten Meeting dieses Jahres im Dominikanerkloster. Dieses Jahr regelmäßig am Dienstag zur Truppe, das ist mein Vorsatz für 1977. Was auch passiert oder nicht passiert, das soll allem vorgeordnet sein, damit ich Ausbrecher weiterhin lerne, selbstbestimmte innere und äußere Ordnung zu halten.

Verwundert sagt Juliana am Ende des Kapitels XIII: »Ich sah aber die Sünde nicht.« Später versteht sie aus ihrem Glauben, daß die Sünde »keinerlei Wesenheit noch irgendein Sein hat, und sie kann nur durch das Leid erkannt werden, das sie verursacht.« Für diesen praktischen Durchblick Julianas habe ich nur ein Wort: bleibende Hilfe. Mit einem Satz macht sie Gebirge von Sündengeschwafel ›bedeutungs‹-los und damit wirkungslos für den, der ihre Worte aufnimmt und dann versucht, ihrer Klarheit zu folgen. Und welche geistvolle Zärtlichkeit liegt in Julianas Worten, denn sie enthalten keinen Tadel, weder gegen mich noch gegen irgend jemand, der von Juliana angesprochen wird. Daran erkenne ich, daß Christus in Juliana ist.

Frankfurt/M., den 6. Februar 1977 Mein 45. Geburtstag. Seit einer Woche kein Geld mehr im Haus. Schneeflocke nimmt das nicht ernst, ich nehme es auch mit Fassung hin. Dachte: ›Ja, Herr Hund, jetzt geht es mit dir steif auf die Fünfzig zu. Hoffe, daß du nicht mehr säufst. Eulenspiegel oder Sonderling, das war immer deine Alternative. Wenn du weiterhin trocken bleibst und, in drei bis vier Jahren, wirklich nüchtern wirst, kannst du vielleicht noch Ernst Herhaus werden, du meschuggene Kreatur ...‹ Ich habe mit der Schneeflocke eine Tasse Tee am Glastisch getrunken, da auch kein Kaffee mehr im Haus ist. Daß ich Kaffeesüchtiger heiter Tee trinke, wundert mich genug.

Mittags Besuch von Susann. Sie lebt seit einem Jahr in München. Sie trug einen sibirischen Fuchsmantel. Ist, wieder einmal, seit drei Wochen trocken und in der Gruppe. »Mich lieben zur Zeit zwei Frauen. Viel Genuß, aber Genuß ohne

Glück. Was sagst du dazu?« fragte sie. »Wen liebst denn nun du?« fragte ich. »Na, höre mal, immer noch liebe ich dich, nur dich! Denkst du, daß ich sonst hier vorbeikomme?« Sie schien richtig empört.

Frankfurt/M., den 7. Februar 1977 Tülym hat mit Don in einem Monat 4000 Mark vertelefoniert und hat für sechs Wochen einen Job in einer Agentur angenommen, um diese Schulden zu begleichen. Im März geht sie fort, will mit Don leben. »Für dieses Jahr«, sagt sie. »Ich nehme an, ihr werdet heiraten«, sagte ich. Sie ist anderer Meinung.

Heute rief sie mich an, gefrustet. Sagte: »Ich arbeite hier gut, aber das üble ist, daß ich wieder alle Karrieresitten angenommen habe, Ernst, unheimlich geschmeidig, völlig kritiklos. Ich finde mich zum Kotzen. Was sagst du denn dazu?« Ich sagte: »Du kannst das wenigstens offen aussprechen, weil du den Job nur für sechs Wochen machst.«

Wir sehen uns kaum noch. Letzte Woche brachte sie es, mit Ach und ohne Krach, immerhin fertig, sich am Spätnachmittag mit mir zum Essen zu verabreden. »Liebe im Heute war eine sehr gute Minimalisierung aller haltlosen riesigen Erwartungen, aber was wir jetzt betreiben, Liebe bloß im Kopf, das ist bitter«, sagte sie am Telefon und heult plötzlich los. Sie faßt sich und sagt: »Ich bin so verrückt, daß ich mich hier kaputt mache, bloß, weil ich will, daß die hinterher wieder alle sagen: ›Tülym ist die Größte!‹«

Ging ins Universitätsviertel und betrat die Frauenbuchhandlung in der Nähe der Universität. Ich suchte ein bestimmtes Buch, dachte, daß ich es dort noch am ehesten finde.

Es waren vier Frauen im Laden, von zwei Frauen kannte ich den Vornamen, ging zu ihnen, begrüßte sie und sagte, daß ich ein bestimmtes Buch suche. Ich erwähne keine Vornamen, weil das, was dann passierte, mich zu sehr mitgenommen hat.

Die beiden Frauen, die ich kannte, waren sehr irritiert, als ich hereinkam. Eine dritte Frau stand bei einer vierten Frau, die auf einem Stuhl saß. Die dort Sitzende bekam einen Anfall, als ich in die Nähe kam, um die beiden Frauen, die ich kannte, kurz zu begrüßen. Sie fing an zu stöhnen, dann zu schreien, fiel in Zuckungen. Die dritte Frau hielt die Zukkende verzweifelt fest und die erste, die ich kannte, stieß hervor: »Geh raus! Geh raus! Die erträgts nicht!« Es ging mir schlagartig so hart in den Magen und gegen den Hals, wie es mir heute noch geht, wenn ich sehe, wie ein Nasser in der Truppe versucht, aus dem selbstgeschaufelten Grab herauszukommen. Ich ging nicht raus, sondern tat, was hier möglich war, ich sagte zu der Schreienden und Zuckenden: »Frau, ich kenne das. Von mir. Ich bin Alkoholiker. Ich lebe nur noch, weil ich seit drei Jahren in einer Gruppe mit anderen Alkoholikern bin. Regelmäßig. Im ersten Jahr, Frau, da kriegte ich solche Zustände, wie du sie jetzt hast, wenn in der Alkoholikergruppe ein Nichtalkoholiker erschien. Das dauerte ungefähr ein Jahr. Dann wurde es besser bei mir. Du wirst es auch schaffen, eines Tages. Sei heilfroh, daß du zu anderen Frauen gefunden hast. Ich gehe jetzt sofort und wünsche dir, daß du es auch schaffst, wie ich es, mit Ach und Krach, bisher geschafft habe.«

Die Frau hörte mit dem Schreien auf, das Zucken hörte sofort auf, die Frau fing furchtbar an zu schluchzen, dann zu weinen. Ich ging aus dem Laden.

Auch das Aufschluchzen und das Weinen kenne ich genau so von mir selber und als ich rausging, wußte ich mit Festigkeit, daß die Frau auf dem Weg in die Genesung ist.

Ich ging in eine andere Buchhandlung und kaufte das Buch, welches ich suchte. Ich fing sogleich an zu lesen und stieß auf ein Kapitel, in dem die Autorin leidenden Frauen die »Onanie als Selbstbefreiung der Frau« empfiehlt.

Was ich heute in dem Frauenladen erlebt habe, nimmt mich jetzt noch mehr mit. Ich begreife jede Frau, die einer anderen Frau, etwa, folgendes sagt: »Onanie ist besser für dich, als dich der Gewalt eines Rollenkaffers zu unterwerfen, wenn dein Verlangen nach Lusterleben dich quält« – ich verstehe jede Frau (und jeden Mann), die so denken und so sprechen.

Und ich verstehe somit auch jede Frau, die danach handelt, aber ich halte es für einen verheerenden Irrtum, der vermeidbares Leiden verewigen kann, aus der Onanie eine allgemeine Empfehlung abzuleiten, ja sie als ›Befreiung der Frau‹ zu verheißen. Denn ich habe in dem Frauenladen in ein Leid gesehen, dessen Anblick mir auch Tülym gewährte, bevor sie endlich von sich sprechen konnte. Und in dem Buch, in dem ich heute las, habe ich in ein sprachliches Leid der Autorin dieses Buchs gesehen, in ihr Leiden, nicht von sich selber berichten zu können. Nur darum *mußte* sie in den Wahnwitz flüchten, Frauen die Onanie als Befreiungschance zu empfehlen.

München, den 18. Februar 1977 Habe im Carl Hanser Verlag den Vertrag für »Kapitulation. Aufgang einer Krankheit« unterschrieben. Das Buch erscheint im August.

Frankfurt/M., den 19. Februar 1977 Habe endlich einmal ausgeschlafen. Heller Samstagvormittag. Schneeflocke sagte: »Du hast einen langen und einen wilden und einen tiefsinnigen Streit getan, und ich fahre jetzt ins Café Christine, einen guten Zopf für das Frühstück holen, oder!«

Frankfurt/M., den 20. Februar 1977 Sonntagskaffee mit Tülym. Sie freut sich sehr, daß nun mit dem Buch alles vorwärts geht. In vier Wochen ist sie bereits in USA. Ich fragte mich die ganze Zeit, wie ich damit fertig werde, daß sie wegfährt und dann gegangen ist?

Das fragende Verweilen in Julianas Kapitel XV hält weiter an. Juliana stellt die Chance, nur auf universale Weise zu lieben, vollkommen unekstatisch, mit der größten sinnlichen Nüchternheit, lindernder Sprache, dar. Ich denke in diesen Tagen viel an eine Klärung Simone Weils, die in einem Brief aus Casablanca vom 26. Mai 1942 an Pater Jean-Marie Perrin schreibt: »Freundschaft ist die einzige rechtmäßige Ausnahme von der Verpflichtung, nur auf eine universale Weise zu lieben.«

Frankfurt/M., den 21. Februar 1977 Rosenmontag. 300. Todestag von Baruch de Spinoza. Ich dachte heute nach über den 44. Lehrsatz seiner ›Ethik‹ (1677): »Der Haß, welcher durch Liebe gänzlich besiegt wird, geht in Liebe über; und die Liebe ist dann stärker, als wenn ihr der Haß nicht vorausgegangen wäre.« Das kann ich aus eigenem Erleben mit einer Frau und mit einem Mann bestätigen.

Tülym kam aus dem Job und traf sich mit mir beim Italiener. Sie wollte etwas über meinen Zwillingsbruder Klemens wissen. Da kam Klemens und erzählte ihr:

Es ist wahr, Ernst blieb auch nach der letzten Flasche, wie er durchgängig war: Sauer, stocksauer, hochsauer. Mehr Bandbreite hatte er selten. Endogen verdrossen schon im Leib unserer Mutter, hatte er mir dort den Kopf weggefressen. Sie begruben damals meine Reste hinter Karls morscher Scheune. Dort lag ich, unter dem Kompost, im einsickernden Dauerregen, der für unsere Gegend heimattypisch war. Ob ich im Regen zu einiger Leibesreife kam, wer weiß es – jedenfalls stieg ich aus meinem Kühlchen, holte mir im Haus des Hohen Vieh einen Kittel, feste Hosen und ein Hemd von Steifleinen, fand bei dieser Gelegenheit auch noch die Zwei Testamente der Heiligen Schrift im Holzkasten, in saftig praller Sprache und nicht in diesem Kastratenjargon der neu ›eingedeutschten‹ Einheitsbibel für damit eiskalt von Sprachbürokraten verhöhnte Katholiken.

Ich folgte meinem Bruder, wollte ihn erledigen. Aber mein Bruder bereute – und damit hat er mich immer gerührt und so bin ich stets sein hellerer Schatten geblieben. Unsichtbar waren wir stets zu zweit. Wir sprachen sogar miteinander. In seiner Trinkzeit, wenn Ernst in den Dimitrijzuständen war, die ihn und andere so entsetzten, weil er da angeblich so durchaus klar mit Leuten sich unterhalten hatte, tags darauf nichts wußte von allem – das war immer ich, der statt seiner gesprochen hat.

Gott in seiner unauslotbaren Freiheit hatte mir jenes ›graue Loch in der Brust‹, von dem mein Bruder zeitlebens bedrückt war, als meinen Mund gegeben. Alles blieb ganz unkompliziert, bis mein Bruder später, nach vielen unschönen Jahren, seinen ersten Sekretär fortschickte. Damals bat er mich, die Rolle des Sekretärs zu spielen. Ich war etwas ratlos. Ohne Kopf, wissen Sie? Denn seinen Sekretär mußte man ja schließlich sehen können. Mein Bruder war selber ratlos. Was nicht oft vorgekommen ist. Aber da war auch er ratlos. »Klemens, es stimmt. Ohne Kopf können wir dich sicher keinem zumuten. Die Leute würden nur abgelenkt.«

Ah, Schneeflocke wußte einen Weg. Sie nähte mir, aus schwerem weißen Zürcher Damast, große Halstücher. Wir legten sie barmherzig über den fehlenden Kopf. So ging ich meinem Bruder zur Hand und so empfing ich die Besucher, die Ernst zu sehen wünschte. Da alles mit Selbstverständlichkeit geschah, nahmen alle Leute mein Verborgensein unter Schneeflockes großen weißen Halstüchern hin, seit mein Bruder einmal hatte verlauten lassen, die Anonymität seines Sekretärs unter dem weißen Damast sei jene Anonymität, zu der er es leider nie habe bringen können, weil einer damit anfangen mußte, die Dreckarbeit zu machen. Vor einer Generation habe keine Gefahr mehr bestanden, sich in dieser Sache mit Heldentum zu verdummen und da habe er, in Sterns Christians Namen, den Weißen Armeen ihr Frankfurt angekündigt. Einer hätte es ja tun müssen und bei ihm, einem ohnehin nur endogen sauren Dorfmann, einer Schnapsruine, wäre es auf erträgliches Humanrisiko reduziert gewesen und er habe nie Humor beansprucht, aber er habe auch niemals, in seinen elenden Sauerzuständen, eine solche bodenlose Erheiterung erfahren wie in den Momenten, in denen ihm der Humor Gottes, ausgerechnet einen Menschenrest von seiner Labilität für diesen Schweinkram zu benutzen, hell aufgeschimmert wäre. »Sieh mal, Klemens, an mir war doch nicht viel verloren – und das hatten die White big brothers falsch eingeschätzt«, pflegte er später zu sagen.

Mein Bruder hat sich nie für das Schreiben interessiert, er schrieb täglich, um nicht verrückt zu werden.

Mein Bruder hat sich, außer für Gott, für die Frauen und für die Grundlagen der Phantasie, in seinem ganzen Leben für nichts jemals interessiert. Alles, was sonst noch wie Interesse aussah in seinem Leben, war nie sein Interesse, lediglich Bemühung. In drei Dingen bemühte er sich: Im Bereich einer von ihm über alles geliebten Auchsprache der Deutschen (so nannte er die freiere, seelisch wärmere und nach Gott fragende Erzählsprache in noch nicht geschriebenem Deutsch) bemühte er sich wirklich, denn er schrieb zeitlebens, obwohl er ein viel besserer Erzähler ex nihilo war, als er es als Schreiber je wurde.

Das zweite, um das er sich bemühte, war Gruppenselbsthilfe. Obschon Jahre ohne jede Zuversicht, von Hoffnung zu schweigen, machte er in einer Truppe alle halsbrecherischen Phasen geduldig ab, obwohl er ein unberechenbarer Ausbrecher war. Diese bitteren Phasen wirkten sich bei ihm, aufgrund seiner zuletzt wirklich bösen Verrecktheit, viel länger als sieben Jahre nach dem letzten Glas niederdrückend aus, aber er tat es ab und sagte: »Es war nur im ersten Jahr schlimm für mich, das erste Jahr war ein schwarzes Jahr, aber selbst dieses Jahr war auch ein intensives Jahr.« Schneeflocke und ich wußten es besser, aber er wollte nie wissen, was wir wußten, auf mehr als seine sehr knappe Formel ließ er sich einfach nicht ein, hochsauer, wie er war.

Zum dritten bemühte er sich, bestimmte Leute niemals fallen zu lassen. Er untersagte mir, davon konkret zu sprechen, aber ich will erwähnen, ohne seinen Willen zu mißachten, daß ich hier nur anspiele auf Belastungen gröbster Art, die er mit bestimmten Leuten länger als ein Jahrzehnt, ohne zu murren, absolviert hat.

Er suchte so gut wie nie seinen Vorteil, das war die gute Seite seines Hochmuts, aber er suchte stets seinen inneren Nutzen, und das bezeichnete er als kein Verdienst, sondern als selbstverständliche und natürliche Anregung zu seinem Leben als Schreiber.

In diesen drei Bereichen erschöpften sich seine Bemühungen und sie dienten ihm immer nur im Hinblick auf den Genuß und die Erweiterung seiner Interessen.

Mein Bruder hat gern von sich erzählt und am meisten faszinierte er alle gelegentlichen Zuhörer, wenn er von sich durchaus wissenswerte allgemeine Dinge erzählte, um von seinen wirklichen Bemühungen heiter schweigen zu dürfen. Nach solchen Erzählereien, die er »schwierige Schnurren aus der Welt der Autodiktatur« nannte, war er jedesmal zu handfester wirklicher Arbeit aufgelegt und es gab überhaupt nur einen Menschen, der mehr darüber wußte als ich und das blieb Schneeflocke. Ich, Klemens, soll ja bei Trost und einigem Verstand gewesen sein, heißt es, aber Schneeflocke, bedenkt es, die hatte ja außerdem auch einen Kopf.

Vielleicht können nur Kopflose wie ich langsam ermessen, wie schön es sein kann, einen Kopf zu haben. Deshalb will ich schnell eine Geschichte einschieben, die Schneeflocke sich mit meinem Bruder geleistet hat, vor unserer Übersiedlung nach Hundslager.

Er wäre wohl auf ewig in Frankfurt geblieben fortan, wenn nicht der Streik von Signora Marcella, Signore Giovanni und Signorina Lina passiert wäre. Seit 1967 hatten sie ihren kleinen Eissalon auf der Eschersheimer Landstraße und Ernst erschien dort täglich, unbekümmert um seine oft bösen Zustände, trank einen Cappucino, empfahl sich dann. So ging das Jahr um Jahr, immer vom 2. März bis 15. Oktober. Denn dann gingen die italienischen Freunde zurück in die Dolomiten, wo Giovanni sich großer staatsfeindlicher Faulheit ergab. Mein Bruder äußerte Ende der siebziger Jahre, eines Tages grüne in Frankfurt kein Baum mehr. »Die Petrochemie braucht nur ein Ventil platzen zu lassen, dann ist Frankfurt ein Friedhof. Wenn Signora Marcella und Signore Giovanni und Signorina Lina eines Tages abwinken und wenn sie nicht mehr pünktlich zum 2. März hier erscheinen, dann wirds höchste Zeit, hier den Beschluß zu machen«, sagte er damals. Schneeflocke lachte noch, aber er fügte hinzu: »Wenn die drei nicht mehr kommen, dann gebe ich genau noch zwei Tage zu, am dritten packe ich unsere Katzen Henry, Baiba und Viktoria, dazu packe ich Bleistift, Notizbuch und Zahnbürste, meine einzigen transletalen Minima theologica, und auf gehts, Schneeflocke, zum nächsten Hundslager.«

Irgendwann blieben die Italiener fort und wir zogen nach Westfalen, in die grüne Wildnis. Lehmmiene, längst nüchtern, kaufte da oben im Ginsterland ein Haus, eine dreiste stille Hütte am Wald und gab dem Haus mit dem dazugehörigen Busch und Land den Namen Hundslager. So sind wir dort alle ohne große Umstände gelandet.

Wie gewöhnlich ließen er und Schneeflocke alles machen. Außer dem Schreiben ließ er immer alles machen. Die Kunst des Sichbedienenlassens und die Fähigkeit zur Undankbarkeit brauchte er nicht erst zu lernen.

Es verging kein Vierteljahr, da erklärte er Schneeflocke nach einer ersten Besichtigung des Hundguts (normalerweise saß er bis dahin nur immer in seinem ›Gnadenbüro‹, dieser Schreibhölle und Sprachwüste und Freudeneinöde): »Also, Schneeflocke, dieses Fachwerkhaus ist zwar natürlich eine sehr gekonnte Apotheose Frankfurts und Zürichs, aber weil hier ja tüchtig Feld und Busch drumherum liegt, können wir es als Quasiwestfalen durchgehen lassen.« Fortan wurde über alles das nie mehr gesprochen.

Hundslager wurde kein Haus der Freiheit, aber eine Hütte der bekömmlichen Freiheiten. Die Teilung des Hauses ging von Schneeflocke aus; sie hatte alles von Anfang an so geplant und dann durchführen lassen. Sie freute sich, daß es allen langsam besser ging. Sogar ich, Klemens, fand unter den Halstüchern eine allmählich wachsende nüchterne Zufriedenheit, während mein Bruder wohl immer noch ausreichend mit bloß zufriedener Nüchternheit bedient war. Schneeflocke akzeptierte Ernsts anmaßende unregelmäßige Schlafweise mit offener Zustimmung, aber sie wollte jetzt selbständiger sein und schaffte im Haus eindeutige Verhältnisse. Lehmmiene war zuerst geschockt, stimmte aber vorbehaltlos zu und dann ging alles sogar recht fidel über die Jahre.

Mein Bruder war immer unverschmitzt und das blieb er auch. Humor gab es nicht bei ihm, nein, Humor nicht. Aber es glitzerte manchmal in seinen Lidwinkeln. Bei Schneeflocke, bei den Katzen und mit Kindern. Sonst gabs auch kein Glitzern, nichts da. Er sagte: »Ich bin nicht zufrieden, aber ich bin wieder näher beim Ginster, verdammt und zugenäht, Klemens, wir haben Glück gehabt, messertrocken, schweineheil und tatengeduldig, wie wir derzeit sind, was?«

Wir hatten uns nach Hundslager zurückgezogen, weil Ernst nun allmählich anfangen wollte mit dem ganz anderen Arbeiten. Seine Bücher aus den ersten fünfzig Jahren betrachtete er ohne Ärger, aber auch ohne jedes Interesse. »Das mußte alles sein, mehr oder minder«, sagte er zu einem Kind aus der Nachbarschaft, das ihn manchmal besuchte. Dann ging er mit dem Kind in Schneeflockes Teil des Hauses. Sie gingen zur Holztür der Vorratskammer, Lehmmiene holte dann von Schneeflockes Eingemachtem, gute Rebhühner, sie begaben sich mit dem leise Geklauten wieder in Lehmmienes Bibliothek, da öffnete er dann das Glas, holte mit erfahrenen Flossen für das Kind ein Stück Rebhuhn heraus, für sich auch eines – sagte dann zu dem Kind: »So, Kind, iß tüchtig, damit du feines Denkkraut kriegst, Gotteskraut für heute. Ich eß das auch noch, brauchs. Und nun, jetzt leisten wir uns dazu noch einen steifen Spaß. Hier, klingel dem Klemens. Und wenn dann mein Bruder reinkommt, der ja nichts sieht, wie du ja weißt, dann greifst du noch mal ins Einmachglas der Schneeflocke, greifst dir ein Stück Rebhuhn und das stopfst du dann dem Klemens heimlich in die Kitteltasche, wohl?« Das hat das Kind dann auch getan und dann hat sich Lehmmiene tief und schrecklich und unglaublich gelöst amüsiert, und gelöst war dieser Hund so gut wie nie.

Er, der sich nicht für Geld interessierte, stank bald vor Geld. Es kam soviel, von allen Seiten, daß selbst Schneeflocke zuletzt irre wurde an ihrem prohibitiven früheren Calvinismus, denn sie gab es auf, sich mit dem Geld zu befassen. Lehmmiene wurde hochsauer, daß er sich, er war inzwischen schon sechzig, zu guter Letzt noch selber darum kümmern sollte. Aber er tat es. Das ganze Geld wurde, in großen Scheinen, in einer Holztruhe verwahrt. Von Banken hatte mein Bruder die Schnauze seit jeher voll. Sie hatten ihm, ohne sein Wissen, Kredit gegeben, er hatte tüchtig überzogen, stand eines Tages da, mit Bankschulden. Er, wohlgemerkt. Das war noch in der vergleichsweise schwierigen Zeit. Was ist der Hund damals falsch geworden, fing sofort an mit einem Job, räumte die Schulden weg. Aber seit dieser Zeit war mit ihm, was Banken betraf, nie mehr gut Kirschen essen.

So saß mein Bruder nun da oben in Hundslager beim Ginster und fing an mit dem Schreiben. Als hätte er noch nie einen Satz gemacht, so freute er sich, dieser Scheherazado für Frauen. Natürlich war er klammbange. »Ich habe zwar mit Liebreich ein Abkommen, und Sterns Christian hat es auch paraphiert, denn Liebreich hat gehustet und Sterns Christian hat gehüstelt und ich habe verstanden, aber, mein geliebter Klemens, mit meiner Sorte Krankheit ist nicht zu spaßen, mir ist und bleibt bange«, sagte er.

Das erste, was er außerhalb seines halben Hauses tat: Er ließ Herrn Sascha den Bentley anspannen und dann wurde in die nächste Stadt gefahren, nach Lübbecke. Da war ihm mal geholfen worden und das hatte er nicht vergessen. Er traf sich mit dem Bürgermeister und fragte, ob er einen Meetingraum haben könne, für eine Alkoholikertruppe. Aber es gab schon eine. Da ging Lehmmiene nun pünktlich jede Woche durch die Tür. Wütend kam er nach Hause. Stockzwersch und unzufrieden. »Ich habe da ein Holzsälchen erwartet, verflammt ewig!« sagte er. Ging hin und her, erregt, wie ich ihn an die zwanzig Jahre selten erregt sah. »Wenigstens hier in der Landschaft vom Flötenwind könnten sie noch Holz haben! Und wo finde ich mich wieder? In einem dieser gottverlassenen Kaninchenställe aus Beton! Sind das Sachen? Im Beton waren wir doch nun lange genug, wir Hastkipper, ohne ein Holzsälchen kriegt doch keiner von uns je einen Fuß solide auf die Erde!« Und so schimpfte er und schimpfte er weiter.

Er hatte manchmal einen Ton am Leib, daß man bloß vom Zuhören schon schlechtes Gewissen kriegte.

Drei Tage später: »Das Schönste ist, daß ich den Freunden nicht mal ein Holzpalais bauen und schenken darf! Millionen habe ich denen zu verdanken, darf nur hundert Mark im Jahr freiwillig spenden! Ist das nicht absurd? Aber ich werde meine Wut vor den Regeln beugen. Es ist zwar absurd, aber es hat sich bewährt. Aber, Klemens, ich hab dank Lübbecke jetzt eine größere emotionale Bandbreite. Bis Westfalen gab es immer nur sauer, stocksauer und hochsauer. Aber heute gibt es bei mir sauer, stocksauer, hochsauer und scheißsauer. So. Das hat mir diese Ginsterlandtruppe von Schluckspechten nun doch noch eingebracht, wildere Emotionalität.«

Drei Tage später mußte Herr Sascha einen großen Besenginster in einem Riesentopf, in dickem Erdfeld mit fester Krume, in den Meetingsraum bringen, ihn dort plazieren, einen richtigen lebendigen Besenginster. Das fiel den Exspechten überhaupt nicht auf, aber Lehmmiene war nun zufrieden. Zu mir sagte er: »Ha, das ist weitaus kein Holz, es ist eine Minderlösung, denn Holz ist unersetzlich, aber der Ginster wirds auch tun.«

Von nun an ging er weitere vierzehn Jahre zur Truppe, einmal wöchentlich. Herr Sascha fuhr ihn hin, ging einen saufen, holte ihn wieder ab und Lehmmiene ließ sichs wohl sein.

Es war ein gefaßtes Leben, es war ein ruhiges und tiefbewegtes Leben in Hundslager. Mein Bruder arbeitete regelmäßig. Er war, es ist kein Wunder, nicht mehr schreibsüchtig, denn er war nüchtern und blieb es. Leute wollten ihn sehen, es waren zu viele. Er nahm sich sehr viel Zeit für Leute, die unten waren. Für Leute, die bedient waren, aber bereits bewiesen hatten, daß sie es ändern konnten, war er zu sprechen. Immer eine halbe Stunde. Da gab es dann manchmal Besucher, die später steif und fest erzählten, sie hätten ein halbes Leben mit dem Alten in dieser halben Stunde verbracht. Denen hatte eben noch nie einer bis dahin wirklich zugehört.

Zwei Kinder aus Lübbecke, ein Junge und ein Mädchen,

rannten von zu Hause weg und enterten Hundslager mitten in der Nacht. Der Alte war nicht mehr auf, aber er hörte den Radau und brüllte aus seinem Bett durch das stille Haus: »He! Ihr Verbrecher! Kommt nur die Treppe hoch, hier oben bin ich!« Herr Sascha mußte aufstehen, heiße Schokolade machen und dann war Lehmmienes Schlafgemach in die Erzähl-Zuhörerei verwandelt und so ging das sieben Tage und Nächte. In diesen sieben Tagen und Nächten konzipierte mein Bruder klammheimlich sein Buch ›Une semaine de la langue – Eine Woche der Sprache‹. Später sagte er verwundert: »Klemens, nun wollte ich diese Sprachgenußlehre doch zwanzig Jahre lang immer mit einem ganz kostspieligen ziegenedlen Callgirl verbrechen, Geschlechtslust qua Bezahlen, und hohe feiste Erzählsprache im Bett und später, am Schreibtisch, den ›total recall‹, weißt du noch? Und nun ist das ganz anders gekommen, Schock, oh, Schock, Klemens, das sind nun andere Fakten.«

Wir waren eine geminderte familiäre trotzige Familie, denn mein Bruder herrschte nicht. »Schade, ich diene auch nicht, schade«, sagte er. Aber wenigstens herrschte er nicht, denn es gab nichts zu beherrschen. Man nahm sich, halbwegs kommod, für voll. »Wenn ihr wüßtet, daß ihr das denen zu verdanken habt, die mir meine Kindheit ins Hirn erzählt haben, anstatt mich zu kujonieren, ihr würdet mich bedeutend weniger aufregend finden«, sagte mein Bruder zu mir.

Ich war pro Tag nur eine Stunde mit ihm zusammen, in der übrigen Zeit erledigte ich alle schriftlichen Angelegenheiten für Schneeflocke. So war ich auch der Nachrichtenbote zwischen den beiden. Es ging erstaunlich gut, das. Bloß einmal beauftragte mich Schneeflocke mit empörten Nachrichten für meinen Bruder. Im hohen Alter, mit nahezu siebzig, war er eines Tages in Schneeflockes Haushälfte erschienen und hatte ihr, es mag verrückt klingen, einen Vorschlag für einen breiten Beischlaf unterbreitet. Schneeflockes Geschrei war begreiflich. Es war gut, daß viel Feld und Busch um Hundslager war und sonst nichts, so verhallte der Ärger, ohne Leute zu intrigieren. Aber nicht genug damit, daß Schneeflocke mich beauftragte, »diesem fürchterlichen Menschen da drüben an den Kopf zu heben, daß er sich nicht noch einmal unterstehen solle, einen so üblen und unsittlichen Antrag zu stellen!«, nein, Schneeflocke tat ein übriges und veranlaßte mich, sämtliche empörten Kommentare aller Hausgenossen hinüber zu Lehmmiene zu bringen. »Er soll im Regen spazieren gehen, wie früher in Frankfurt«, ließ Slavka bestellen. Hilda, die bei Schneeflocke ein halbwegs mehlarmes Kochen lernte, ließ bestellen: »Ein fein Weet ist dankbarer als der Alte denkt, was hett ein Westfalenweet denn von ein sturen Keerle, der gleich abspringt und mit seinsgleichen wegrennt, tausend Kannen suupen!« Herr Sascha, Schneeflockes Chauffeur und Lehmmienes Butler, sagte geschockt zu meinem Bruder: »Na, servus, do homs die Kne Frau aber gar geistlos charmiert.«

Mein Bruder war äußerst bestürzt und sagte verlegen zu mir: »Herrgott, Klemens, ich kriegte plötzlich einen solchen milden Heißhunger auf Schneeflockes sehr knackiges Zürcher Friedensfleisch, war schon unterwegs zu ihr, mit freudiger Pfeife, ohne an ihre präsumptuösen Anstände zu denken, es tut mir leid, es ist passiert.« Ich habe schließlich auch meinen Kommentar zu diesem Vorfall gegeben, als die Nachrichten versiegten. »Ernst, das war Zeitspaltung«, habe ich zu meinem wilden Bruder gesagt und das hat ihn am tiefsten getroffen, denn damit durfte in Hundslager keiner kommen; es führte dazu, daß einem der Alte jede potentielle Kindlichkeit absprach. Aber dann lachte Lehmmiene, irgendwann, dennoch über seinen Fehltritt, wir stahlen bei Schneeflocke ein Einmachglas mit Rebhühnern. Lehmmiene klaute, ich paßte gehörmäßig scharf auf, dann zogen wir uns mit der Beute in sein Schreibzimmer zurück, Lehmmiene zog den roten Gummiring ab, faßte rein ins Glas, mit erfahrener Flosse. Er schmeckte ab, dann hörte ich sein gefaßtes Verschlingen. Mir stopfte er wieder klammheimlich einen Schlegel in die Kitteltasche. Habs genau gemerkt. Bloß bei den Kindern habe ich, offiziell, nie dergleichen bemerkt.

Dann verstarb Schneeflocke. Sie ließ meinen Bruder holen. Eine Stunde später kam er zurück in seinen Teil des Hauses und sagte: »Sie ist schön gestorben, mit einer letzten Rüge für mich und dann hat sie noch etwas gesagt, etwas wunderbares, meine ewige Bewußtseinsbrücke.« – »Was waren denn ihre letzten Worte?« fragte ich bewegt. Mein Bruder kuckte und sagte: »Es war nur ein Wort. ›Oder!‹ sagte Schneeflocke sehr hell. Damit ist sie gestorben.«

»Wenn Schneeflocke mal tot geht, dann fressen wir endlich ungehemmt vom Eingemachten und saufen dazu schweren Burgunder«, hatte Lehmmiene oft erklärt. Jetzt haben wir zwar tüchtig Rebhühner vertilgt, aber mein Bruder blieb bei seinem Wasser. Dann schritten wir zur Bestattung.

Schneeflocke wollte verbrannt werden. Wurde prompt erledigt. Auf dem Hofplatz. Es gab Verzögerung, denn es war Dienstag. Herr Sascha mußte vorfahren und Lehmmiene fuhr ins Meeting, wie jeden Dienstag. Es waren wichtige Zeremonien zu tun, denn es ist klar, daß Schneeflocke eine Kremierung bekam, zwar auf dem Hofplatz, aber ohne Lässigkeiten. Ob er denn jetzt, ausnahmsweise, nicht vom Meeting wegbleiben wolle? Habe ich ihn gefragt. Er sagte: »Nein, die Leute müssen warten, sie sollen sich drei Stunden erzählen. Dienstag bleibt Truppentag. Ich weiß nicht, ob da ein Nasser im Meeting ist, dem ich zumindest meinen unbesoffenen Anblick bieten sollte, wenn ich auch seit Jahren nicht mehr viel sage. Schneeflocke liegt bereits in Hoher Umarmung mit Sterns Christian, aber der Nasse, der da eventuell reinsegelt, der hat noch einen harten und lohnenden verrückten Lebensweg vor sich, falls wir ihm beistehen.« Damit karrte Herr Sascha den sauberen Herrn zur Truppe.

Drei Stunden später war er wieder da und es wurde eine Nachtverbrennung. Es standen auch die lang vorher besorgten weißen Steintöpfchen da, schön in einer Reihe, 77 Stück. Sie wurden alle mit Asche gefüllt. Die Korken drauf. Und ein Bändchen um jedes Steintöpfchen. Lehmmiene kontrollierte scharf, daß die alle sorgsam ins Haus gebracht und hinter der

Geldlade aufgestockt wurden. Er zählte selber nach. »Wenn Kinder von Angehörigen kommen, denen Schneeflocke geholfen hat, dann frage ich an, ob sie ein Relikelchen von der Petrarca im Ginster haben wollen, wir machen es, solange der Vorrat reicht«, sagte er.

Reden wurden nicht gehalten. Aber es gab Musik. Mein Bruder hatte aus der Schweiz Volksmusikanten zu Gast, die spielten auf dem Hofplatz so schön und freudig, daß die anderen Gäste tüchtig krischen. »Ihr seid fast so gut wie früher der Mann mit dem Horn. Da lachten sie auf den Beerdigungen und heulten auf den Hochzeiten, wenn der blies«, sagte er zu den Volksmusikanten. »Aber die Leute haben ja bei der Beerdigung gekrischen«, sagte ich. Aber mein Bruder meinte betrachtsam: »Immerhin, Klemens, sie haben reagiert. Diese Musiker waren wahrscheinlich sogar besser als früher der Mann mit dem Horn, denn früher hatte man mit Paradoxa mehr Glück, es war doch leichter, zumal bei uns damals, mit unserem Paratrotz, wohl?« Zum wenigsten aber stellte Lehmmiene sich an die Linde, unter der Schneeflockes Asche, die nicht für die Relikelchen gebraucht worden war, beigesetzt wurde. Lehmmiene besah sich das ganze widersprüchliche Spiel, dann sagte er zu den Leuten: »Ich will euch ja nicht zum Beten anstiften, Trauernde, aber ich für mein Teil will heute beten, daß ich trocken zu den Fischen komme, sonst gibt mir Schneeflocke beim Rendezvous mit Liebreich noch links und rechts um die kalte Muhle.« Dann sagte er: »Nun macht die Erde drauf, Leute, mir wird schuppig, wir wollen reingehen und anständig tafeln und es soll auch tüchtig gesoffen werden. Vielleicht entschließe ich mich auch noch zu schwerem Burgunder. Herr Sascha soll ein Pils und eine Flasche Calvados bereitstellen. Den Burgunder nur zum Spaß, das Pils zum Anfeuchten, den Calva zum Drücken, wie gehabt.«

Selbstverständlich wurde das alles so gemacht. Aber beim Essen sagte mein Bruder ruhig: »Naja, einen saufen möchte ich jetzt schon, aber heute nicht, gebt mir das Bleiwasser.« So nannte er sein Schweppes. Er sagte immer: »Wer das erfunden hat, dieses Schweppes, der hat ein gewieftes Händchen gehabt. Alles, was nicht Alkohol ist, ist für jeden Alkoholiker immer nur Himmelsersatz, ausgenommen dieses Bleiwasser. Das ist kein Ersatz für Alkoholiker, das ist ein eigen Getränk, merkwürdig, das geht.«

Ab dem darauffolgenden Tag hatte er seinen schlagartigen Suchtdruck, nach mehr als zwanzig Jahren, wieder überwunden, dieses Mal für immer.

Es war eine Umstellung für uns alle. Wir blieben aber alle zusammen. Nur Hilda ging, sie heiratete. Mein Bruder war verzweifelt. »Hilda konnte zuletzt mehr als gut kochen und braten. Sie verstand soviel vom Fleisch wie Jakob, Schneeflockes Vater, es ist phänomenal, wie die das alles angeweht bekam«, sagte er. Dabei wollte dieser Hund bloß davon ablenken, daß Hilda ihm täglich die Phantasie zurechtgelächelt hatte. Dieser Bursche, ein Meister des Zweifelns, war tagelang lädiert, richtig verzweifelt. Er saß in der Bibliothek, sagte zu mir: »Verflucht, Klemens, ich werde trotz allem neunzig. Früher wollte ich ja mit sechsundachtzig in die Kiste, aber jetzt kapituliere ich und werde trotz allem neunzig.« Ich wiegte den fehlenden Kopf. Da sagte mein Bruder bewegt: »Na, schön, wenn mir natürlich die ganze Sache nicht paßt, verfüge ich mich sofort zu Schneeflocke.«

Alles ging weiter seinen Gang. Leider waren die politischen Verhältnisse nicht mehr stabil. Alles stand fest. Nichts mehr ging drunter und drüber, mit anderen Worten, der Ofen war so gut wie aus. Ich litt deswegen, aber meinem Bruder machte das wenig aus. Er versagte den Zuständen seine innere Anteilnahme, unter Wahrung der Zeremonien, selbstverständlich. Er sagte: »Früher dachte ich, es geht schneller zum Tiefpunkt und zur rettenden Kapitulation der ersten Länder. Was war ich für ein Hitzherz – und bildete mir damals doch schon einiges auf meine Verlangsamungen ein. Junge, Klemens, was habe ich mit allem, was ich jemals hoffte im Besseren, was habe ich schiefgelegen!« Ich fragte ihn, was er denn machen wolle, wenn ich nun vor ihm den Liebreich küssen ginge? Aber da lachte er und sagte: »Oh, Keerle, du kuckst demnächst noch helle in mine deepe Kuhle.« Es war immer noch ordentlich bei uns, aber die Verhältnisse auf dem Hundsgut waren leicht anbrüchig geworden.

Als letzte unserer drei Schnurrbartschätze, die Frankfurt noch erlebt haben, starb Baiba, die scheue. Sie war bei meinem Bruder geblieben, während Henry und Viktoria drüben bei Schneeflocke gelebt hatten. Baiba hatte sich nur zu den Mahlzeiten drüben sehen lassen, war im übrigen, allein mit meinem Bruder, sichtbar aufgelebt, der Herrschsucht Henrys deutlich überdrüssig. Mein Bruder war neben dem Tritt, als sie beerdigt wurde. Er sagte: »Ich habe an allen drei Tieren sehr gehangen, aber Baiba hat mich immer am meisten bewegt, sie war so scheu und gerade sie war immer zur Stelle, wenn mit dem trägen Henry oder mit der wilden Viktoria irgendwas nicht in Ordnung war. Jetzt muß es ohne sie gehen, ohne ihre Stille, die sie in meinem Inneren so viele Jahre miterschaffen und bewacht hat.« Er kam, später, nur noch einmal auf diese Katze zu sprechen, viel später, als er plötzlich einmal sagte: »Klemens, du weißt doch, daß ich ohne Holunder gelebt habe und es keine Stunde aushalten konnte und daß ich es aber probiert habe. Jetzt, wo Baiba fort ist, merke ich, was für einer Sorte Stille ich es mitverdanke, daß ich es wenigstens probiert habe.«

Das war der letzte Satz, den ich von ihm über die Katze gehört habe.

Wir feierten seinen achtzigsten Geburtstag und es gelang ihm noch einmal, allem Rummel erfolgreich die Stirn zu bieten. Er hatte ja zwei Geburtstage, einen Tag zu Ehren Ruths und einen zweiten Geburtstag zu Ehren Liebreichs, jenen Tag seiner Kapitulation, den 6. Februar und den 17. November. Das hatte er, als wir nach Hundslager zogen, schon bald geändert, hatte die beiden Tage zusammengezogen auf einen bestimmten Tag im Juli, wegen der Kinder.

Am 14. Juli war seit jener Zeit Geburtstag und das wurde

so gefeiert, daß auf dem Hofplatz immer Tische und Bänke und ein Zelt für die Kinder aus der Umgebung aufgestellt wurden, die Tische für Kuchen, die Bänke für Krakeel, ein Zelt zum Phantasieren. Es wurde getafelt, gesungen und erzählt. Die Kinder, die es sich wünschten, gingen dann ins Zelt, zum Phantasieren. Das waren heilsame Tage, für uns alle. Lehmmiene, was sage ich denn da nur, der hatte nun auch schon seit langem auch diesen seinen letzten Namen verloren und hieß nur noch das Steinkerlchen. Er war an seinem achtzigsten Geburtstag ruhig und vital wie immer, unverschmitzt und freundlich, zuversichtlich ernst. »Mein ganzes Glück auf der Erde ist es, daß ich viele Erwachsene so sehr liebe wie selbst fremde Kinder, das ist das Wunderbarste, was ich von mir sagen kann«, so lautete seine Ansprache an die Kinder bei seinem achtzigsten Geburtstag.

Zwei Tage nach diesem Geburtstag war der Notar bei ihm. Am Tag darauf sagte er zu mir: »Klemens, was hast du vor, wenn ich tot bin?« Ich war nicht überrascht und sagte: »Was würdest du dir denn wünschen?« Er sagte: »Klemens, hast du noch Kraft zu noch mehr Geduld?« – »Wenn es sein soll, vielleicht«, sagte ich. »Wenn ich tot bin, dann gehe weg von hier, gehe noch mal zu einem und hilf ihm leben mit schleichender Schizophrenie, bringe das mit einem zusammen noch einmal zum Stehen und produziert sie noch einmal, die Chance der Phantasie, mehr als nur einen einzigen Menschen zu lieben. Mich hat es fast mein ganzes Leben zerrissen, ich war ja überfordert. Ihr müßt es noch einmal durchführen, trotz allem, damit es sich einübt. Meinst du, daß du das noch einmal fertigbringst? Ist es nicht zu arg?« Ich sagte: »Ich denke, daß es geht.« Freudig sagte das Steinkerlchen: »Siehst du, Klemens, du bist derjenige, der nie gesagt hat, es geht nicht.« – »Ich hatte relativ gut lachen, ohne Kopf«, sagte ich. Mein Bruder erbleichte. Da sagte ich: »Ernst, die Phantasie selber wohnt in dir, ist es dir denn nie in den Sinn gekommen, daß du mir mit einem fremden höheren Willen damals den Kopf in Ruths Leib weggefressen hattest?« – »Da sei Gott vor, nein«, sagte mein Bruder. »War das deine Minderung, die mich und ein paar andere so wundersam errettet hat?« fragte er. Nun wurde ich bleich und sagte leise: »Bruder, das zu denken, da sei Gott vor.«

Am vierten Tag sagte er: »Ich meine, daß es Zeit wird. Das Hohe Vieh ist damals im Nonnenkrankenhaus der Engelskirche gestorben, ganz in der Nähe unseres Geburtsortes. Karl war der Meinung, diese Nonnen, Bräute Liebreichs, die verstünden alles vom richtigeren Leben. Er hat dort mit einem Priester noch einmal hart durchgesoffen, vierundachtzig war der Bursche damals, die beiden haben sich erzählt und herzlich lachend ist der Alte verstorben und der Priester ging zur Oberin und sagte fassungslos, er finge nun auf seine alten Tage noch damit an, etwas demütiger an Gott zu glauben, nämlich mit großem Vergnügen. Nun, Klemens, so kann und so will ich auch nicht sterben. Ich hatte nie das Format des Hohen Vieh, will minimaler zum Treff mit Liebreich gehen, will hier bleiben, im Hundslager. Und will auch keinen französischen Cognac wie Karl, sondern Wasser, wie üblich. Und will auch nicht lachen mit einem Priester, sondern es soll zurückhaltender geschehen, denn ich möchte beichten. Hole den katholischen Priester, aber sage ihm, daß ich meine Beichte als 5. Schritt tun möchte, Gott, mir selber und einem anderen Menschen ehrlich meine Verfehlungen eingestehen möchte, daß ich ihn bäte, jener andere Mensch zu sein, daß ich jedoch keine Absolution erhalten wolle, weil die Respektierung seines priesterlichen Gewissens durch mich Leidernie-Katholiken unendlich wichtiger sei als Absolution für mich. Nicht, daß ich die nicht nötig hätte, Klemens, aber das unantastbare fremde priesterliche Gewissen ist eben noch unendlich wichtiger als alles, was ich nötig habe. Wärest du so gütig, dies unserem Freund im Nachbardorf auszurichten?«

Das geschah und der Priester kam und mein Bruder empfing ihn in seinem Schreibstuhl, wie gewöhnlich. Bevor sie sich zurückzogen, verabschiedeten wir uns voneinander. »Klemens, passe gut auf die Tücher der Schneeflocke auf, alles Gute denn«, sagte mein Bruder. »Ernst, halte die Ohren steif«, sagte ich. Dann waren die beiden miteinander allein.

Der Priester kam aus dem Zimmer und sagte: »Ich hätte Ihrem Bruder die Absolution erteilt, aber ich werde noch lange zu tun haben, um durch mehr Anstand und Freude im Verein mit anderen Leuten auszuleben, was Ihr Bruder, nachdem er seinen 5. Schritt vollzogen hatte, zu mir gesagt hat: ›Ich danke Ihnen für diese große Hilfe, Herr Pfarrer, und Vergebung habe ich sehr nötig, aber ich bin kein Katholik geworden, so sehr ich es mir auch gewünscht habe, ich erhielt nämlich niemals Aufschluß, mir diesen Wunsch zu erfüllen. Und daher habe ich keinen Anspruch auf Ihre heilige Kompetenz, von Sünden loszusprechen, die Ihnen Jesus Christus persönlich verliehen hat mit seinem Leben und Sterben, stellvertretend in Jakobus und Petrus. Dennoch haben Sie mich heute, indem Sie meinen Unflat ruhig anhörten, mehr getröstet, als ich es verdiene. Ich sterbe in tiefer Liebe zu jeder lernenden Kirche, als Fremder in meinen eigenen Schuhen und mit Zuversicht in die geistige Reinheit der allgemeinen Richtigkeit unserer grenzenlosen inneren Misere, in ihr allein wächst das Heil des einzelnen, die Liebe, die Turbine Gottes zu allen Selbsthilfen auf dieser Erde. Wenn Sie es wünschen, Herr Pfarrer, werde ich Sie gern in das letzte meiner Gebete in die Gottesferne als einen Freund einschließen, der mich getröstet hat.‹«

Tags darauf kam mein Bruder wieder aus seinem Zimmer, angezogen und gestiefelt, ziemlich verzweifelt: »Klemens, ich bin noch nicht reif. Liebreich will nicht. Es war alles mal wieder, typisch für mich, eine Überreaktion. Nun müssen wir weitersehen.«

Mein Bruder lebte noch elf Jahre. In einem Meeting mit seinen Leuten im selben Boot holte Liebreich ihn. Er hatte wie immer am Meeting teilgenommen, messerhell und ausgeglichen. Als das Meeting geschlossen wurde, dachte sein Nebenmann, übrigens Henry, der in jenen Tagen zu Besuch in Hundslager war, mein Bruder sei eingenickt. Henry berührte ihn oben auf der linken Schulter und sagte: »Ernst, komm.« Liebreich in Henry?

Sein Freund sah, daß das Kerlchen verstorben war. Er sagte zu den anderen: »Der braucht sich um den Rest dieses Abends keine Sorge mehr zu machen.«

Tülym und ich beendeten unser kleines Essen bei Franco. Sie wollte nicht mehr ins Büro. »Kommst du mit zu mir?« fragte sie. »Deine Erzählung, was richtet dein Erzählen in mir an . . . ich habe Angst«, sagte sie. »Angst, wovor?« fragte ich. Tülym fragte: »Ob es die Liebe ist? Ob die Liebe meine wahre Angst, ich könnte durch Liebe abhängig von dir werden, jetzt aus mir heraustreibt? Jetzt, da ich bald fortgehe?« Unbeherrscht sagte sie: »Mein Gott, Ernst, komm!« Sie winkte Celestino, um zu zahlen, als riefe sie um Hilfe.

In ihrer Wohnung zog sie sich sofort aus, schrie mich fast an, ich solle mich ausziehen, warf sich mit dem Gesicht aufs Bett und sagte: »Mache es mit mir, auf ganz normale Weise . . .!«

Wir taten es miteinander wie willensfreie Kreaturen und Tülym ergab sich dem machtlosen Hergang derart, daß ich dabei klar und keusch und schmerzlich an Juliana und an den Schmerzensmann auf Golgatha dachte, mitten in meiner Erfahrung von Tülyms geiler Liebe, vollkommen abwesend-anwesend dieser Liebe Julianas zu dem schmachbedeckten frohen Mann am Kreuz hingegeben gedachte und auch fühlte, wie sehr ich Tülym brauchte und liebte. Da kam ein kinderleichter Seufzer aus Tülym und sie keuchte: »Oh, Gott!« Dann kam ihr erster Orgasmus, gemeinsam mit mir.

Als sie, in weichen und heißen und nassen Schüben, zusammen mit mir fertig wurde, nahm ihre Liebe noch immer mehr zu, und als sie ausatmete, sagte sie: »Zum erstenmal, Ernst, ich liebe dich und liebte dich schon die ganze Zeit vorher! Es war heiße und bis zum Wahnsinn tiefe Liebe schon die ganze Zeit vorher . . . und immer Angst vor neuer Abhängigkeit, wenn ich es mir mit dir zusammen kommen ließe, oh, Gott, welche Angst – ausgestanden.«

Frankfurt/M., den 22. Februar 1977 Tülym hat mich mittags besucht. »Ich kann es mir nur mit deiner Erzählsprache erklären, was geschehen ist«, sagte sie. »Ich habe heute zu Juliana von Norwich gebetet und habe ihr gedankt. Du hast einmal, ganz am Anfang unserer Freundschaft, die Frage an mich gestellt, ob ich es für Zufall hielte, daß wir uns begegneten. Ich sagte, ich hielte es nicht für Zufall. Für was denn? – wolltest du wissen. ›Gott‹, sagte ich damals.« – »Ich erinnere mich«, sagte Tülym. Dann fragte sie: »War es nicht deine Erzählerei-Karawanserei, die ganze Zeit über, immer nach der Liebe, die mich endlich frei gemacht hat von meiner Angst?« Ich sagte, was ich dachte in diesem Moment: »Es war die Ehrlichkeit zu dir selber, meine Zuversicht dank der Truppe und Julianas Hilfe, im letzten Augenblick, so ist mir zumute.« Tülym fragte: »Werden wir heute ins Bett gehen?« Ich sagte: »Ich bin leer, Tülym, doch ich liebe dich, aber ich kann nicht mehr ins Bett gehen.«

Abends bei der Truppe. Habe, zum erstenmal seit mehr als einem Jahr, das ganze Meeting hindurch, in wachsendem inneren Erwachen aus meinem zerbrochenen Schlaf, zugehört.

Frankfurt/M., den 23. Februar 1977 In Julianas Kapitel XVI (›Ein Trost gegen die Sünde‹) finde ich diesen Trost: »Ich bin sicher, daß es allen, die auf diese Weise suchen, gelingen wird; denn sie suchen Gott.« Das Suchen ist das Gelingen. Das ist der wachsende Trost gegen die Sünde als das von ihr verursachte Leid. Ich stocke, ich wage es nicht, weiter zu lesen.

Frankfurt/M., den 24. Februar 1977 Ich lese weiter und nehme heute das Faktum an, das Juliana mir die Fortsetzung meiner Holundergeschichte berichtet. Juliana sagte: »Und als Gott der Allmächtige mich reichlich und überfließend seine Güte hatte sehen lassen, da wünschte ich zu wissen, wie es um eine bestimmte Person stehe, die ich liebe. Durch diesen Wunsch stand ich mir selbst im Wege und wurde bei dieser

Gelegenheit nicht erleuchtet. Mein Verstand aber erhielt die Antwort wie von einem Freund: ›Habe das Allgemeine im Auge und betrachte das gütige Entgegenkommen deines Herrn und Gottes, wie du es von ihm erfährst‹.« Ja, diese Antwort erhielt auch mein Verstand wie von einem Freund.

Frankfurt/M., den 27. Februar 1977 Sonntag. Begonnen mit Julianas Kapitel XVII (›Ich halte dich ganz sicher‹). Sie berichtet hier: »Obwohl unser Herr mir zeigte, daß ich sündigen würde, so bezog sich das nicht nur auf mich, sondern auf alle Menschen.«

Hier überfällt Juliana tiefe Angst in ihrem Mauerloch. Dann fährt sie fort: »Doch sagte mir der Herr: ›Ich halte dich ganz sicher.‹ Dieses Wort wurde mir mit größerer Liebe und Zusicherung geistlicher Geborgenheit gesagt, als ich es ausdrücken könnte oder dürfte. Denn so wie mir vorher schon gezeigt worden war, daß ich sündigen würde, geradeso wurde mir auch der Trost gezeigt: die Zusicherung nämlich der Geborgenheit auch für alle meine Mitchristen.«

Mich trösten zwei Feststellungen Julianas: Sie schließt aus der Tatsache, daß sie eine bestimmte geistliche Geborgenheit nicht ausdrücken kann, daß sie sie nicht ausdrücken dürfe. Das ist weiser als denkende Weisheit, das ist existentielle Geistigkeit, Genesung durch Glauben. Dann tröstet mich die intentionale Nüchternheit Julianas in der Art und Weise, wie sie mitteilte, daß die Angst vergeht, nachdem sie Bewußtsein von Allgemeinheit erlangt hat.

Frankfurt/M., den 1. März 1977 Habe mit meinem Freund Wastl im Chiemgau telefoniert. Wir haben uns für kommenden Sonntag in München verabredet. Dann fahre ich mit zum Chiemsee, um mich ein paar Tage auszuruhen. Abends bei der Truppe.

München, den 4. März 1977 Schöne Zugfahrt mit Sam, einem Professor für Rechtsgeschichte der University of Ghana in Accra. Er erzählte aufschlußreiche Dinge aus der Geschichte der Freiheitsbewegungen Ghanas. Der Egoismus ist Auslöser des Wunsches nach mehr persönlicher Freiheit. Wird sie erreicht und wird derselbe Egoismus dann nicht zum Auslöser für Hilfe für andere, so schlägt die erreichte persönliche Freiheit um in tiefere Knechtschaft, als ich sie vorher je ertragen mußte.

Ich muß noch viel lernen, um mit meiner Mehrfreiheit sinnvoll umzugehen. Damit sie mich nicht erschlägt, brauche ich die Nassen und die Neuen in meiner Truppe. Wer nicht denken lernt, daß er auf geschenkte Freiheit zugunsten anderer verzichten *darf*, je besser seine Lage wird, der ist über nachgeplapperte Fremdbestimmung nie hinausgekommen. Wer allerdings kein Wissen davon hat, darf nicht kritisiert werden, er hat Anspruch auf selbsterlebte und nachprüfbare Information. Abends Treffen mit Herrn Freude. Wir verbrachten eine Erzählnacht im Restaurant ›Adria‹ an der Leopoldstraße. Das hat mir gut getan, es war eine Wunscherfüllung nach mehr als zehn Jahren. Ihm hats auch gefallen. Hat er gesagt. Wir haben herzlich gelacht über den Weg von Freud zu Freude.

München, den 5. März 1977 Ich wohne bei Hans Jörg. Bin früh aufgestanden. Plötzlich im Loch. Wahrscheinlich waren die letzten drei Jahre selbst für mich wilden Westfalen zu viel. Jetzt, da einiges in Ordnung gekommen ist, sacke ich zusammen.

München, den 6. März 1977 Der Tag gestern wurde so, daß ich meinen Freund Sylvester angerufen habe. Wir trafen uns vorhin im Café Glockenspiel am Marienplatz. Sylvester geht dort jeden Sonntagmittag hin, für eine Stunde. Schon als ich ihn begrüßte, diesen Hund, ging es mir besser. Lidwinkeldiagnose, Begreifen, Floskeln, Aufwind. Ich weiß, daß der Aufwind keine Stunde anhält. Ein Aufwind im Luftloch ist kein Aufwind, nicht mal ein Lüftchen, denn im Luftloch hocke ich tatsächlich, in der Luftblase, im toten Winkel. Da geht kein richtiger Wind durch den Arsch; daß da überhaupt noch eine Art Aufwind passiert, durch Sprechen mit einem anderen Alkoholiker, durch Branchenjargon, das ist bereits ein Wetterwunder.

Sylvester, Münchner Dandy, beinnüchtern, sagte zu mir: »Ernst, du bist bedient, aber du bist nicht mehr im Trockenrausch, du schaffst es. Warst nie ein Verlierer. Nimms hin.« – »Du hast wirklich Nerven«, sagte ich zu Sylvester, Händedruck, zwei Finger zur Schläfe, saludos.

Sylvester hat längst keine Nerven mehr, bloß noch Erfahrung. Die Kälte als Wärmekammer. Gute Nacht.

Mit Hans Jörg und einer Bekannten, Michaela, im Württembergischen Restaurant in der Frauenstraße, wo ich Fritz Arnold traf. Zufall. Wir aßen und unterhielten uns. Als Fritz gegangen war, versuchte Michaela, mir ihr Hauptproblem mitzuteilen. Es ging nicht. Sie laberte von ihrem Mitleid mit den Massen. Ich habe ihr daraufhin von mir erzählt. Jetzt ist Michaela nicht mehr so sicher, ob ihr Mitleid mit den Massen nicht ein ziemlicher Lügenverhau ist. Ich nehme aber an, daß sie es selber herausfindet.

Die beiden fuhren ins Kino und ich fuhr in die Domagkstraße ins Meeting. Inge hatte ihren 2. Jahrestag ohne Rückfall und leitete unser Meeting. Rundgespräche über »Gott, wie du ihn verstehst«. Ich dachte an die Härtefälle, denen ich geschadet habe, weil ich mich um sie kümmerte, anstatt mich um mich zu kümmern und auf die alten Hunde zu hören. Während die Freunde erzählten, ging mir im Zuhören auf, daß wir hier von Gott sprachen, jeder so, wie er es für richtig hält, wozu auch gehört, daß er das Wort weitergeben kann. Ich dachte: ›Wenn Gott die Fehler, die du mit deinen Kümmerfällen gemacht hast, nicht korrigiert, dann wird es dir schlecht ergehen.‹ Plötzlich war ich, mitten im Zuhören, am Beten, lautlos, still in mir:

Gott, hilf du meinen Kümmerfällen, denn ich habe es falsch gemacht. So denn: Jacke-wie-Hose entstaple, Smartie entkränke, meinen Bräutigam entlobe, Rotzer entsorge und Tablette entneide, Seufer entsalbe, die Schrippe entschnippe, und mich entmessere und mach mir eine Lehmmiene, wenn du es willst, wie du es willst, wann du es willst.

Irlach (Chiemgau), den 7. März 1977 Dem Herrn Wastl gehts besser. Im Winter war er lebensüberdrüssig, aber jetzt tut er wieder mit einer schönen oberbayerischen Genußruhe seinem rätselhaften Tod zustreben. Zu mir sagte er: »Grausig schaust aus, Vetta. Teia oazoangn und erschepft wie ein Tota im Wossa.« Dann lachte er und sagte: »Aber jetzt bin jo i do, dein Freund, und jetzt wird geschloffn und mit Würde gespeist, denn kimmst scho wieder zu dir.«

Irlach (Chiemgau), den 8. März 1977 Ich bin um 4 Uhr in der Frühe aufgestanden und habe mir in Gudruns Küche Kaffee gemacht. Als ich die Treppe hochkam, erhob Berry sich von seinem Lager und begrüßte mich lautlos mit seiner Schnauze. Dann legte er sich sogleich wieder nieder, in einer Stille, die nur eine schuldlose Kreatur aus ihrem Inneren mitteilen und um sich herum erschaffen kann. Berry, der bei der leisesten Gefahr für Gudrun, Sebastian oder Wastl packen und durchbeißen würde, ist das stilleste Tier, wo Eintracht ist, und so legte er sich lautlos wieder auf das Hundslager, um den Schlaf von Gudrun und Sebastian nicht zu stören. Beim Kaffeemachen dachte ich daran, daß meine Sprache mein Hundslager ist.

Morgenwache bis 9 Uhr bei der Seele Julianas und, zu ihrem Gedächtnis, Fasten vom Schreiben. Julianas Seele lebte in dieser Morgenfrühe in hochanwesender Ferne, in geliebter und liebender Nähe. Mitschuldiger Mensch, konnte ich mir in dieser Morgenwache dennoch eine mühsame Stille erschaffen, und den größten Trost durch Julianas ruhmvolle Einfachheit in meinem Herzen erfuhr ich durch das zunehmende Bewußtsein der Allgemeinheit dieses Hergangs, denn wo diese lebendige Heilige auch nur eine Stunde beim

Leid irgendeines Menschen und in seiner Geißelung durch nie verstandene Sünde weilt, dort heilen ihre drei Wunden, um die sie Gott in unschuldsreicher Kindheit so vertrauensvoll gebeten hatte, nicht nur meine so anmaßenden und überschätzten Leibesschmerzen, sondern auch den unendlich brennenderen klaren Geistesschmerz.

Was Julianas lebendige Seele, die so vollkommen gesprochen hat, für mich tut, das tut sie für alle mit eben derselben unbeugsamen Dauer ihrer Liebe und darin ist der größte Trost.

Ich habe, aus Überheblichkeit und Selbstüberschätzung und aus Ruhmgier schwere und folgenschwere Fehler mit mir selber und bei anderen kranken Menschen gemacht und, das fühle ich heute, diese meine Fehler haben in dem Inneren vieler Nichtkranker destruktive böse Folgen, Entspannung behindernde Folgen. Ich weiß, daß ich sündige und sündige weiter, das bin ich, wie ich wirklich bin, und alles, was ich schreibe, ist durch die Mäßigung in dem Sprachhergang noch das Beste von mir und durch Fremdhilfe und Selbsthilfe, aber zurück bleibe ich immer im Griff des durch meine Sündentage verursachten Leids. Ich habe es bei meiner Morgenwache bereut und ich bereue es jetzt, wo ich davon erzähle.

Beim Frühstück erzählte ich Gudrun von Juliana, von ihrem Leben in der Ummauerung und von der Hilfe, die ihr Bericht mir schenkt. Dann erzählte ich Gudrun, daß zwischen der Niederschrift von Julianas ›Kürzerer Fassung‹ und ihrer ›Längeren Fassung‹ zwanzig Jahre vergingen, die die Rekluse in der Ummauerung weiter zubrachte und dort Ungetrösteten half.

Da schaute Gudrun vom Ei und vom Toast hoch und fragte grimmig: »Ja, spinnt die?« Ich erzählte, noch sehr mundfaul, einfach weiter, aber Gudrun frühstückte, in dem, wie sie sagt, allmorgendlichen Selbstüberdruß, weiter und raffte sich am Ende meines Berichts zu einem noch sehr unleidlichen »Do mogst redn wos mogst, gspunna hots scho, deine Juljanna ... Inspiriert ist sie sicher g'wen, wenn du des sogst, aber ganz gscheit war die net, nie!« Zuerst dachte ich noch: ›Was ihr nicht sofort geläufig ist, wird als Spinnerei denunziert‹; ich frühstückte weiter, wunderte mich, daß ich gelassen geblieben war, und dann kam der andere Gedanke aus der gelassenen Verwunderung: ›Die Gudrun zeigt dir doch die Brisanz des Lebens und Wirkens Julianas: wenn du von Juliana erzählst und wenn die Gudrun das sogleich fabelhaft und gut und richtig gefunden hätte, dann wäre Juliana nicht diese ungewöhnliche Frau, die sie immer mehr wird, je spontaner sie zunächst als Spinnerte abgewehrt wird, und die Gudrun hat, alles andere als gschert oder saudumm, immerhin den geistigen Vorzug, dir Frühstückshammermann nicht ins Gesicht hinein schön zu tun, die Gudrun ist dir gegenüber nämlich ganz unbefangen und, trotz ihrem allmorgendlichen Selbstüberdruß, ehrlich . . .‹

In neuer Eintracht frühstückte ich mit ihr weiter. »Wie ist das bei dir? Bist du auch am Morgen erst mal eine gewisse Zeit vollkommen daneben, einfach nicht da?« fragte ich. »Ja, fuachba is des, alle Morgen dessoibe!« lacht die Gudrun. »Es ist der niedere Blutdruck, weißt?« sagt sie. Dann sagt sie: »Dabei ist der niedere Blutdruck mir viel liaba ois der höhere Blutdruck.« – »Ich bin morgens auch nicht zu gebrauchen«, sage ich. »Aba geh zua, du sogst zwar net fui, aber wos so hinletscherst bein Frühstück, des langt scho! Gonz schee konnst hiilanga und erzoin! Zur Sündn mecht mir fürchtn!« sagt die Gudrun, noch sehr überdrüssig. »Wie fühlst du dich denn so beim Morgen?« frage ich. Gudrun, aufgehellt: »Do mog i mi selber net, do find i mi gar zu abscheulich! Es ist ein fuachbara Selbstüberdruß und es ist nicht des Alta, es ist der niedere Blutdruck.« – »Und du magst aber den niederen gleichwohl lieber als den höheren Blutdruck?« frage ich. »Stimmt«, sagt die Gudrun. »Das ist doch auch schön, so ein tiefer allmorgendlicher Selbstüberdruß, stimmts? Das ist doch nicht nur negativ, oder?« frage ich. Gudrun schaut mich sehr mißtrauisch an, dann sagt sie: »Ja, schee ist der scho auch, der Selbstüberdruß in der Früh, der ist auch ein Schutz!« –

»Nichtwahr? Auch ein Schutz!« sage ich erfreut. »Ja, des ist so, des ist bitter und schee zur gleichn Zeit. Denn mit der Zeit erhebe ich mich aus meiner schaurigen Laune und bin für den Rest des Togs gut glaunt und hob mit dem Wastl und dem Sebastian und dem spinnertn Berry meine Gaudi und grantl nimma!« sagte die Gudrun.

»Hast auch vielleicht mit der Juliana jetzt nur grantlt?« frage ich die Gudrun. Sie sagt, gleich wieder biestig: »Na, nie!« Dann überlegt sie und lächelt reuig und meint:

»Schau, Ernst, meglich wärs scho.«

Wir haben sehr, sehr gelacht im selben Moment und dann sagte Gudrun: »Weißt, deine Juljanna hot mi net so tratzt. Denn wenn du mir erzoist, daß sie krankene Leit tröstet hot, denn ist sie scho recht gwen, diese Frau, und keine Spinnerte. Unleidlich bin i wohl nur gegen di wordn, weil du daher kimmst, um viere in der Früh dein Handwerk oafangst und denn badest wie ein Kini und mir in meinem Selbstüberdruß eine soichene starke Gschicht' bein Frühstück hiihengst! Do muaßt ja spinnert wern vor Zorn auf deine eigene Bledheit und vor Zorn auf die Kindheit, wos mich und meine zwoa Schwestern so prügelt ham, daß das Blut dahersprizt ist, anstatt uns liaba bein Frühstück einmal, nur einmal eine soichene Soldatengeschicht, wie du sie nennst, zu verzoin!« Gudrun lacht nun wieder und sagt: »Des is mir übers Hirn glaffa bein Zuhörn und ich hob im Zorn 's Spinna oafonga und weil i des net hab wahrhabn mengn, hob ich in mein tiefen Überdruß hiiletschert, daß halt die Juljanna eine Spinnerte ist, goi?«

Bis über den Mittag hinaus eine so tiefe Depression, daß ich mir immer wieder klar machen mußte, daß ich nicht trinke, um auch nur einigermaßen dem geistigen Gewaltakt des ganz unangebrachten Selbstmitleids zu widerstehen.

Irlach (Chiemgau), den 9. März 1977 Zum Mittagessen kam der Wastl heim. »Fuachba fühl i mi, ein greßlicha Föhn«, sagte er beim Aussteigen. »Zwei Tresorn hob ich veakaffa kenna. Bei ein drittn hob i zögert, denn ist die Oade von dem kimma und aus ist gwesn. Der wollte ein Nachlaß von 270 Mark und i hob zögert und aus ist gwesn.« – »Wieviel sind dir dabei durch die Lappen gegangen?« fragte ich. »Ein Tausender«, sagt der Wastl und greift sich ans Haupt und sagt: »Ein Föhn hamma, greßlich!«

Beim Hinaufgehen sagt er: »Je älter i werd, desto erga stellt sich mir mein Mangel an Deutschkenntnisse dar. Es wird imma schlimma mit mir.« – »Ich kann auch kaum Deutsch, einen Lektor brauche ich zum Streichen und einen Korrektor brauche ich zum Fehlerverbessern«, sage ich. Der Wastl sagt: »Des is schee, deß des zuagibst, da bin i net so alloans mit meine verheerende Deutschmisere. Denn bei mir geht des inzwischen allerweil scho so weit, deß i ernsthaft überleg, wie mar a simples ›und‹ schreibt!«

Nach dem Mittagessen, als Gudrun Kaffee machte, kam die Ziege. Sie kam nur auf eine dreiviertel Stunde, aber sie kam. Erzählte vom Kernzl. Sagte: »Ah, jetzt muß ich dem Ernst wieder erklären, was ein Kernzl ist. Also, Ernst, der Kernzl ist ein Naturheilkundiger.« Ich sagte: »Gabi, wir zwei werden wohl demnächst einen Kernzl konsultieren müssen. Du in deinem Chiemgauer Gottesgnadentum und ich in meiner Frankfurter Krankheit und beide verheiratet dazu, wir brauchen in unserer Supranatürlichkeit wahrscheinlich einen richtigen Naturheilkundigen, einen Kernzl als Sponsor.« Worauf die Gabi von einem Steinmetz erzählt, der ›Die Endlose‹ erfunden hat, ein Unbekanntes, womit er alle Leute verrückt macht, da nun keiner in Halfing mehr wisse, was ernst gemeint und was ein Schmäh ist. »Ich mag schon einen heftigen Schmäh, schau, aber einmal muß man auch wissen, was ernst gemeint ist«, sagt sie und der Wastl und die Gudrun und ich lachen sie aus. Aber dann sagte ich, ernst werdend: »Gabi, du bist eine wunderbare Frau und ich verehre dich.« Sie war tief betroffen und errötete und sagte: »Ernst, und i werd rot dabei!« Und dann wendet sie sich zur Gudrun und sagt: »Eben, das habe ich vorhin gemeint, es braucht auch mal ein Wort von einem gescheiten und einem besonnenen Menschen!« Und der Wastl lehnt sich am Küchentisch in seinem Stuhl zurück, betrachtet uns und stellt seine Lefzen waagerecht und sagt: »Ja mei! Meine Freindin und mein Freind und verknallt sinds imma noch und imma mehr, des gfoit mir!« Gabriele ging, ich brachte sie vors Haus. Sie stieg in ihren Wagen. Als ich wieder nach oben kam, ging der Wastl schlafen und Gudrun und ich saßen weiter in der Küche und rauchten. »Kenn di wieder, Mann!« sagt die Gudrun.

Irlach (Chiemgau), den 10. März 1977 Anruf von Schneeflocke. Jörg, aus Saarbrücken, ist tot. Rückfall, zwei Tage gesoffen, dann Tabletten und Alkohol gekoppelt, hat sich hingelegt, ist nicht mehr aufgestanden. Ich sagte ihm immer dasselbe und wiederholte wie ein Automat, was funktioniert: Tabletten weg, Glas weg, Heute, Gruppe. Er log und klammerte weiter, bis ich den Kontakt hart abbrach. Er wurde dann einige Zeit wirklich trocken und kam in den Meetings etwas besser zurecht. Im Herbst 1976 hing er wieder drin. Er ist aus diesem Rückfall nicht mehr herausgekommen und ist naß zu den Fischen gegangen und wird heute beerdigt. Ich habe bis Ende 1975 noch jede Freundin und jeden Freund, die in meiner persönlichen Umgebung an dieser Krankheit zerbrochen und gestorben sind, gezählt. Seither habe ich es aufgegeben. Christianes Selbstmord (1974) ist mir am härtesten an die Nieren gegangen, Toms Sterben (1975) in meiner Wohnung hat mich am härtesten auf die Lebenden verwiesen und dabei bin ich bis heute geblieben.

Mittagessen mit Gudrun und Wastl. Ich konnte kein Fleisch essen, aß aber Knödel und Salat, trank Wasser wie ein Mitbürger der erträumten beginnenden Wasserzeit. Die inwendige Verreckung weicht nur, wenn ich mich wieder mit den Lebenden freue. Das habe ich, dem Instinkt meiner Erfahrung folgend, soeben getan. Der Wastl und ich wollen jetzt zur Kampenwand fahren.

Ich bin überwältigt. Wir sind vor einer Stunde zurückgekommen, ich habe oben bei Gudrun in der Küche gesessen,

Wastl putzt sein Auto, ich kann meine Eindrücke nicht wiedergeben, aber den Hergang kann ich festhalten: Nach einer langsamen Autofahrt über Rimsting und Prien nach Aschau fuhren der Wastl und ich mit der Kampenwandbahn zur Station auf den Gipfel des Bergmassivs. Wir saßen in einer viersitzigen rundverglasten Kabine. Die Fahrt in der Seilbahn nach oben verursachte mir, als wir über Aschau noch fern von der Wand hingen, starkes Unbehagen. Als die Gondel näher zur Wand rollte, wurde das besser. Oben angekommen stand ich plötzlich in einer hochalpinen Landschaft. Schnee, stahlblauer und ins Unendliche hochragender Himmel, Sonnenstrahlung. Ich stand da, nur den tiefhängenden Frankfurter Farbwerke-Hoechst-Himmel gewöhnt, diese Giftdecke der Chemie, ich war zum erstenmal auf einem Berggipfel der Alpen, stand da und sah hinab in das Chiemgauland, auf den Chiemsee in mattheller Ferne, die Herreninsel, wendete mich dann um und erblickte die Zentralalpen mit den Hohen Tauern, dem Großglockner, dem Großvenediger und dem Wilden Kaiser, bis hinüber zu den Loferer Steinbergen und der Berchtesgadener Alpenwelt. Wir stiegen noch ein Stück höher und ich mußte mich hinsetzen. Ich sah das alles und stand wohl unter der Wirkung eines Bewußtseinsausbruches, denn im Schauen dieser nie zuvor erblickten Welt wurde mir bewußt, daß ich zehn Jahre im Chiemgau hin und hergefahren bin und doch so gut wie nichts wahrgenommen habe, daß ich zwanzig Jahre getrunken habe und so gut wie nichts von der Welt wahrgenommen habe, daß ich in den ersten drei Jahren ohne Glas auch kaum etwas wahrgenommen habe und daß die Wahrnehmung der Welt nun, im vierten Jahr, offenbar langsam ihren Anfang nimmt. Die Talfahrt mit der Seilbahn war noch einmal begleitet von Unbehagen. Als wir im Auto langsam wieder durch den Chiemgau fuhren, schlug der Wastl vor, in Prien Halt zu machen und nachzuschauen, ob ein Schiff zur Herreninsel fährt. Ich habe nämlich in den zehn Jahren meiner Aufenthalte im Chiemgau auch bis heute noch nicht Schloß Herrenchiemsee gesehen. Aber ich sagte zu

Wastl: »Nein, fahre lieber weiter. Ich bin jetzt überwältigt. Jetzt Herrenchiemsee, ich hätte um meinen Verstand zu fürchten.«

Wieder in Irlach, fragte die Gudrun, wie's gewesen wäre? Ich sagte: »Da brauche ich lange, um das zu verarbeiten.« Der Wastl sagte: »Stoi dir vor, Schloß Herrenchiemsee hot er net sengn mengn jetzt.« Die Gudrun lachte und sagte: »Des ko i vastehn, wannst den Ernst do no hiibrocht hettst, da wär der Ernst bald unserm Kini nah gwesn.« Allerdings. »Der Kini, das ist bei euch wohl bloß Ludwig II., stimmts?« fragte ich. »Sicher, nur der ist bei uns der Kini«, sagt die Gudrun fesch. »Und die anderen Könige, wie heißen die bei euch?« fragte ich. Aber die Gudrun sagt wegwerfend: »Schau, Ernst, bei uns is des so: Nur der richtige Kini, unser Spinnerter, des is für uns der Kini, den mengn ma und den verehrn ma, ein recht gheimnisvoin Spinnertn mit einer inneren Tragik wie unsern Kini, der greift einem jedn Herrgottsmenschen ans Herz und darum ist bei uns nur der Kini unser Kini und so bleibt des immer.« – »Das kann ich verstehen«, sagte ich. »Ja, freilich verstehst grad du des, denn du bist ja auch ein Spinnerter, auf deine Art«, sagt die Gudrun.

Frankfurt/M., den 11. März 1977 Wohlbehalten zurück. Abends bei der Truppe. Habe mein Amt als Gruppensprecher abgegeben, wir haben Waldemar gewählt. Er nahm an. Es kann ihm nur nützen.

Frankfurt/M., den 13. März 1977 Besuch von Tülym. Sie hat den Job beendet, ihre Schulden bezahlt, die Wohnung in der Rat-Beil-Straße aufgelöst. In wenigen Tagen fliegt sie in die USA.

Sie bat mich, noch einmal mit ihr in dem kleinen Holzhausenpark zu spazieren. Das haben wir gemacht. Dann aßen wir noch einmal bei Franco. Sie sagte: »Wenn ich zehn Jahre für dich putzen ginge, könnte ich dir nie mehr gutmachen, was du für mich tatest, indem du nicht fortranntest, als ich am

Ende war. Ich kann es dir nie mehr gutmachen und das macht mich ganz unglücklich.« Ich sagte: »Tülym, für mich putzen, das wäre der falsche Weg. Gebe alles, was du durch deine Ehrlichkeit gegen dich selber und durch mein Nichtflüchten erlebt hast, erzählend an andere weiter, die keinen Trost haben und die dich um Hilfe bitten. Vor allem gebe alles kostenlos an Don weiter.« Tülym fiel mir im Restaurant um den Hals und sagte: »Ich begreife langsam, ich begreife es immer nur stückweise, aber ich begreife es, langsam.«

Frankfurt/M., den 16. März 1977 Letztes Treffen mit Tülym. Wir fuhren nach Ingelheim, aßen später in Frankfurt, bei ›Onkel Max‹ auf der Freßgaß. Es hat mich geschlaucht, aber ich sprach mit Tülym darüber. So wurde es annehmbar.

Tülym fuhr mich, zum letzten Mal, in ihrem kleinen grünen Renault in die Hansaallee. Unser Abschied verlief, in Handlung und Haltung, passabel. Ich reichte Tülym meine Schreibflosse und sagte: »Tülym, du warst eine prima Frau.« Tülym umarmte mich und gab mir einen Freundeskuß, schaute mich befremdet an und sagte: »Ernst, du warst auch ein prima Mann.« Ich bin aus dem Auto gestiegen und Tülym fuhr fort.

Frankfurt/M., den 17. März 1977 Ich beendete heute Julianas ›Kürzere Fassung‹. »Die Menschheit und die Gottheit ruhen ineinander«, sagt sie, während sie weiterhin ihr heiliges Wachliegen bedenkt. Du, Gott, öffnetest Juliana wahrhaftig die Augen ihres Geistes und zeigtest ihr deine Wahrheit inmitten ihres Herzens.

(1973–1977)

Inhaltsverzeichnis